国際・未来医療学 — 健康・医療イノベーション

大阪大学大学院医学系研究科
国際・未来医療学
中田 研　山崎慶太 編

Global and Innovative Medicine
Health and Medical Innovation

目次

はじめに
健康・医療イノベーション学―グローバルヘルスのすすめ―　　中田　研――6

第1部　移植医療から再生医療へ
1　再生医療と医療イノベーション　　澤　芳樹――14
2　心不全と心臓移植の現状　　坂田泰史――23
3　救急医療と臓器提供　　嶋津岳士――45
4　英国における再生医療研究の現場と医学教育　　鈴木　憲――67

第2部　癌治療の現状と新たな取り組み
1　遺伝子治療を中心とした新たな癌治療への取り組み　　金田安史――82
2　放射線治療の現状と新たな取り組み　　小泉雅彦――93
3　分子標的薬治療の到来　　野々村祝夫――113

第3部　高齢社会における医療の問題点と取り組み
1　アルツハイマー研究の最前線　　森原剛史――130
2　認知症医療の現状と問題点、その対策　　木下彩栄――144

第4部　感覚器や中枢神経領域における先進医療・未来医療
1　ブレイン・マシン・インターフェイス（BMI）
　―脳とコンピュータをつなぐ―　　吉峰俊樹――158
2　眼科領域の医工連携―人工網膜を中心に―　　不二門　尚――168

第5部　海外の医療事情・医療支援活動
　　　―海外で医師や研究者として働くということ―

1　途上国や紛争地域における医療の現状を
　　グローバルな視点から捉え、考える　　Virgil HAWKINS── 180

2　ダイナミックに変貌するグローバルヘルス
　　―挑戦と機会―　　中谷比呂樹── 197

3　中国の医療の現状と課題
　　―中国での臨床経験から―　　三島伸介── 221

4　世界における日本型心血管内治療の現状と価値　　角辻　暁── 227

5　紛争地域での医療支援の実際と課題について　　渡瀬淳一郎── 245

第6部　国際・未来共生社会に向けての課題と取り組み

1　クリニックにおける新しい取り組みと
　　医療の現状と課題　　堀　信一── 266

2　医療通訳士の必要性と重要性
　　―言葉と文化の壁をこえて―　　中村安秀── 284

3　医療通訳とは何か？　いかに養成していくか？　　林田雅至── 291

4　地域中核病院における医療通訳の現状と課題　　南谷かおり── 300

第7部 未来医療へのステップ
―新規医療技術の開発と知財保護・医療経済―

1. 新規医薬品や医療機器、
   医療技術の開発プロセス　　**名井　陽**――320
2. 医学や医療における知的財産保護の考え方　　**藤澤幸夫**――339
3. 創薬、産学連携、オープンイノベーション　　**瀬尾　亨**――358
4. 我が国の医療経済の現状と課題　　**田倉智之**――368

第8部　国境を越えた医学・医療教育と人道支援

1. 国際交流の仕事と短期留学のススメ　　**馬場幸子**――390
2. 国際看護およびその教育の意義、実践、課題　　**牧本清子**――401
3. 東京ブランチより遠隔講義　　**中田　研**――420
4. 国際緊急医療支援と人道支援の現状と課題　　**塚本俊也**――430

総括 ―「グローバル医療イノベーター」になる!―　　**中田　研**――447
執筆者一覧――457

はじめに
健康・医療イノベーション学―グローバルヘルスのすすめ―

中田 研

大阪大学大学院医学系研究科特定講座　国際・未来医療学／健康スポーツ科学講座
スポーツ医学／器官制御外科学講座　整形外科学　教授

国際・未来医療学とは

　この授業は1年生以外に、2年生、3年生も受講します。医学部、歯学部、薬学部以外に法学部、人間科学部、外国学部、経済学部、文学部、工学部、基礎工学部、理学部など大阪大学の11学部すべての学生が受講しているユニークな講座です。お話しするのは、「国際・未来医療学」ですが、どこの本屋さんを探しても教科書はみつかりません。2014年の10月に大阪大学で国際・未来医療学の講座が開設されましたが、これは世界でも初めての講座になります。そこで、本講座では、国際・未来医療学とはどのようなことを学び、研究するのかをお話していきたいと思います。

自己紹介

　最初に簡単に自己紹介をさせて頂きます。私は1961年生まれで魚座、B型です。大阪府高槻市の出身で、西宮の高校、大阪大学、大学院を卒業しました。病院の整形外科に勤務する医師ですが、スポーツメディカルサポートとしてスポーツの現場で働くことが多くなっています。
　野球やサッカー、バレーボールなどさまざまなスポーツを経験してきましたが、現在は日本整形外科学会、日本体育協会、JOC（日本オリンピック委員会）強化スタッフに所属しています。スキー連盟の仕事もしていましたし、阪神タイガース、日本テニス協会、IOCなどのチームドクター、Vリーグ・サントリーサンバーズのチームドクター、Jリーグ・柏レイソルのメディカルアドバ

イザーとしても働いています。

　このように、皆さんも学生の間に、さまざまなスポーツを経験すると思いますが、将来その関係の仕事に携わることもあるかもしれません。そういった経験から得られた知識が役立つかもしれません。

　錦織圭選手は日本人で唯一世界ランキングのベスト10に入り、現在5位（2015年）です。バレエやダンスなど体を使う演技を行っている方もスポーツ選手と同じで、怪我をする選手が少ないチームが勝つのです。皆さんも経験があると思いますが、体調を崩すと勝てる試合も勝てません。

　2015年のUSオープンに錦織圭選手が出場しました。そのコーチであるマイケル・チャン氏は、元選手でもあります。メンタルに厳しい方で、錦織選手がフェデラー選手と対戦することになって、「あこがれのフェデラー選手と対戦することになって楽しみにしています」というコメントに対して、「勝つ気はあるのか」と叱責されたというくらいメンタルを重視されている監督です。多くの選手やアーティストが故障や怪我と戦い、予防に努めています。

はじめに―大陸に目を向けた世界地図から考える―

　今、日本人は世界中で活躍しています。スポーツをはじめ、文化、政治、経済、情報、すべてがグローバル化しています。現在、我が国のエネルギー自給率は10%を切っています。もし、石油が輸入できなかったら電気も自由に使えなくなります。したがって、世界の国々との関係が重要なのです。また、日本で生活する外国人も多くなってきましたので、住民サービス、司法、医療もグローバル化したと言えます。

　そこで、本日はそういったグローバル化について述べるとともに、大阪大学の国際医療センター（CGH：Center for Global Health）と健康とは何かについてお話したいと思います。グローバルヘルスとは、グローバルな健康を目指して活動するという国際医療という概念です。医療は、医師や看護師だけが携わるのではなく、外国の患者さんが受診すれば通訳が必要になるかもしれません。あるいは、日本の医療技術を海外で展開しようと思ったら、

エンジニアや、その国の文化や経済に詳しい人も必要になるかもしれません。相手の国の法律に関係するのであれば、法律の専門家も必要になるかもしれません。このように、医療にはさまざまな職種、人間が関わっているのです。

世界地図を見ると、海が約70%です。もし、宇宙人が人類の情報が必要なときには、30%の陸地が中心となった地図のほうがよいのです。我々日本人は太平洋が中心にある地図を見ることが多いです。宇宙人からすると太平洋で二分割した地図のほうが全体を把握しやすいでしょう。この地図を見るとニューヨークとロンドンが意外と近いことに気づきます。この地図では日本はFar Eastと呼ばれます。

世界の人口は71億人と言われています。先進地域（北米、ヨーロッパなど）の人口は19.5%で、開発途上地域が80.5%を占めます。1950年から2010年までの世界人口を見ると、1950年代には20億人と少しだったものが、71億人まで増加しています。2010年以降から2050年まで国連の予測では、80億に到達すると考えられています。しかし、大陸別に見ると、増加はアジア、アフリカ地域なのです。特にアジア地域は71億のうち39億、世界の人口順位では、1位中国、2位インド、その他、4位、8位、10位がアジア地域となっています。中国とインドで世界の3分の1を占めています。

世界のGDP（国内総生産）の上位は中国、日本以外の国では、欧米諸国、ロシア、ブラジルで占められています。国民1人当たりのGDPを見ると、日本は24位になってしまいます。1位がルクセンブルク、2位がノルウェー、日本人は1人当たり400万円くらいですが、ノルウェー人は1,000万円ということです。そして、アジアは日本を入れて、ベスト30に4ヵ国しか入っていません。そこで、国民1人当たりのGDPの世界地図をつくると、中心には低い国があり、周辺に高い国があることが分かります。

さらに、貧困人口（1日の所得1.25ドル未満）の多い地図では中心部分が目立つ地図になります。東アジア地域は1981年には約80%でしたが、2005年には18%まで減少しています。アフリカは、2005年でも50%以上と変化が見られていません。

映画の「風に立つライオン」は1987年に日本人の医師がケニアに行ったお話です。その当時も国は貧しく、紛争も絶えない地域で、そういった地域

の医療施設に日本人の医師が手伝いに行くという映画です。今も日本はそういった援助も行っていますがチームを組んで赴きます。しかし、30年前は、たった1人で、命がけで赴任するしかなかったのです。これからの時代はシステムとして、グローバルに健康が広がる活動が非常に重要になり、日本はこの分野で貢献できるチャンスがあり、その責務もあります。

健康とは

　現在、皆さんは、健康な人が多いと思います。入院経験も少ないと思います。健康の象徴であるのがWHO（World Health Organization）です。WHOのシンボルマークは蛇と杖です。これはギリシャの医学の神であるアスクレピオスに由来しています。健康とは、身体的にも精神的にも、社会的にも、すべてが満たされた状態にあることであって、「病気でない」「弱っていない」ということではない、というのがWHOの定義です。自分1人が健康でもほかの家族が病気であれば、それは健康とは言えないのです。最近、そのほかにダイナミック（動的な）、スピリチュアル（心情的な）という言葉で修飾されるようになってきました。現在、健康でも5年後、10年後は分からないように動的なものであるということです。

　一方、2015年にUNESCOはスポーツを「スポーツは、身体的によい状態、精神的に満たされた状態、社会的な交流に寄与する身体活動のすべての形態であると理解される」と定義しました。これは先述した「健康の定義」につながっているのです。ですから、スポーツとはサッカーや野球だけでなく、ダンスや日常生活など体の健康に役立つようなすべての身体活動を示しています。

国際・未来医療学の目的

　1950年から2010年の主要先進国の平均寿命の推移では、2015年の我

が国の女性の平均寿命が86歳、男性が79歳で世界第1位です。しかし、1960年頃には世界のなかでも寿命は短い国だったのです。つまり、この50年でほかに類をみないスピードで高齢化したということです。女性の平均寿命が80歳を超えたのが1985年くらいで、米国では2010年くらいです。欧米は日本の10年遅れではありますが、着実に追いかけているわけです。つまり日本は長寿の先進国なのです。

　この日本における平均寿命が短期間で高くなった理由は、国民皆保険制度によるとも言われています。

　我が国の平均寿命は世界のトップとなりましたが、次に必要だと考えられたのが「健康寿命」です。健康寿命はWHOによって「健康上の問題で日常生活が制限されることなく生活できる期間」と定義されています。厚生労働省の調査では、男性の平均寿命は79歳ですが健康寿命は70歳、女性では86歳に対して73歳とされています。つまり不健康な期間が男性では9年、女性では13年もあります。このような不健康な期間の要介護、要支援の原因としては、運動器の障害、脳血管障害、認知症、衰弱などが挙げられています。したがって、運動器の健康が維持できれば健康寿命を伸ばすことができます。実際に平均寿命も健康寿命も延びてはいますが、スピードが追いついて行ってないのが現状です。

　さて、世界の平均寿命を先ほどの地図で見てみます。平均寿命の高い国は、やはり地図の中心よりも周辺地域に多くなっています。世界地図の中心にあるアフリカやアジアは平均寿命が短いことが分かります。先ほどの1人当たりのGDPの地図に似通った分布になっています。つまり、貧しい国では平均寿命も短いということです。

　日本は、アジア地域にあって人口で10位、平均寿命は世界一です。日本の優れた医療、健康は日本人だけのものであってよいものでしょうか。つまり、日本は、医療や健康においてさらなる国際貢献ができる国であり、グローバル医療イノベーションを為し得る国であります。本講座は、本講座を受講した人たちが、それぞれの立場でグローバル医療イノベーションを実現していくことを目的としています。

大阪大学の国際医療センター（CGH）

　大阪大学は、緒方洪庵先生が1838年に創設した「適塾」を前身としています。2013年は、創基175周年を迎えました。適塾は明治時代の新しい世の中をつくるために貢献し、多くの社会的なリーダーを生み出してきました。そこで大阪大学では、適塾精神、未来共生、医学系実績を融合させ、「人間」と「生命」と「多様性のなかの調和」に関するトータルな研究・教育・実践を目指すということで、2014年は「世界適塾・元年」と銘打ってきました。

　Failed States（破綻国家）の地図では、日本はStableに位置づけられていますが、やはり世界地図の中心部分にあるアフリカ地域に重症、危険といった国々が多くなっています。

　「命・生命」は健康であること、安全であることが重要です。健康、安全というのは状態のことであって、健康を保つため、安全を保つためには行動が必要になってきます。全地球的に生命、生活を守る行動として大阪大学では、2014年に国際・未来医療学の講座をグローバルに開設しました。

　受けた授業をもとに、皆でグローバルヘルスをどのように達成できるかを考えていきたいと思います。ゴーギャンの絵画に「我々はどこから来たのか、我々は何者か、我々はどこへ行くのか」がありますが、この絵の意味するところを考えながら。

　国際医療センター（CGH）は、インバウンド（日本人以外の方へ日本と同じ治療を提供する）、アウトバウンド（日本で新しく開発された医療の海外展開）、教育・研究（総合大学の特性を生かした国際医療を担う人材の育成・教育・研究）を目指しています。

まとめ

　このような活動は、例えば医療通訳などのように、ボランティアで行っている方も沢山いらっしゃいます。ボランティアは自主性、無償性、利他性、先駆性です。しかし、命は犠牲にできませんし、個人が犠牲となるには限界が

あります。システムにする必要があります。

　レジリエンスの反対語はバルナビリティ（脆弱性）です。レジリエンスは逆境力、復元力、精神的回復力、つまり困難な状況にもかかわらず、しなやかに生きる力を意味します。人間は好調を保つことは難しいです。ストレス（外力による歪み）をレジリエンス（歪みを跳ね返す力）で克服することが大切です。レジリエンスを高めるには、感情調整、自尊感情、自己効力感、楽観主義（肯定的な未来志向）を高める事が重要です。これは、スランプを経験するスポーツ選手にもあてはまります。調子のよいときにレジリエンスという言葉を知っておくことも重要です。

　スポーツもパフォーミングも医療も、グローバルであり、日本が果たす役割、ミッションは高まっています。「グローバルヘルス」、「国際医療」の現場には、高度な学際知識（言語能力、医療知識）が必要ですが、ボランティアではなくシステムとして人材育成していく時代になっています。

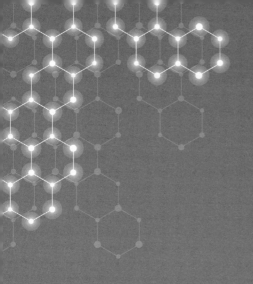

1

第1部

移植医療から再生医療へ

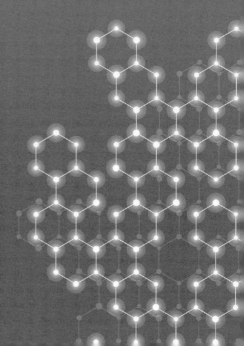

1-1 再生医療と医療イノベーション

澤 芳樹
大阪大学大学院医学系研究科外科学講座　心臓血管外科学　教授

慢性心不全とは

　日本国民の死亡原因で2番目に多いのは心疾患です（第1位は癌）。欧米では入れ替わって心疾患が1番、悪性腫瘍が2番です。これは生活習慣が大きく関わっているということです。心疾患の行き着く先が慢性心不全と呼ばれる病態です。心臓は単純なポンプです。1分間で全身に5～6リットルの血液を送り出します。それが90年も100年も寿命まで動き続けるわけです。そのポンプに不具合が生じると、血液を送り出せなくなります。しかし心臓は適応能力が高いので、ポンプ機能が低下すると一回で汲み出す量を増やして補おうと心肥大を起こします。それがもとに戻らなくなったのが心不全です。心不全は特殊な病気ではありません。高血圧や高脂血症を放置し心筋梗塞を来すと、多くは心不全となります。医療が進めば進むほど、助かるようになっており、救急救命技術の向上にともない心筋梗塞そのもので亡くなる方が減っている分、心不全が増えており、年間10万人が新規発症すると言われています。

　今日、心臓ポンプ機能の測定には超音波検査（心エコー）が頻用されています。超音波を当てればすぐに心臓の状態が分かります。それに加え、CTスキャンやMRIなど、より正確性の高い新技術も登場しました。エコーは当てている一方向からしか評価できませんが、CTスキャンとMRIはコンピュータ処理により、心臓をあらゆる角度から観察が可能です。そのため、より正確に心機能を評価できます。

心不全の治療における心臓移植と人工心臓

　心不全の治療は無症状、軽症、中等度から重度、難治性まで重症度によって異なります。一回に汲み出す量、左室駆出率が40％を下回ると通常心不全とみなしますが、必ずしも症状が出るとは限りません。20％くらいでは症状の無い人もいます。最初は薬を使って治療しますが、病気が進んでくると心臓外科が登場します。心不全の治療は薬が基本ですが、有効でなくなるとどんどん心臓が大きくなって治療が困難になると、人工心臓の植え込みや心臓移植を行います。

　心臓移植が初めて行われたのは1967年、南アフリカのクリスチャン・バーナード医師によってです。わずか3週間ほど生きただけでしたが成功例と言われ、世界中でニュースとなりました。日本の第一例は「和田移植」と呼ばれる手術です。札幌医科大学の和田寿郎先生が世界30例目として行いました。患者さんは70日生存し、これは先行例に比べ相当の長期間でした。和田先生は今の「スーパードクター」どころではない賞賛を受けます。しかし患者さんの死亡後、殺人罪で訴えられるというショッキングな結末を迎えました。

　このため、日本ではその後31年間、心臓移植が行われず、大きな損失となりました。ビリのビリになり、技術的にも世界に追い抜かれてしまいました。31年後の第1例は、脳死移植法が通った後、我々が行いました。1999年の2月28日のことで、当時私は医局長で手術に参加していたのですが、感激の一日でした。おそらく世界中で、日本中で最も大阪大学が有名になった一日だったと思います。

　シクロスポリンという薬の導入後、世界では一気に移植例が増えました。しかし31年後の手術の後も、我が国における心臓移植数は年間一桁で推移します。一方、心臓移植が必要となる心不全の患者さんは毎年1,000人から5,000人いると言われています。ということは和田移植後31年間、毎年それだけの人が心不全で亡くなっていた計算になります。

　現在でも状況は変わりません。人口100万人当たりの心臓提供者は、オーストラリアでは8.6人、米国で7.3人、ベルギーで6.1人、台湾で3.7人、隣りの韓国で1.3人、というのは決して多くはない数字ですが、日本におけ

る心臓提供者は 0.05 人しかいません。1 億人に 5 人という数です。その結果、海外で心臓移植を受けようとする患者さんが多くなりました。しかし 2008 年、「イスタンブール宣言」が出され、成人の渡航移植は不可能になりました。臓器売買を禁止する世界の宣言だったのですが臓器移植は自国で賄いなさいというものです。日本人は海外に臓器を買いに行っていると揶揄されたわけです。

　このような状況を何とか克服するために心臓外科医は人工心臓の植え込みを行ってきました。最初の人工心臓は外国人の体の大きな人向けであり、日本人には 1,200g と大きすぎましたが、以降改良が進み、現在では 90g と小型ながら同等の機能を有する人工心臓を用いています。現在では年間 100 〜 150 例ほどが人工心臓の植え込みを受けています。重症心不全の治療が大変な損失を受けてきたことは封印されているようなものです。積極的に移植を行っている病院で日本で 30 例くらいが行われているという状況です。

再生医療による心不全治療の可能性

　心臓移植は人に死をあてにしなければなりません。欧米と日本との死体への執着は異なります。日本では和田移植以来、「羹に懲りて膾を吹く」ような状態になっています。

　そのような背景のなか、心臓移植に代わる、「再生医療による回復」に取り組んでいるのが現状です。骨折して治療を受け治るというのは、それは整形外科医が治るように整えただけで、そもそも身体には自らを修復する能力が備わっています。その力をサイエンスとして引き出し、医療に応用するのが京都大学の山中伸弥先生の iPS 細胞です。

　卵子と精子が受精してできた受精卵一つからできる人の体の細胞の数は、およそ 60 兆個になります。それがありとあらゆる臓器になりますが、その仕組みがすべて、最初の 1 個のなかに入っています。すごいことです。そのような若い細胞の塊を取ってきて培養すると、すべての臓器になり得る細胞の集団となります。これが ES 細胞（embryonic stem cells）と呼ばれるものです。

embryo というのは胎児です。発生してくる過程での細胞を使うのです。しかしこれを使う医療はどんな問題が起きるでしょう。自分のものを使おうと思ったら受精卵を得なければなりませんから、完全に自分のものを得ることができません。卵子と精子が必要で、その子どもの発生を使うわけですから、倫理的にまだまだ難しい問題があります。

細胞シートの開発

　私たちは細胞シートというものを開発しました。温度を変えることにより心筋細胞をシート状に回収し、4枚重ねると同期拍動しました。2000年を少し過ぎた頃の成果です。その後、2004年頃には、このシートを用い、生体内の心臓拍動を体外で再現しました。
　しかし臨床応用に当たって、本人の心筋細胞は使えませんし、このときはまだiPS細胞は発表されていませんでした。私たちは2007年に脚の筋肉を使って培養し、移植することを検討しました。そこで患者さん本人の骨格筋芽細胞を用いてシートを作製し、人工心臓植え込み予定だった重症心不全患者さんに移植しました。その結果、手術から3週間後に退院し、移植をしなくて済む程度まで回復しました。退院して1年経ちますが、車の運転もできるようになり元気です。この治療はすでに、40人ほどに行っており、2015年には保険承認も予定されています。加えて、年間70人ほどの患者さんから問い合わせがあります。そのなかには、海外からのものもあります。どうやら、私がサウジアラビアのテレビ取材を受けたのがきっかけになり、サウジアラビアとの連携によって患者を受け入れ、世界中からメールがきました。
　しかし、院内での評判は良くありませんでした。病院長からは（海外からの患者が）「死んだらどうするのか」と叱られ、看護師長からは「（患者さんの）文化が違う」とクレームが来ました。男性患者は術前の剃毛を、女性看護師にさせてくれないのだそうです。加えてイスラム教圏の患者さんですので、ハラル食の準備も必要となります。また通訳を用意していたのですが、昼間だけでしたので、夜間は言葉が通じません。なかには勝手に退院して帰国し

ようとした患者もいました。幸い、ペースメーカーを植え込んでいたため空港の金属探知機に引っかかり、証明書をもっていなかったため、病院に送り戻されてきたこともありました。

国際医療の必要性

　手術は誰に対してでも同じように行えますが、コミュニケーションはそうではないことを痛感したわけです。当時、副病院長だった吉川秀樹先生から聞くと、整形外科でも同じような問題が生じていたようです。大阪大学の整形外科は、スポーツ医学が進んでいる評判を聞いて、韓国の野球選手が大勢来日していました。

　そこで吉川先生が2012年に院長になられた際、「国際医療をやりましょう」と進言しました。海外にも働きかけて患者を迎え入れ続け、メンバーを集めてチームをつくり、国際医療センターが開設されたのです。吹田の先端医療イノベーション棟に入っており、諸外国の国際医療に貢献しています。例を挙げれば、カザフスタン、マレーシア、カタール、インド、サウジアラビア、クウェートなどです。特に、医療通訳の育成に力を入れており、毎週土曜日にコースが設定されています。30人ほどの受講生がいます。私たちの課題は、その人たちが通訳を「キャリア」として継続できる環境整備です。学会を設立し、認証制を確立することを考えています。

iPS細胞を使った心筋細胞シートの開発

　さて、2008年には山中先生と共同研究を始めました。iPS細胞は2014年、理化学研究所の高橋政代先生が世界に先駆けて臨床試験を始めました。iPS細胞は治療する本人の体細胞から作製します。山中因子と呼ばれる四つの遺伝子を導入すると未分化な状態に戻るのです。そのため、発生の過程（受精卵）から採取するES細胞のような倫理的問題はありません。私たちは、iPS

由来心筋細胞シートが完成すれば、究極の再生治療になると考えています。

しかし、先は長そうです。例えば、山中4因子を入れて作製したiPS細胞は決して一様ではありません。そのため、安定した細胞株を得るのは非常に困難です。また細胞周期を人為的に逆回しているため、iPS細胞の遺伝子は不安定で、増殖時、腫瘍を形成する恐れが否定できません。そこのコントロールも困難です。iPS細胞の臨床応用までは、まだまだ時間がかかりそうです。先述の高橋先生の臨床研究も2例目は中止になりました。作製したiPS細胞が不安定だったためだそうです。

大阪大学は2年前、文科省からiPS細胞を用いた心筋再生医療創成拠点に指定されました。10年計画です。慶應義塾大学が、脊髄損傷、京都大学がパーキンソン病、神戸の理化学研究所が網膜再生とそれぞれミッションが与えられています。

非常にハードルの高い研究です。まず使用するiPS細胞の数は10億個というミッションがあります。先ほど、体を構成する細胞は、6兆個と言いましたが、心臓は100億から500億と言われており、その10%程度を移植することを目標としています。

一方、iPS細胞由来の心筋細胞の有効性は、動物を用いて証明済です。Spring8という兵庫県播磨科学公園都市の実験施設を使ってiPS心筋細胞内のミオシンとアクチンを分子レベルで観察したところ、通常の心筋細胞と同様に重合が認められ、移植宿主の心筋と電気的・機能的に結合して同期拍動していました。2017年にはiPS細胞由来心筋細胞シートを用いた臨床試験の申請ができる見込みです。後は、それに対する行政の判断次第です。その前提として、安全性確保のための前臨床試験も進めています。これにはサルやブタを使います。サルは100万円、ブタは30〜40万円ほどかかります。

見通しとして、後5年も経てば、iPS細胞由来心筋細胞シートは移植に用いられ、10年後には心筋組織として立体形成され、臨床に用いられているでしょう。最終的には20〜40年後には心臓を丸ごと再生するところ（バイオ心臓の作成）まで視野に入っています。iPS細胞に代わる技術も出てくるでしょう。

再生医療と医療イノベーション

　医療イノベーションには幾つもの困難がともないます。第一が「魔の川」。開発にともなう生みの苦しみです。多く先端技術がこの川で溺れてしまいます。そして魔の川を渡ると待っているのが「死の谷」です。新技術をビジネス化する段階です。ここでほとんどの新技術が死んでしまいます。先述の骨格筋芽細胞を用いた心筋細胞シートはここを渡り切りました。しかしその先には「ダーウィンの海」、つまり適者生存（売れるか売れないか）を問われる段階があります。これらすべてをクリアした技術だけが、現在、「商品」として残っているのです。諸君らが飲むことのある風邪薬も、このような段階を経てきました。いずれにせよ、これらの川や谷、海に橋を渡さなければ新技術のビジネス化が困難なため、「橋渡し研究事業」の推進が図られました。

　大阪大学では「未来医療センター」がそれに当たります。2002年に設立されました。私は初代スタッフの1人です。国レベルでは2007年から文科省が「橋渡し研究推進プログラム」を開始しました。9施設が参加していますが、大阪大学がトップを独走しています。例えば少し前のデータですが、ヒト幹細胞を用いた臨床研究は大阪大学が11件行っているのに対し、他施設はいずれも一桁です。大阪大学で行っている眼科の角膜再生は、もうすぐ、臨床治験が始まろうとしています。整形外科の幹細胞導入人工骨を用いた治療の研究、膝軟骨再生も研究も進められています。さらに表皮水疱症という難病に対する再生医療研究も進められています。また医学部だけではなく歯学部でも、歯周組織再生療法が進められています。さらに幹細胞ではありませんが、嗅粘膜移植による損傷脊髄機能再生も臨床試験が成功しました。

　しかし世界に比べると、日本の再生医療実用化は大きく遅れを取っています。我が国で承認されている再生医療製品は2品目のみですが、欧州では20品目、米国9品目、隣りの韓国は14品目です。この差を生んだ一つの要因が審査の厳しさです。

　現行の薬事法下では、再生医療製品は「医薬品」か「医療機器」のいずれかとして申請しなくてはなりません。「心筋細胞シート」はどちらに分類されるべきか明らかではありません。つまり制度が古すぎるのです。例えるならば、

馬車時代にできた規制を自動車時代に適合させなければなりません。「自動車は人をはねるから危険」と安全性を懸念するばかりでなく、人がはねられないような交通ルールをつくるべきなのです。この点を、私たち再生医療学会が声を大にして訴えてきました。その結果、厚労省は再生医療製品の承認制度を変更し、条件・期限付きですが早期実用化が可能になりました。製品が患者さんに早く届くだけでなく、会社も投資を早く回収できます。この変更は世界的にも国際医学雑誌や学会などから大きな注目を集めました。昨日の日経新聞によれば、世界中の再生ビジネスが日本をターゲットにしているそうです。

つまり、細胞シートのような新しい技術に、iPS細胞が出現したことはとても大きなことでした。そして新しい法律が成立したため、日本は圧倒的に再生医療分野で有利になったのです。

このように、現在我が国の再生医療はターニングポイントを迎えているのです。

医療現場の課題

日本では医師不足が指摘されますが、医師数そのものは欧米のほうが少ないでしょう。はじめに話しましたが、日本の医師が多忙なのは、何でもかんでもさせられるからです。医療現場で医師だけが過重労働を強いられていると言えます。これを解決するには、医師を増やすよりもそれ以外の医療職スペシャリストを育成するほうが効果的です。そのため、未来医療センターではOJT（On the Job Training）の形で専門職育成を行ってきました。

この講座（健康・医療イノベーション　コースI［全学プログラム］）もその一端です。医学部は必修ですが、ほかの学部でも登録可能です。コースIIは大学院に設置されています。最終的にはグローバル・メディカルイノベーターの育成を目指しています。国内だけでなく、世界の企業やFDA（アメリカ食品医薬局）やNIH（アメリカ国立衛生研究所）、WHOなど外国機関での活躍を期待しています。その一環として欧州のPharma Trainプログラムを修士

課程に導入しました。修了することによりEUで修士号を取ったのと同等の扱いとなります。海外の製薬企業に勤めるときにきわめて大きなメリットになるでしょう。また、スタンフォード大学バイオデザイン・プログラムという、メディカル起業型ビジネススクールとも連携しています。スタンフォード大学では、病院のなかでニーズを集めて、異分野がブレインストーミングして医療機器の開発に大成功しています。工学系の学生にはこの講座を受けてもらいたいものです。

　また医学部として、医師以外で可能な医療関連分野を講座化し、医療デザイン、統計など数多くの専門分野で研究者を育成したいと思っています（医の知の杜・グローバルキャンパス構想）。医事法、医療経済、政策、通訳、倫理、創薬、情報科学、デザイン、医工学など、現在はほとんど医師が担当しています。海外では学問になっており、それぞれプロフェッショナルがいます。医学部は修士コースを変えて、企業や大学が必要とする研究者を育てて、自立させることを考えているのです。

　「一樹百穫」という中国の『菅子』に書かれた言葉があります。1年で成果を得たければ、穀物を植えよ。10年でもっと大きな成果を得たければ樹を植えよ。100年だったら人を育てよ、という言葉です。海外に出る前に、まず国内で医療人になってほしい。医療職としての専門性を医学修士課程で身につけてもらおうと考えています。縁があって大阪大学に来たわけですから、医学部を活用しない手はないと思います。

1-2 心不全と心臓移植の現状

坂田泰史
大阪大学大学院医学系研究科内科学講座　循環器内科学　教授

はじめに

　未来医療と国際医療について学んでいくというなかでは、今回の話はどちらかというと未来医療かもしれません。心不全と心臓移植の現状ということでタイトルをつけておりますが、気軽な気持ちでこれから心臓についてどういうことをしなければいけないか、何が必要かを感じて頂ければよいと思います。

　では、はじめていきます。僕の経歴からお話します。僕は京都の生まれですが、その後大阪府立北野高等学校を卒業しました。その後、大阪大学に入って大阪警察病院で臨床に携わってきました。その後大学に戻って博士課程を経てテキサスの Baylor College of Medicine に留学をして、帰ってきてからはずっと循環器内科にいて研究をしながら、どちらかというと臨床を一所懸命行っていた記憶があります。

　大学時代はバドミントン部でした。軽音楽部にも所属しておりましてバンドで僕はベースを担当していました。今でも軽音楽部の方がいらっしゃいましたら今年の夏は小豆島に合宿に行かれたと思いますが、あれは実は僕らの時代からスタートしたものです。僕はベースをしてローリング・ストーンズとかやっていた記憶があります。皆さん知らないかもしれませんが。

　大学生活は、すごく楽しかったです。勉強も遊びも、いろいろな意味で楽しかったのを覚えています。授業を受ける皆さんは1年生ですごくうらやましいなと思います。

　僕が何故医師を目指したかというのはよく聞かれます。僕は2歳のときに手術を受けています。正確な病名で言いますと心室中隔欠損症ということで、生まれつき僕は心臓の心室の間に穴が開いていました。運が悪い事に大動

脈弁の近くに穴が開いていたので、大きな手術が必要でした。でも、今は生きています。

　僕が生きている理由は麻田 栄先生の手術のおかげです。神戸大学で手術を受けました。僕が大阪大学に入学したときに、定期健診に近い形で神戸大学に行くと、たまたま退官されていた麻田先生がいらっしゃいました。そのときに、この手術記録を渡されました。今の僕にはこの手術記録を見れば何が書かれているか、さすがに全部分かります。麻田先生からは心臓外科医になれと言って頂けました。心臓外科は手でするものでなく頭でするものだ、とも言われました。今も確かに心臓外科を横でみていてそうだなと思いますが、それでもやはり手先はすごく大事だと思うので、僕は心臓外科でなくて循環器内科を選んで今にいたります。

　昔から心臓というものには興味をもっていたかもしれません。でも心臓はやはり分からないことだらけで、今も多くの患者さんと一緒に、どうしたら患者さんが楽になってくれるだろうかと毎日毎日悩む日々です。

心臓の働き

　心臓とは不思議な臓器です。皆さんのなかで心臓が無い人はいません。心臓は基本的には人が死ぬまで動き続けるという認識でよいと思います。重要なことは動き続けているうえで、ずっと大きな仕事をし続けることです。

　皆さんが少し重い荷物をもって上下の運動をすると多少の間は続けられますね。スポーツをしている人ならより長い時間できますが、一生それを続けることはできません。しかし、心臓はそれに近いことを一生し続けてくれるわけです。そういった非常に不思議な臓器であるということであります。

　その心臓の働きはどうなっているのでしょう。重要なのは、心臓というのはポンプである、ということです。そして血液を全身に巡らせますが、大きくわけて肺循環という酸素、二酸化炭素を交換するのがメインである循環と、もう一つ体循環という体に酸素、栄養を送るという循環と二つの循環を一つの臓器で行っているというのが心臓になります。

心臓、心筋が、カルシウム、ナトリウム、カリウムなどと一緒に動く、という勉強をしてもよいのですが、そういう勉強は皆さんこれからされると思いますので、とりあえず心臓というのはどういう動きをして壊れたらどうなるのか、どういうパーツなのかということをざっくり聞いて頂ければ十分だろうと思います。

その心臓の働きというのをざっくり判断するとき僕が思い浮かべる例えがあります。心臓を理解するときは手押しポンプをイメージしてもらうとよいと思います。皆さんの世代で井戸から水を汲んだという記憶がある人はいますか？ 僕らの世代のときはそういうことがありましたが、そういう手押しのポンプはどのように動いているかというと、川から水が流れ込む貯水池があって、そこから手で一生懸命ハンドルを押して山の上のほうにある田んぼに送っているという感じのイメージです。そういうことをずっとやり続けるのが「心臓」という「機械」だということです。

心不全の概念

もし、心臓のポンプの調子が悪くなったら、この「流れ込む」「送る」という二つの動作にどういうことが起きるでしょう。貯水池にはずっと川から水が流れ込んでいます。だけどもそれを上にもち上げる力が落ちてしまえば、この池の水、また川はあふれてくるということです。医学的な言い方で「うっ血」と言います。うっ血というのは、難しい言葉ですが川の水があふれる、もっと具体的な生体でのイメージを言うと肺のところから水があふれてしまって、体がむくんでくるというイメージです。心臓が悪くなってきたら、まず起こる症状です。

そして、水を送らないと田んぼの稲は枯れていきます。稲は品種改良が進んでいますので、少々水が無くても大丈夫なようになっていますが、それでも足りなくなってきたら色が変わって枯れていってしまいます。これを僕らの臓器という単位で言えば臓器低灌流ということになります。そういうものが心不全という病態の症状をつくっています。

心不全の症状―右心不全、左心不全―

　僕らはそれを理解するときには心臓のポンプを敢えて右と左に分けて、そして前に血を送れるのか、後ろから血を引きだすことができるのかということで見ることが多いです。心臓が前に血を送れなくなって、そして組織に血を送ることができなくなっている状態では、具体的にどんな症状がでてくるか。手足が冷たくなります。感覚的に分かるでしょうか。自分の心臓が悪くなって、末梢という体の先のほうまで血を送ることができなくなると、手足が冷たくなる。そして、全身倦怠感、体がだるくなってきます。そういう症状が起き、そして今度は前から来ている血を池から水を引き出せなくなるとどんな症状がでるかというと、夜に息苦しくなったり咳がでたりします。そして坂道を上ると息切れがします。水が溜まっているので酸素と二酸化炭素の交換が悪くなって起こります。

　右の心臓でも同じことが起こります。右の心臓の後ろにあるのは静脈という臓器になりますので、お腹がむくむとか足がむくむことが起きて体重が増えることがあります。むくみということが起こると心臓が悪い人のサインかもしれない、というのは皆さんも分かるかもしれませんが、そういう事が実際に起きてくるのです。

心不全患者の動向

　きょうは、心不全の細かい勉強をするというよりは、心不全という言葉を覚えて頂ければよいのですが、心不全というものが重大な事なのかどうかという1点だけ理解して頂ければよいと思います。結論をいうと、日本で心不全というとこれから大きな社会的負担になります。
　日本の慢性心不全患者さんと言われている人がこれから増えるのか減るのかどうかを示すグラフを見ると、心不全の患者さんは減っていくように見られます。しかし皆さん、よく思い出してもらったらよいのですが、日本の人口は減っていきます。したがって、そういった自然の減少に比べれば心不全の患者さ

んは圧倒的な勢いで増えてくることが分かります。これから、我々循環器内科学そして医療の中心をこの心不全患者さんが占めてくるということです。そういう事実を覚えておいて頂きたいと思います。

心不全の原因―冠動脈疾患―

　先ほど心臓というのはポンプの病気だと言いました。では、ポンプにはどのようなパーツがあって、それぞれにどういう問題があって、そして心臓の病気になっていくかということを考えていきたいと思います。そのときに僕がよく出す例えは、心臓を家に例えるという事です。
　家に立派な外壁があったとしても、必要なものが一通り揃っていないと、人間が住むのに非常に困ると思います。この例えだと、まさに我々が家に住むのに最低限必要なものが、同じような形で心臓のなかに入っているというのが分かるだろうと思います。
　まず、最初に、皆さんがワンルームマンションでも借りようとしたときに、下宿先に何を確認するでしょうか。普通の方であれば水道を確認すると思います。水道はどこでも蛇口からでて排水溝に流れていってもらわないと困ります。
　心臓も同じように水道に相当するものがあります。それが、心臓の表面に冠のように並んでいる冠状動脈、冠動脈というものです。心臓は筋肉の塊ですので、常に血と酸素と栄養というものを必要としています。ずっと流れ続けることが必要です。この冠動脈のどこかに異常が起きるとやはり問題になります。

心臓カテーテル検査

　未来医療がどうなっていくかですが、この分野における進歩についてお示ししたいと思います。

この分野での幾つかの進歩のうちの一つに、心臓カテーテル検査があります。

これは何の写真かというと、昨日僕が撮ってきたレントゲン写真ではありません。これは、世界で一番初めのカテーテル検査のレントゲン写真です。1956 年にノーベル生理学医学賞を取られたヴェルナー・フォルスマン先生が自分の体を使って撮った写真です。ゴムの管（尿管カテーテル）を腕の静脈から挿入して、心臓まで届くことを世界で初めて確認した写真です（図）。

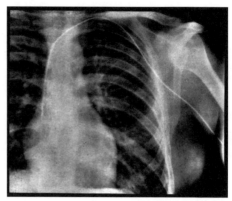

図　フォルスマンがカテーテルを入れて撮影した X 線写真

フォルスマン先生はこの写真を撮って言葉は悪いですが、頭がおかしいと言われました。その講座の教授から徹底的に罵倒されて医局を辞めさせられました。その後、小さな田舎町で開業医をされていたそうです。何十年か経って彼はノーベル賞の 3 人のなかの 1 人に選ばれました。その理由は、この写真をたった 1 枚撮っていたからです。この写真を撮るまでに彼は相当な準備をしてイヌの実験等を重ねてこの写真を撮ったと思われます。

いまはレントゲン写真を気軽に撮ります。僕らはカテーテルを気軽に行いますが、世界で最初にこの写真を撮ったときは非常に大きな問題になって、そして頭がおかしいと言われたわけです。しかし、勇気を出してその写真を撮ったおかげで今心臓疾患のある患者さんの多くが救われていることになります。

現在のレントゲン写真では、とても鮮明に冠動脈が見えます。フォルスマン先生の時代から多くの人が努力し、造影剤も開発され、こうして冠動脈の写真が撮れるわけです。ここに動脈硬化などの異常が起きたら影絵として映しだされるのです。

動脈硬化の成因と心筋梗塞

　動脈硬化というものがどうやってできるのか。これもさまざまな研究がなされております。LDL と呼ばれるコレステロールが血管のなかに入って、それが体内の異物だと思われ、免疫反応を介してマクロファージに取り込まれて、それが血管の壁のなかに蓄積されると、プラークという出っ張りができてしまうのです。この研究に対してもノーベル賞が与えられています。その研究をもとに LDL の量を減らす薬をつくった人、減らす薬の、減らす酵素を見つけた人もノーベル賞をもらっています。たぶんこの薬をつくった方はノーベル賞を取るだろうと言われています。そしてその薬をつくったのは皆さんの先輩です。日本の遠藤章先生です。そういう日本の先生が関与していることになります。

　動脈硬化が徹底的に起きてしまったらどうなるのでしょう。心筋梗塞という病気で亡くなった患者さんの冠動脈の病理写真を見ると、先ほどお話した、プラークという出っ張りが傷つき、そこを血の塊が覆う様子が分かります。そして、血の塊が血管を塞いでしまうとその先の筋肉に血液が供給されなくなってしまいます。皆さん、今、輪ゴムで人差し指を縛ってみてください。この講義が終わる頃には冷たくなっていると思います。同じ事が心臓で起こるのです。

　今の医学では、死んだ人の病理写真のようなものを、生きている人で見ることもできるのです。実際に心筋梗塞を起こした人の血管にカメラを入れて覗きました。金属のステントが見えます。これは、後ほどお話します。ステントの周囲の血管壁が黄色く見えます。これが先ほどお話した動脈硬化で、血管のなかの出っ張りは、脂が血管壁に沈着しているのです。皆さんご存じかと思いますが、本当に血管壁に脂が沈着して黄色く見えるのです。金属のステント部分に赤いところがあります。赤いものが沢山付着しています。これは、先ほどの死んだ人の血管と同じで、出っ張りの傷部分に付着していた血の塊、血栓です。

　死んだ人の心臓の筋肉、心筋は、生きている人の心筋に比べて白く薄くなって見えます。心臓の筋肉が死んだためです。これが心筋梗塞という病気です。

心筋梗塞の早期発見

　心臓がこのような状態になっていることを、できれば早く知りたいという願いは昔からありました。それをある程度かなえてくれたのが、心電図というものです。医学部の方は、6年後に国家試験を受けます。受けるときにはこの心電図をみて先ほどの血管のどの場所に心筋梗塞が起きているか分かるようになります。
　心筋に異常を有する患者さんの心電図は、正常者と波形が異なることが分かります。我々の用語では、ST上昇と言いますが、典型的な心筋虚血の波形です。そして、この心電図を発明した人はウィレム・アイントホーフェン先生で、彼もノーベル生理学医学賞を受賞しています。
　循環器内科の領域は、実は、循環器に直接関係してノーベル賞をもらっている人はアイントホーフェン先生、フォルスマン先生と共同研究者のフレデリック・クルナン先生、ディキソン・W・リチャーズ先生だけなのです。僕はノーベル賞は無理だと思いますが、皆さんには可能性があります。ノーベル賞の人の力は今でも多くの患者さんを救っていることになります。是非、これから夢をもって世界の患者さんを救って欲しいと思います。

心筋梗塞の治療

　さて、このような心筋梗塞をどうやって治療するかです。先ほどお話しました、ステントという金属のコイルと入れて狭くなった血管を拡げようという考え方です。これは、アンドレアス・グルンツィッヒ先生が考えたPTCA（経皮的冠動脈形成術）という方法から開発されたものです。このステントも多くの患者さんに使われています。そして、このステントも入れられないくらい、がちがちに固まった動脈硬化はどうするか。カテーテルの先端にダイアモンドのドリルがついたものを入れて、がちがちの部分に穴を開けていくのです。1秒間に1万数千〜2万回転します。カテーテル室ではものすごい音がします。
　このように、徹底的に侵襲的に強力な治療をしていくのが未来医療の一つ

の方法ですが、もう一つの方法は、できるだけ患者さんに優しく負担をかけずに見ていく方法になります。もしかするとこれからの未来医療はそちらがより大きな医療になっていくのではないかと思います。

　循環器疾患の代表である冠動脈の問題と、カテーテルによる治療について見てきました。現在では、CT を使えば、カテーテルの方法を使わなくても、同様の画像を得ることができるようになりました。外来で 1 時間もかからない、15 分くらいの検査で写真を撮ることができるのです。このように、冠動脈の診断、治療の世界は、ドリルを使う強力な方法から、CT のように非侵襲的な方法まで、さまざまな技術が進歩してきているということを知って頂きたいと思います。

心臓の電気信号

　家探しの話に戻ります。二つ目、皆さん部屋に入ったときに電気をつけます。部屋の電気の一つがつかなくてもそれほど問題はありません。しかし全部つかないとそれは困ります。心臓は先ほど言った通り死ぬまで電気信号が上から下まで送られています。ペースメーカー細胞と言われるところから電線のようなものを通して、下まで電気信号を伝えています。心臓を動かす電気です。ドックン、ドックンと一生動き続けます。

　この電気信号が異常になり、心臓が異常な動きをとることを不整脈と言います。命に関わる不整脈の代表的なものに、心室細動があります。心室細動の心電図を見ると、心臓が細かく震えているのが分かります。心臓から血液が送り出せない状況です。上と下の電線がある一定の時間止まり、血液が送り出せないのです。もう一つ、完全房室ブロックというものがあります。こういった病気をどうやって治療するのでしょうか。皆さん、AED という言葉は聞いたことがあると思います。AED という器械はこのような不整脈に対して有効な除細動という方法を呈してくれるものです。

　話は古くなりますが、サッカー日本代表の松田直樹選手という方がいました。2011 年には松本山雅というチームで選手をしていましたが、練習中突然

倒れ、34歳の若さで亡くなられました。彼は先ほどの病気、心筋梗塞だったと言われています。専門的にいうと彼の報道されているレベルの心筋梗塞では普通は亡くなりません。しかし、心筋梗塞と同時にこのような不整脈が起きてしまい、このAEDが無かったために亡くなってしまいました。

完全房室ブロックというのは上と下の電線が途切れている状態で、心臓ペースメーカーという機械はそれをつなぐ役割をしています。

命に関わらないにしても間接的に重大な病気を起こすものもあります。心房細動という状態です。心房細動はその名の通り心臓の上のほうの部屋が細かく震える病気です。そのなかの何個かのうち一つが下のほうに伝わって下のほうが適当に動くのが心房細動という病気になります。この心房細動の問題は、上と下で、動きがバラバラになることが力学的に問題なだけでなくて、下に血の塊ができやすくなる点です。血が淀んでいます。その塊は、心臓から押し出されて、脳につながる血管に飛んで行き、運が悪いと詰まってしまいます。

皆さん長嶋茂雄監督を知っているでしょうか。さすがに知っていますかね。昔ジャイアンツの長嶋監督はヒーローでしたが彼が脳梗塞を起こしたというのは聞いたことがあると思います。彼は不運なことにたった2回の心房細動、2回目の心房細動で脳梗塞となったそうです。

脳梗塞の脳をCTで見てみます。症状が出て一時間くらいは、それほど変化はありません。しかし、血液の供給がストップしていますので、時間とともに、脳細胞が死んでしまい、画像的には大きな穴があいたように見えるのです。

この不整脈の診療は、どのような進歩があるのでしょうか。不整脈は、やはり脈で見るしかありません。心臓の筋肉のなかをどのように電気が伝わっているかが分かれば、治療法も明確になります。現在、電気興奮がどのような順番で伝わっていくかを絵として見ることができる機械があります。不整脈では、場所、動き方が異なります。異常な部分を標的として選択的に治療することが可能になっています。

実際の治療としては、異常な電気が流れる部分を焼き切るというのが一つの治療法になります。

心臓の弁

　電気も水道も大丈夫でした。しかし、扉がガタガタして締まらなかったら風もスースー吹き込みますし、危険です。三つ目は戸の立て付けです。同じように心臓には弁というものがあります。その弁というものが壊れていると、非常に効率の悪いポンプになります。

　といってもあまりイメージがわかないかもしれません。自転車のタイヤに空気を入れるときを想像してください。ポンプを上下に上げ下げすると空気が入ります。しかし、子どもの頃不思議に思いませんでしたか。何故、タイヤの空気は戻ってこずに、ポンプの上げ下げだけで空気が入るのか。それは、なかに弁があるからです。ポンプを上げたときには、弁が閉まり、なかの空気が出ないようになります。下ろしたときは弁が解放されて空気が入るのです。

　しかし、その弁が壊れたらどうなるか。左心房と左心室の間にある僧帽弁という場所を見てみます。壊れているので隙間が空いています。血液の流れをカラードプラという方法で見てみますと、異常なラインが示されます。血液は左心房、左心室、大動脈の順に流れます。しかし、僧帽弁が壊れているので、心臓が収縮する度に左心房から左心室へ流れるべき血液が逆流して戻っているのです。空気入れの弁が壊れているといくらポンプを押しても、引いたときに空気が戻ってしまいます。いつまでたってもタイヤには空気が入りません。

　それでも、心臓は頑張って血液を送り続けます。しかし、心臓が疲れてくると、このポンプ機能は急激に悪くなるのです。

壊れた弁の治療

　左心室と大動脈の間に大動脈弁というものがあります。高齢になると大動脈弁はカルシウムが沈着して硬くなり、開きにくくなります。昔は、手術で弁を取り替えていました。しかし、現在はカテーテルを入れて弁付きのステントを設置して終わりです。最大の進歩です。

　先ほどのフォルスマン先生から100年近くたって、ついにカテーテルで弁

を治すところまで来たのです。日本でこれを最初に行ったのは大阪大学です。
　ステントを入れて間もなく風船が膨らみます。弁を押しつけてカテーテルを入れます。このような方法で弁を交換することにどのようなメリットがあるのでしょう。先ほど僕はここに手術の跡があるとお話しました。手術の傷跡が残ります。この方法は、足にちょっと縫い跡が残るだけです。僕の場合は2カ月入院しました。しかしこの方法を取ったおじいさんは7日で退院しました。大動脈弁の普通の手術であれば3週間程度です。それが7日で退院できるというのがこのカテーテルでの治療です。弁の治療は現在こうなっていることを知っておいてください。
　最後に、扉もよく、窓もよいのだけれども家の壁に穴が開いていたら話になりません。壁というものがしっかりしていないとならなのです。家の壁は、雨、風、暑さ、寒さなどに晒されます。心臓の壁は、高血圧、糖尿病、交感神経によって晒されることになります。そういった負荷に対しては薬を使うことになります。

心不全のメカニズム

　以上、心臓のいろいろなパーツでお話しました。水道にあたる冠動脈、電気にあたる不整脈、戸の建てつけである弁膜症、そして筋肉、すべてが整っていないとポンプとしての働きができません。逆にそのなかのどこか一つでも悪くなると、心臓の動きはどんどん障害されていくことになります。この障害がどのように起こっているのか、心臓のポンプの異常、そして心不全というのはどういう流れで起きてくるのでしょう。おそらく世界で一番簡単な心不全のメカニズムの説明をします。
　心不全はまず、症状として認識されます。息苦しくなるなどの症状です。ポンプの異常が起きたらどうしてその症状がでてくるのか、順番に考えていきます。
　心臓のポンプが異常になると、前に血が供給されていない事を感じます。臓器に血が供給されないとすぐに症状がでる臓器とは脳、肝臓、腎臓などで

す。また、血圧が下がってくるかもしれません。一つだけ難しいことを言います。そういう状態に陥ると、ホルモンバランスが変化します。ホルモンバランスである神経体液性因子というホルモンが異常だと感じ、急激に亢進し始めます。そうすると、おしっこを出さないようにして体内に塩分をためようとします。心臓の壁を分厚くして、血圧を上げるために体中の血管が収縮します。そうすると確かに、血圧は上がります。しかし、先ほど自転車のポンプは、一生懸命押しても空気が抜けたり、空気が上手く入らなかったりすると、押すのも大変、疲れてきます。そうすると、再び神経体液性因子によってむち打たれることになります。悪循環です。

　何故こういった悪循環のシステムが人間の体に備わっているのでしょうか。しかしこれも人間の進化の過程で得た重要なサイクルなのです。

　我々人間はどういう生き物でしょうか。タンザニアに人間最古の足跡だといわれているものがあります。ここに住んでいた人は常に外敵と闘いながら生きていました。闘いで傷つき、大出血を起こしたときに緊急避難的に体をそういった状態にするための一つの機序だったのです。本来は心臓のポンプ機能が低下していることを想定したわけではないのです。それが、現代では悪い方向に働いているのです。

メカニズムから考える心不全治療

　ではその治療の方針として薬を使うとしたら、どのようなものが考えられるでしょうか。今は出血しているのではないですよ、そんなにがんばらないでよいですよ、ホルモンを出さないでよいですよ、と教えてあげることが重要です。そういった薬を使えばよいのです。

　エナラプリルという薬はACE阻害薬と言いますがこれは先ほど言ったホルモンのなかで最も重要な、レニン-アンジオテンシン系のホルモンを抑える薬です。この薬を心不全の患者さんに投与して、「出血しているのではありませんよ」と教えてあげれば、悪循環から回避され、生命予後が改善するという事が分かっています。こういうホルモンのバランスを変えていくことが心不全

の分野で行われている薬物治療です。

　一方、薬ではなく、機械でホルモンのバランス改善しようという方法もあります。その方法が、腎動脈の周囲の神経を電子レンジみたいなもので焼く方法です。これで「出血ではない」ということを知らせる情報を送るのです。こういった方法でも心臓のポンプ機能を改善できると言われています。

心臓移植の現状

　残念ながら、このような方法を使っても心機能が改善しない重症心不全患者さんもいらっしゃいます。最後の手段は、家を引っ越せばよいのです。それが心臓移植です。

　もう一度振り返ります。心臓はずっと動き続ける臓器です。そしてイメージとしては手押しポンプのように下の水を上の田んぼに入れるようなものです。でもそのポンプがおかしくなると池の水はあふれて、田んぼの稲は枯れます。そうなると人間にさまざまな症状が現れます。ポンプは何によってつくられているか。四つのパーツに大きく分けられます。一つは筋肉に血を流す冠動脈、一つはリズムよく収縮するための電気。もう一つは弁です。そしてもう一つが筋肉の力。そういうものが合わさって一つの家をつくっています。家の動きがどうしても悪くなったら引っ越しせざるを得ない、それが心臓移植になるということです。

　日本の心臓移植の患者さんの生存率を見ると、世界で一番よい成績を誇っていると思います。これには多くの心臓外科医、内科医の先生方の力があるのだと思います。

　しかし、よいことばかりではありません。古いデータですが、心臓移植を待っていた患者さんが最終的にどうなったかを見ます。2013年の夏までのデータですが、心臓移植した人の4分の1の方は亡くなってしまいます。また、移植までたどり着ける人は3分の1しかいないのです。もしかすると募金したことがある方もいるかもしれません。これからはそういうことはもっとできなくなります。

何故か。ある宣言が出されました。「自分の国で自分の心臓移植をまかなうように努力しなさい」という宣言です。現在、多くは米国で心臓移植を受けています。しかし、今後はそれができなくなってしまうのです。

2015年8月までのデータで、310人の人が心臓移植を待っています。現在、我が国で行われている年間の心臓移植は40人です。7年待たなければ心臓移植が受けられないのです。確かにたどり着けばよい医療ができます。この現状を皆さん、知っていて欲しいと思います。

では、心臓移植の件数を増やせばよいではないか、という事になります。当たり前です。言葉が非常に悪いですが受容と供給のバランスが満たされればそういうことは解決するはずです。

心臓移植のために心臓を提供できる人の数を見ますと、2010年以降増えているのが分かります。2010年夏から本人が心臓提供を希望していなくても、家族皆さんが「構いません」と言えば心臓提供をしてもよいという法律になったのです。それでも30例くらいです。心臓移植を受けたい人は増えていますが、提供する心臓が足りないのです。

各国の心臓提供状況を見てみます。オーストリアは人口100万人当たり8人、米国では7.3人です。日本はどうなっているか、法律が改正して増えたといっても0.37人です。台湾は3.7人です。韓国は1.3人です。どうもアジア人だから提供者が少ないわけではないようです。日本人のもつ死生観ないしは文化によってこういう数字になっているわけです。

ここでこの数字がよいとか悪いとかいう話をするつもりはありません。もちろん悪いわけではないと思います。ただこれが事実です。まず我々がやっていくべきことは、いろいろなことに配慮しながら移植で助かる命があるのだということを、市民の方々に知って頂くことが大事だろうと思います。少しでも自分の心臓を提供してもよいという方を増やしていくことのほうが必要だと思います。そのために日本循環器学会や移植学会では、努力をしています。

皆さんのなかには運転免許証を取られた方もいると思いますが、裏に移植に対する意思、もちろん移植したくありませんという意思も十分重要な意思ですが記入するところがあります。これはフランスの制度を真似ています。ドナーの人を少しでも増やしていこうという一貫です。

補助人工心臓

　もう一つの方法は、移植を受けるまでの長い待ち時間を安全に乗り越えるための取り組みです。それが人工心肺という機械で、30〜34年前に国立循環器病センターで開発されました。我々は今でもこの機械を使っていますが、多くの人を助けてきました。しかし、この機械は多くの合併症を引き起こすことも確かです。この機械を付けた人の100人に60人は心臓移植までたどり着かずに亡くなっています。一つは脳出血を起こしてしまいます。もう一つは大きな管を体につなぎますので、そこから感染症が心臓までいって、亡くなります。

　しかし、機械というのは進歩します。今我々が使っている機械は変化しています。今日本では4種類の補助人工心臓が医療保険の適応をもっています。是非皆さんに見て頂きたいのはJarvik 2000®という機械です。この機械は、親指程度の大きさです。皆さんの親指の大きさで1分間に5リットルくらいの血液を体に廻すことができます。そこまでこの補助人工心臓という機械は進歩をしています。昔の機械と比べると、見た目だけでもその侵襲度の低さが分かると思います。

　しかし、この機械からは、電線に相当するラインが1本でていますので、感染症の危険はありますが、この機器を付けて自宅で移植を待つことができます。

　この機械は小さくて体に埋め込むことができます。皆さん、重要性がまだ分からないかもしれませんが、心臓を止めずにこの機械を付けることができます。また、胸の真ん中を開けずに横の脇の下を開けるだけでこの機械を付けることができます。

　心臓の下行大動脈、上からいって下に降りるところに血を送りだすところ、心臓の先端部に機械を装着しています。あの親指大の機械を心臓に直接差し込むのです。穴を開けると当然血がでます。これが補助人工心臓なのです。そして今度抜きますと当然大量の出血があります。上に送るところです。これで完成です。簡単さは皆さんにはお分かりにならないかもしれませんが、このような手術で人工心臓を付けます。ある意味では非常に簡便につけられるよ

うな時代がきているのだと思います。

　そして、この人工心臓での生命維持率は、700日で9割程度です。米国の成績よりも我が国のほうがよいのです。残りの1割の方が亡くなるということの理由は三つあります。一つは拒絶反応です。ほかの人の心臓をもらって免疫抑制剤というのを必ず使います。それでも自己免疫力が強く、心臓にダメージを与えてしまい動かなくなる患者さんが少ないですがいます。二つ目は免疫抑制剤を使うということが残りの二つの理由です。一つは当然免疫抑制剤を使うので感染症がおきます。多くの方は感染症に抵抗できなくなり亡くなります。三つ目は免疫抑制剤を使うので自分の免疫を抑えているということで、体のなかで癌ができやすくなります。心臓移植をはじめ移植を行った患者さんは免疫抑制剤を使った後、癌を発症する率が高いと言われています。この三つの理由から、最初の5年で10％程度亡くなってしまいます。その後、拒絶反応が冠動脈に起こってきます。先ほどお示しした、移植後の冠動脈の出っ張りです。そういった方は心筋梗塞で亡くなってしまう可能性が高くなります。

　重要な事は、世界の心臓移植患者さんの生存率に比較して日本の人工心臓を装着した患者さんのほうが長生きしているという点です。とは言うものの、700日、約2年ですが、逆に2年人工心臓で生きられるのなら移植ではなく、人工心臓だけでよいのではないかという発想も生まれてきました。米国ではすでにそうなっており、年間1,000〜2,000人の方は心臓移植ではなく機械を付けて生きていく選択をしています。日本もいずれそうなるだろうと思いますし、実はすでにそうなっています。

　心臓移植が必要な方でもある条件をもった方は、人工心臓で生きていくことを選択されています。そのなかには大学の教授をされている先生もいます。この方は工学系の先生で機械をつけて復帰し、学生を教えています。この方は人工心臓で生きていくことを選択された方です。社会復帰もされていますし、プライベートでもお孫さんの結婚式にも出られるようになりました。このようなことが日本でも実際に起きているのです。

　機械というものはもっと進歩します。先ほど親指の大きさと言いましたが、今は単3電池よりも細いところまできています。

　この人工心臓は、鎖骨の下に装着します。鎖骨の下に通っている動脈にこ

の機械からポンプの血を流して体の循環をしていこうとしています。心臓が止まりかけている人には無理ですが、心臓が弱っているレベルの人には十分これで生きていけるのです。ここまで機械は進歩しました。

人工心臓、心臓移植の限界

　皆さんどう思われるでしょうか。例えば、足に悪性の腫瘍ができても、足を切断してよい義足を付けて元気に生きている方は沢山いらっしゃいます。心臓も同じです。人工心臓がさらに進歩すれば、機械を付けて生きて行けるのであればそれでよいのではないかという発想になります。

　ただ、私ども大阪大学の循環器内科では、こういった機械の時代が来ていることを目のあたりする度に同じように機械の限界も感じてもいます。

　移植にたどり着いた人の人工心臓のなかを開けると、ほとんどの患者さんで血の塊がごろごろ出てきます。人工心臓は所詮金属です。金属にどんな処理がされていても、生体は機械を異物と捉えます。異物と捉えて排除しようとし、血が固まってしまうのです。この事実は現在でも避けて通ることはできないのです。先ほどの大学教授も脳出血、脳梗塞を起こされています。また、感染とも戦っています。やはり機械は所詮機械であり、限界があるのです。

　では、心臓移植のほうがやはりよいのでしょうか。心臓移植された方で、日本で一番長生きされている患者さんがおり、年齢は40歳くらいです。15歳くらいのとき、テキサスで心臓移植を受けました。この方の造影画像は、正常な冠状脈造影に比べてみれば、ステントが7本8本入っています。さらに、冠動脈にこぶのようなものができています。これは炎症に絶えられなくなってこぶのような物ができているのです。この方は毎年何度もステントを入れています。一番人生のよいときに心臓移植をして25年でもう一度心臓移植をしなければならないかの検討が行われています。これが心臓移植の実態です。心臓移植にも限界があります。

　機械をつくっている人、そして手術している人でもそうですが人工弁でも当然悪くなったら替えようとします。多くの研究者が機械のトラブルが起きたとき

に替えようとします。ただ、人間の体で実際に手術をすると1回物を入れて閉じると、2回目の手術はすごく難しいのです。2回目の手術をするのがより簡単な機械はないかという研究が進んでいるという言い方が一番正しいかもしれません。

限界を乗り越える

　大阪大学の循環器内科には全国から重症の方が集まってきます。なかには我々が頑張って元気に帰って頂ける方もいます。多くの方は外科の先生と共同で頑張って心臓移植までもっていこうと努力をしています。しかし、もちろん助けられなかった人もいます。僕自身、患者さんのことを思い出せと言われたら、助けられなかった人のことばかり思い出します。どうして助けられなかったのか、そのことが常に頭にあります。

　助けられなかった人たちにどうすれば貢献できたのか、悔しさをどうやって克服すればよいのか、皆さんも、今からそういった事を考えるような人になって欲しいと思います。

　個々でできる研究とはどのようなものでしょうか。本日は多くのキーワードを示してきたつもりです。手術ではなくカテーテル、低侵襲というキーワード。見えなかった物を見えるようにする、可視化というキーワード。これから10年程度は、この二つがキーワードとなると思います。

オーダーメード医療

　そして、循環器の領域で特に遅れているのは、オーダーメード医療です。それぞれの人にあった背広をつくっていくような、患者さんひとりひとりに応じた医療ができていないのです。今、我々が考えて、研究しているオーダーメード医療を紹介しておきます。

　自分の細胞から心臓をまるごとつくってしまおうということを考えています。

実際にまだまだ研究途上ですが、技術的には進歩すれば可能な時代がくると思っています。自分の細胞なので拒絶反応を起こしません、自分の心臓をもう一度移植すればよいのです。

　どうやって研究して行くのか、誰の力を借りるのか。一言でいうとノーベル賞を受賞された山中伸弥先生の力を借りるということです。iPS 細胞です。

　体からリンパ球を取ります。彼の言う通りにすれば確かに iPS 細胞が作成できます。山中先生の話によると、彼の論文が出た後、半年で世界中の研究者が彼にノーベル賞を与えようと連絡がきたそうです。再現性があったのです。

　iPS 細胞と簡単に言いますが、実はいろいろな問題がまだあります。その後皆が努力すれば、この iPS 細胞はさまざまな心筋細胞を補っていくはずです。そして心筋細胞になったらどうするか。3D プリンターを使います。鋳型をつくります。簡単にできるはずです。その鋳型は血の塊ができにくい物質を使えばよいかもしれません。そして、そのなかに iPS からつくった心筋細胞を適材適所に入れていきます。心房は心房に、心筋は心筋に。そして戻してあげます。Bio 人工心臓ができるのではないか。こういうことを真面目に研究している人がいます。大阪大学の循環器内科にもいます。まだ iPS 細胞は使えませんが、ラットを使って石鹸（デタージェントと言いますが）を流します。そこにほかのラットの子どもから取った細胞を入れていき、そこに電気的な刺激を流すとほんの少しだけ動きます。今はここまで来ています。世界の多くの研究者が同じようなことを競争しています。全員が失敗するかもしれませんが、もしかすると誰かがゴールにたどり着くかもしれません。

　最後に、皆さんに是非覚えておいて欲しい研究者がいます。それは Joseph Goldberger 先生です。この先生を知っている方はいないと思いますが、この先生が何を成し遂げられたか。ここに僕は研究のすべてのヒントがあるだろうと思います。

　Joseph Goldberger 先生が取り組まれたのはペラグラという病気です。これは、20 世紀の初頭、つい 100 年前ですが、アメリカで大問題になった病気です。皮膚がどんどんただれていってほとんどの方が亡くなる病気です。

　ペラグラは当初感染症だと考えられていました。アメリカでは、大きな問題になると予想し、定年間近の軍医である Goldberger 先生に解決法を探索す

るように依頼が来ました。

　彼が何をしたか。まずは、ペラグラに関する論文を徹底的に読みました。文献を読む人は研究者ではたくさんいます。しかし彼の重要なことは何の手がかりも無いということを見出したところです。確かにそうなのです。だから治っていないのです。

　ではどうしたか。次が非常に重要です。現場に行きました。彼は現場にいきまして何を見たかと言うと、どの病院でも従業員は誰一人ペラグラになっていませんでした。ということは、伝染病のはずがないと確信しました。それまで、常識として伝染病と考えられてきましたが、このようなことですら観察がされていなかったということです。

　彼は、食事が問題ではないかとひらめいたわけです。ひらめいたときにもう一度彼は観察しました。ある養護施設で6歳未満、6〜12歳、12歳以上に分けると、ペラグラにかかっているのは6〜12歳だけでした。そして、食事内容を見たところ、6歳未満には大量のミルク、12歳以上では十分な肉、6〜12歳にはどちらも与えられていませんでした。ということは、6〜12歳にミルクとお肉を与えれば治るのではないかと考え、実際にそういった食事に変更したところ、すぐに治ったのです。

　その食事に含まれる成分を検討し、発表しました。今の医学会でも世界中の研究会で起こることですが、根拠なく否定されました。ノーベル賞を受賞された先生方はこれと戦ってきたのだと思います。

　Goldberger先生が本当に偉いのは次の行動かもしれません。彼と奥さんとボランティアの人が、患者さんの糞尿とよだれを自分の口に入れました。食事に混ぜて1週間食べ続けました。そして、患者さんの血を輸血し続けました。しかし、誰一人ペラグラを発症する人はいなかったのです。初めて感染症ではない事を、体を張って証明したのです。その後、彼はその物質を同定する一歩手前までたどり着きましたが、残念ながら癌で亡くなってしまいました。もちろん先生の後をついで研究は続き、その物質は、未知のものではなく、ナイアシンというビタミンだということが分かりました。世界中のパスタとパンにナイアシンが含まれています。世界からペラグラは無くなったということになります。

もう一度彼が行った業績を復習したいと思います。まず彼が行ったことで重要なことは常識を疑い、自分の目で確かめるということです。また、観察力が無いと見えているものも見えなくなるわけです。その三つがあって初めて彼にひらめきが生まれます。そして、コントロール研究をして、最後は勇気と執念をもっていったということになります。僕はここに研究というものの多くのヒントがあると思います。

　2015年、ノーベル賞を取られた大村智先生、梶田隆章先生お二人とも完全に自分の目で確かめたことがそのノーベル賞につながっているのだろうと思います。是非皆さんもこのような気持ちで研究をして頂ければと思います。医学部でなくてもこういう形で何かつくり出す、こういった考え方をしてもらえればよいのではないかと思います。

1-3　救急医療と臓器提供

嶋津岳士
大阪大学大学院医学系研究科救急医学講座　救急医学／高度救命救急センター　教授

救急医療とは

　救急医療という言葉は日常的に耳にします。しかし、救急医療に対する認識を少し改めてほしいと思います。というのも、医療というのはその国の歴史や体制と深く関わっているからです。なぜ日本の救急医療は今の形になったのかということをご紹介します。そしてそれが社会のなかでどのような特色、意義があるのかという視点から日本の救急医療の体制についてもお話しします。

　救急患者さんのなかにも、歩いて病院に来られる方もおられますが、その一方で死に瀕している重症患者さんもいらっしゃいます。高度救命救急センターなどの三次救急を担う施設にとっては救命限界への挑戦、すなわち、助けられなかった人を助けられるようにすることが非常に大きなミッションですのでそのことをお話しします。

　そうはいってもやはり助けられなかった人もいます。なかにはいわゆる脳死になってしまう人もいます。そういう方に対しては臓器移植の適応を考えて臓器移植が行われることがあります。これが救急医療から移植医療につながる道になりますが、現実には多くの課題があります。「救命病棟24時」というテレビドラマがありましたが、こういったことで救急に対するイメージをもっている方もいます。もう少し前ですが、アメリカの「ER」というドラマを放送していました。このイメージのほうが強くて、救急と言えばER（Emergency Room：救急救命室）と思っている方もいると思います。日本を除く多くの国がERという形式を取っていますが、フランス、日本のように、違う形式を取っている国も少なからずあります。最近では「ドクターヘリ」というドラマもあり

ました。大阪大学医学部附属病院にもドクターヘリがありますが、時間を短縮するために医療搬送する、あるいは災害時に患者さんを搬送する、あるいは医師を現場へ搬送するといったヘリコプターの利点を活かせるように、ドクターヘリを使った平時および災害時の救急医療活動を推進することが非常に大きな課題になっています。

大阪大学医学部附属病院の屋上には、ヘリポートがあります。1階には高度救命救急センターがあります。もう4年前になりますが、大阪大学病院のヘリも、東日本大震災のときには福島に飛んで行って被災地で医療活動に従事しています。また、移植の場合にも臓器の移送にヘリコプターを使用することがあります。

それからもう一つ、皆さんご存じか分かりませんが「プロジェクトX」というテレビ番組がNHKで放送されていました。このなかで2002年、もう10年以上になりますが、大阪大学の特殊救急部（救命センター）が取り上げられました。日本で初めての重症救急の専門施設ということで、取り上げられたものです。当時我々は、自分たちはERではない、と思っていましたが、番組は先ほどのドラマのERがあったためか「ER誕生」という名前になっていました。このように救急に関する用語は多様であり、救急医療というのは日本では比較的新しい分野であり、独自の進歩を遂げているということが言えます。

救命センターに勤務希望の方がいればいつでも見学を歓迎します。センター内には多くの設備があり、その一つとして血管造影室があります。たとえば心筋梗塞の患者さんが運ばれてくると、循環器内科の先生方たちと一緒にカテーテルで心臓の治療をします。あるいは脳出血の患者さんが来ると脳外科の先生たちがカテーテルを使って脳にコイルを詰めて出血を止めるという治療もこの場所で行うことができます。

救命センターの初療室のベッド（ストレッチャー）にまず患者さんは寝ることになりますが、そのすぐ横にCTがあります。このCTは非常に高速の機種ですので頭のてっぺんから足の先まで20秒で全部スキャンできます。こういったCTや血管造影などの設備を駆使して重症の患者さんをはじめ、さまざまな種類の患者さんを受け入れるというのが救命センターの特色です。

先ほど言いましたヘリでの治療も看護師さんと医師のみならず、パイロットと整備士さらに運航管理士がチームを組んで活動しています。このように救命センターでは多職種でチーム医療をしていますので、興味のある人は遠慮なく見学に来てください。

救急医療体制について

　皆さんにとって日常的には救急とはあまり縁がないと思います。まず皆さんの救急に対する認識をお尋ねします。救急車に乗ったことがある人はいますか。自分が患者さんで、あるいは付き添いでなどで。どこかの病院の救急部門を受診した人あるいは入院した人はどれくらいいるでしょうか。では、119番に電話をするとどこにつながるでしょうか。

　当たり前だと思うかもしれませんが例えばこの講義を行っているキャンパスは大阪府豊中市ですね。豊中市の消防署は出張所含めて六つくらいあると思いますが119番通報は消防本部につながります。消防は市町村単位で運用されていますが、119番通報は市の消防本部につながります。

　その次に110番に電話するとどこにつながるでしょうか。どこの警察につながると思いますか。これが面白いところですがその都道府県の警察本部につながります。大阪府で110番に電話をすると、大阪城の横にある大阪府警本部につながります。豊中市から110番通報をしても、豊中警察署にはつながりません。

　一方、消防では大阪府消防本部という組織は存在しません。ですからどちらでもよい用事で救急か消防を呼ぶときには消防に電話したほうが早く近くから来てくれる可能性が高いということです。同じ市町村内からですので。

　それ以外にいくつか救急のトリビアですが、119番して救急車が到着するまでの時間は7～8分かかります。皆さん心肺蘇生を習ったと思いますが、人間の脳の血流は3分間以上途絶えると、不可逆的なダメージを生じると言われています。救急車が来るまで皆さんが何もしないとその人は心臓が止まっている場合には助からないし、助かったとしても、脳が傷害を受けます。救急

車が来るまでの時間を知っておいてもらうと市民による心肺蘇生の重要性が分かると思います。

救急医療にかかわる諸問題

　次に、救急医療というのは非常に日常的なものです。いざ、困った時には救急の助けが必要になります。救急に関わるいろいろなことが社会的な問題になっています。皆さんは「救急医療の問題」というとどんなことを思い浮かべるでしょうか。緊急ではないのに救急車を呼ぶ。救急車をタクシー代わりに使うという問題が出てきました。何年か前に、「救急車はタクシーではありません」というポスターがありました。ほかに、救急の問題としてどのようなものがあるでしょうか。医師や、救急車の数がそもそも足りていない。たらい回し問題、よくメディアや新聞で取り上げられます。医療側としては断りたくて断っているわけではありません。むしろ受け入れ困難だとか対応不可と言ってほしいのですが、「たらい回し」という言葉が使われています。

　救急車利用の増加、コンビニ受診、病院を簡単に使いすぎるなどの問題があり、医師の不足については産科、小児科、救急などが特に少ない領域と言われています。

　近年、救急病院の数は減っています。後でお話ししますが、特に患者さんが入院できる二次の救急病院の数が減少しておりそれが問題となっています。それは、入院できる二次救急病院が減れば、重症の患者さんを収容する三次の救命センターに負担がかかってくるためです。

　産科救急で妊婦の受け入れに困ったというのも7〜8年前になります。眼科・耳鼻科の救急も、大阪府では、土、日、祝日に夜の10時以降に診療しているところはありません。また、精神科の救急も、精神疾患を有するけが人や自殺者などは受け入れ先を探すのが困難な現状です。また、病院の体制としても、精神科と身体科がそろっている病院は限られているという問題があります。

　夜間に受診する軽症の患者さんもたくさんおられますが、適切な受診をし

てもらうにはやはり啓発が重要です。さきほど紹介したように、「救急車はタクシーではありません」というポスターを貼ったら救急車の出動件数は減りました。そういった形でなんとか必要ないものを判断する、例えば後で説明する＃7119（救急安心センターおおさか）に電話をかければ看護師に相談できるので、単に「来なくていいですよ」ということではなくて、安心してもらう方法があれば一番いいと思います。

　後は教育です。中学、高校、大学で救急に行かなければいけない場合と、行かなくていい場合の見極め方、また＃7119があるということを地道に知ってもらうことが必要だと思います。

救急患者とは

　救急医療は皆さんが思っている以上にさまざまな問題があるのです。では、救急患者と言われる人はどのような患者さんでしょうか。出血多量とかで生死に関わる、早急に治療を必要としている人は確かに救急患者ですね。救急患者とは「急」いで「救う」と書きますから、なんらかの処置が急いで必要な患者さんです。現在日本では、急いで診療を受けることが必要であると思った人が、救急患者と呼ばれています。そのため救急車を呼んだら通常はどこかの病院に連れて行ってくれます。ただし、病院の選択には、時間がかかることはあります。

　実は、救急患者についての一般的な定義はありませんが、日本では診療時間外の診察を救急扱いしているのです。実際に厚生労働省の平成9年救急医療体制基本問題検討会では、「救急患者とは、通常の診療時間外の傷病者及び緊急的に医療を必要とする傷病者をいい、これらの救急患者に対し、医療を提供する医療機関を救急医療機関という」とされているのです。

　救急医療は、この二つの観点から考える必要があります。本来的には急性の病態の方が対象となるのですが、病院で夜間当直をしていると「3日前から眠れないから睡眠薬をください」という人も夜間に救急患者さんとして来られるのが実情です。

救急医療の社会性と専門性

　救急医療は社会的に見ると5疾病・5事業と言われます。5疾病というのはがん、脳卒中、急性心筋梗塞、糖尿病、精神疾患です。これらの疾患は国民の健康増進に重要な疾病です。5事業とは救急医療、災害時医療、へき地医療、周産期医療、小児医療を指し、救急と関係の深い領域が多いのですが、これらは民間にまかせておくと充分に対応できない可能性があるので、行政としてのサポートが不可欠な傷病です。

　それから、今日では救急医という専門医がいます。以前には救急が専門であるという認識がなかったため、当直していますと、当直当番の看護師さんが「先生の専門は何ですか」と聞かれるので「救急です」というと「内科ですか、外科ですか」と言われました。内科的なことも外科的なことも含めて幅広く診るのが救急で、救急専門医、あるいは救急科の標榜ができるようになっています。そういう意味では内科であるとか小児科あるいは耳鼻科などと同等の基本的な診療領域になります。

救急医療の特色

　厚労省の救急医療体制基本問題検討会でも言われましたが、「救急医療は医の原点である」と言われています。個人的にはこの言葉が気に入っています。皆さんは医の原点は何だと思いますか。

　一つは市民が医療を必要とする、特に熱が出た、痛いとか苦しい、急性の変化を起こしたときに、その患者さんに対してそばにいて処置をして、その苦痛や痛みを取れるのが医療の原点だと思います。そういうところを目指すのが救急医療だと思います。困っている人、行き倒れている人が、比較的元気であっても警察は泊めてくれません。保健所は閉まっています。そうなると救急隊員が連れて行けるのは救急部門しかありません。救急は24時間やっていますので、そういったところもこれは裏を返せば、社会で困っている人に対するセーフティネット、社会的な役割を担います。時として負担が強いこと

もありますが救急の重要な役割です。

　もうひとつは、対象となる疾病患者が多彩であるということです。眼科だったら目のこと、小児科であれば子どもと比較的限られますが救急だと子どもの目のけがということも起こる可能性があります。もちろん我々は全部診るわけではありませんが、対象となる疾病や患者さんは非常に多彩です。

　さらに、社会・地域のニーズに応える必要があります。後で詳しく話しますが、地域や時代によって社会が求める救急医療は違っています。

　そして、救急医療にはユニバーサルモデルがないのです。こういったやり方ですれば必ずうまくいくというシステムはありません。日本とアメリカのやり方は違いますし、フランスも違います。あるいは大阪と北海道のやり方はたぶん違うと思います。そういうことで時代、国、地域、施設によって適した方法が異なるので、大阪大学でのやり方がほかの大学病院でできるかというとおそらくできない。そういう意味では非常に個別に適応させる必要があるという意味で究極の地域医療ということができます。

　最後に、救急医療は、自己完結できないことも特色と言えるでしょう。各専門診療科や他の職種と協力して診療を行うことが必要です。また我々救急医のトレーニングも救急だけでなく、外科や整形外科などさまざまな領域でのトレーニングが必要になります。

日本の救急医療の変遷

　日本の救急医療の変遷を見てみると、1970年に交通事故による死亡が約1万7,000人でピークを迎えましたが、その後減少してきています。しかし救急患者搬送件数は、年々増加し、現在では年間に600万件近くになっています。たらい回しが問題となったのが1960年代から1970年代前半ですが、交通事故が激増していた時代です。交通戦争という言葉があったように、日本の自動車数が増加し、道路状況や車の安全性の問題も充分に考慮されていませんでした。例えば、この頃の車にはシートベルトもありませんでした。一方、当時の医療機関では頭のけがは脳外科、手足の骨折は整形外科というよう

に細分化されていました。頭と手足両方のけがに対応することが難しかったのです。慣れない疾患を診る必要がある、あるいは受け入れたくない、そういった理由でたらい回しと呼ばれる状況が発生したのです。そこで重症の多発外傷に対応する専門病院が必要と求められていました。

　最近問題となっているのが、高齢化です。高齢者が病気になると、車がなければ救急車を呼ばざるを得ないこともあります。また、核家族化によって一緒に対応を考えることなどができる人間がいなくなりました。そしてコンビニ受診という言葉が生まれたのです。

　救急搬送が法制化されたのが1963年です。1991年に救急救命士が制度化されました。車自体の安全性の向上や社会制度の整備によって交通事故による外傷患者数は減少してきます。1970年のピーク時には約1万7,000人であったものが、現在では4,000人まで減少しているのです。それでも救急搬送は年々増加しています。ということは、救急に対する社会のニーズが変化したということです。つまり、救急のニーズが、交通事故などの外傷から疾病へシフトしてきたということです。ですから多様な疾病に対して適応できる救急医療体制が求められているということです。

初期、二次、三次救急医療体制

　日本の救急のシステムの特徴を一言で表すと一次（初期）、二次、三次というシステムになっています。一次でもよいのですが正確には初期といいます。初期救急の患者さんは外来診療のみで、入院を必要としない人です。

　二次は入院を必要とする重症の患者さんです。例えば盲腸の手術で入院する患者さんとか肺炎で抗生物質の点滴を受けるために入院するなどの患者さんです。

　三次は一番重症の人で、集中治療室ICUに入ったり、重大な手術を受けたりあるいは複数の診療科の治療を必要とする患者さん等です。

　幸いなことに一番重症な患者さんは全救急患者数の2％くらいです。入院を要する二次救急の人は10％弱で、最も軽症な入院する必要がない人は

90％程度になっています。多くの患者さんは夜間に来る方も含めて、入院せずに済んでいる人がほとんどです。こういった人に対して効率的にケアをする体制をつくることが求められています。

　厚生労働省が3年に一度、患者調査をしています。少し古いデータ（2005年）ですが、推定救急患者数を見てみると、救急外来を受診される方が年間に2,100万人、入院する人が300万人、両方合わせると2,500万人弱です。今だと増えていますから2,500～3,000万人の間だと思います。人口が1億2,000万人ですから4人に1人が1年間に救急のお世話になっているというのがおおまかな統計です。ただし救急で外来受診する人はリピーターが多いので、実際はそんなにいないかもしれませんが数の上では4人に1人くらいは救急でケアをする形にあります。

　ちなみにアメリカでは人口が3億人弱ですが、1年間にERに行く患者さんは、1億2,000万人くらいです。人口の40％くらいですから日本よりも割合は多いです。アメリカの医療制度はさまざまな変革をしていますが、例えば保険をもたない人のように、悪くなってからERに行くしかない人もたくさんいます。こういった数字は社会のさまざまな状況を反映したもので、多いからいいとか少ないから悪いという判断にはつながりません。

救急車の到着時間と病院への収容時間の推移

　2000～2010年の、救急車を呼んでから来るまでの時間を見てみます。6分だったものが8.1分になっています。119番通報してから病院へ到着するまでの時間は27分から37分に延長しています。最近では約40分となっています。この数字を見ると日本の救急サービスは低下しているとみても不思議ではありません。救急救命士がいて現場の処置をして、従来できなかったことを病院に着くまでにするというポジティブな面もありますが、時間がかかっているという意味ではマイナス面も表れています。

　救急車で運ぶ患者さんは、外傷以外にも種々の病気があり、多いのは、頭の病気（脳卒中、痙攣）。心臓の病気（心不全や心筋梗塞）、消化器（吐

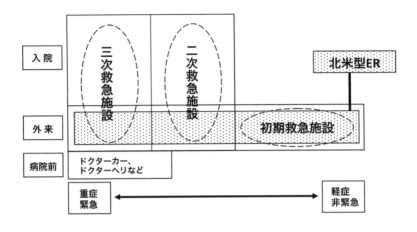

図　救急部門のカテゴリー概念図
（日本救急医学会　救急部門のあり方委員会（2008年6月7日）を一部改変）

血や嘔吐や下痢、腹痛）、呼吸器（風邪やぜんそくや肺炎など）の四つでそれぞれ約10％を占めています。それ以外は精神科の病気、目とか耳の病気、泌尿器といったものが救急車で運ばれる頻度の高い病気の種類です。

　先ほど日本の初期、二次、三次の救急の話をしましたが、日本の救急体制を別の形で見たものです。三次救急は一番重症の患者さんで重症で緊急性を高い人が対象です。軽症であまり急がない人は初期救急です。これを外来診療と入院診療という形で区別すると、初期は入院診療が必要ないという定義の人でしたから、初期救急は外来しかありません。中間の人は二次救急で外来と入院があります。重症も外来と入院と両方あります。病院前という区分として、ドクターカーとかドクターヘリとか災害出動とありますが、中心となるのは三次、二次、初期ということになります。

　そのなかでERはどうなるかというと、横軸に沿って北米型ERと書いていますが、外来に来る人はすべて緊急性の高い人から低い人、重症の人軽症の人を問わずに救急部門が診ます。救急部門でまず診たうえで心臓だと思ったら心臓の専門医に渡す、もちろん救急で処方して帰ってもらうこともあります。ERは外来専門の救急の医師です。日本の救急は入院も含めて重症患者

を中心に診るのでベクトルの方向が違います。このように日本の救急のシステムとアメリカの救急システムは違うのです。

救急施設の推移

　もっとも重症な患者さんを診るのが救急医療センターの役割です。救命センターの数は1975年から2009年までのグラフでは右肩上がりで増加しています。先月（2015年9月）の段階で全国277箇所ですから人口40万人に1ヵ所ということです。数としては着実に充実してきています。

　大阪府には救命センターが15ヵ所あります。「災害拠点病院」とは震災あるいはそれ以外の大きな災害が起こった時にその地域をサポートする病院で、救命センターを併設する病院を含めて大阪府内に全部で18あります。その後、救命センターは岸和田の徳州会病院が増えましたので現在16ヵ所になります。大阪府での分布状況を見ますと、大阪市内から北にやや多く、大阪の南のほうには少ないのが分かります。大阪市より南にはりんくう総合医療センター、近畿大学医学部附属病院、岸和田徳州会病院、の三つしかありません（注：その後2015年に市立堺病院に救命センターが認可された）が、残りの十数ヵ所は大阪市から北にあります。大阪は狭くて救急医療施設には恵まれているといわれていますが、府内には若干偏在があります。

救急センターで診療する患者

　救急センターがどんな患者さんを診ているかというと、外傷が18％、脳血管・脳神経疾患17％、心・循環器疾患15％、消化器疾患11％、来院時心肺停止9.6％、呼吸器疾患7.3％、それ以外は精神科の病気、目とか耳の病気、泌尿器といったものになります。先ほどお示しした救急車が運ぶ患者さんよりも、もう少し重症の人がたくさん救命センターには運ばれていることが分かると思います。この数字は全国の救急センターのうちの36％のデータを集めた

ものですが、11万件の患者さんを診たもので死亡率は15％で、これは救命救急センターに運ばれた患者さんの7人に1人くらいは、死亡していることになります。重症の患者さんがたくさん来ているということです。

　最近ERが注目されています。アメリカのERでは待たずに診てもらえる、断られない、たらい回しがないということで、日本でも注目されています。東京都では「断らない救急」と新聞でも取り上げられた「東京ER」を行っています。そういう方式を導入さえすれば患者さんのたらい回しがなくなると報道するメディアもありますが、現実はそう単純ではないのです。

　病院は断らないのですが、待たないといけない。救急車内で待つことはありませんが、病院に着くと看護師さんがトリアージということで緊急度、重症度を判断して、待てると判断したら待ってもらいます。救急車内でどこに行くか分からず待つよりはいいのでしょうが、誰かがどこかで待たないと病院、医師、救急車の数は一定ですので限界があります。

　例えばアメリカではERに行って待ち時間は全国平均で62分になったことが問題になりました。軽症の人は2～3時間以上、最長8時間くらいは待たされるので、待ちきれなくてもっと簡単なウォークインクリニック（walk-in clinic）という看護師さんが診てくれるクリニックがアメリカでは増加しています。

　ERにすればすべての救急のたらい回しは解決されるように見えるかもしれませんが、ERを全国で行っているアメリカでは、また違った形で問題がでてきています。

どこでも通用する救急システムはない

　世界中で救急が必要ですが、アメリカや多くの国ではERという形態で運用しています。北米型ERという言い方がありますが、南米型があるわけではありません。ERというのはすべての救急患者を救急医が診る、入院患者は各科の医師が診るというシステムです。

　イギリスはaccidentとemergencyのA＆Eと言って、アメリカのERと近いかもしれませんが、開業の先生が診たり、あるいは日本の厚生労働省にあ

たるところが電話トリアージと呼ばれる電話相談をするというシステムもあり、ERしかないアメリカと違います。

フランスにはSAMUと呼ばれるシステムがあって、ドクターカーのように救急車で医師が現場に行きます。フランスは人口当たりの救急医の数が日本の倍以上あります。

日本国内でみてもまた、都市部か地方か、中核病院があるかないかで救急医療体制は違うと思いますし、病院内の体制も違います。救急の専門医がいる、いないでも違いますし、救命センターの運用でも違います。ERの形式を取っている病院でも違います。

救急はこうすればいいというやり方は残念ながらありません。地域、時代に応じて考えることが必要です。そういった意味では究極の地域医療、あるいは地場産業とも言うべきで、医療は地域にとって雇用を生み出します。病院で働くのは医師、看護師だけでなく、さまざまな職種があります。薬剤師、技師、などの医療職に加えて、事務、給食、保安の職員や売店、食堂などの多様な雇用を生み出しますので、地域にとっても大事な産業です。

是非ひとつ知っておいて欲しいのは「#7119」（救急安心センターおおさか）です。聞いたことがあるでしょうか。これは大阪府内からは#7119に電話をすると、看護師さんが相談にのってくれます。緊急性がありますか、病院に行った方がいいですか、応急手当はどうしたらいいですか、近くにどんな病院がありますかといった質問に対して答えてくれます。

東京でも、救急相談センターが設置されています。番号は同じ「#7119」です。119に7がつく形です。こういうものがありますので皆さんが救急で困るようなことがあれば救急車を呼ぶ前にこの電話を利用してください。現在このサービスがあるのは東京都、大阪府、千葉県、愛知県などですが全国に広がってきています。市町村によっては民間の業者が入ってこのようなサービスを提供しています。

救急医療における大学の役割

　今までは救急医療について話しましたが、救急医療を支えるためには、特に大学では研究と教育が重要です。救急センターであると同時に、救急医学を学ぶ場所でもあります。臨床医学と基礎医学、さらには、急性の病態、すなわちどういった理由で病気が生じ悪化するのかというメカニズムを解明します。また、少しでも多くの人を助けられるようになることを常に考えます。一方、医療ということでは救急は「医の原点」であり、いつでもどこでも誰もが受けられる「地域医療」であって、救急医学を実践する「セーフティネット」だと思います。

外傷患者は何時・何故死ぬか

　今は減りましたが、かつてはフグ中毒で亡くなる方が多くありました。フグの毒で呼吸筋が麻痺して、呼吸が止まるので死に至るわけです。しかし、人工呼吸器をつけてあげれば助かります。昭和40年代に人工呼吸器が臨床の場で使われるようになってから、フグ中毒は、早期に対応できれば、死なない病気になりました。

　次に外傷です。先ほど日本では約1万7,000人が交通事故で亡くなっていたのが、4,000人になったということを話しました。外傷は交通事故あるいは墜落などの受傷機序がありますが、外傷の患者さんはなぜ死ぬと思いますか。救急車が来るまでに死んでしまう患者さんもいます。このような早期死亡は全体の3割から4割を占めています。死亡の理由を考えるには、事故から数分で死ぬ人、1時間〜4時間の間に死ぬ人、あるいは数日たってから死ぬ人の三つの時期に分けて考えると分かりやすいでしょう。

　事故が起こってすぐに死んでしまうのは3割から4割とされていますが、脳・脳幹の広範囲の破壊、心臓や大血管の破壊、あるいは主要な臓器が破壊されてしまっては、残念ながら今の医療では助けることができません。これが第1期です。

第 2 期というのは事故から 1 〜 4 時間くらいで亡くなる場合で、頭蓋内出血、脳挫傷、胸に血がたまったり空気がもれたり、腹部内臓損傷による大出血などです。初期の 1 〜 4 時間の間に何らかの治療ができれば助かる可能性があるタイプです。

　第 3 期は数日から 1 週間以上を経て起こる敗血症や多臓器不全によって亡くなる場合です。肺炎の菌が全身に広がったり、カテーテルが入っている場所から感染し、それが全身に広がったりといった感染症が問題となります。感染症や臓器不全の治療ができればいいわけですが、体力の弱った人や高齢者では治療が難しいことがしばしばあります。

　交通事故で亡くなる方は減っています。シートベルト装着の義務化や車自体の改良にもよりますが、もちろん医療の進歩も関与していると思います。一方、命は助かったけれども関節が動かなくなったとか高齢者だと認知症がひどくなったとかということもあります。ですから、リハビリも重要になってきます。多職種のケア、医師、看護師以外の病院の多くの職種の人が協力して救命後も QOL（Quality Of Life）を維持する必要があります。

　もうひとつ、救命できなかった傷病が救命できるようになった例を示します。心臓から胸につながる太い血管、胸部大動脈が交通事故で損傷することは少なくありません。多くの場合、処置もできずに死んでしまいます。新しい治療法を適用することで救命できる患者さんが増えてきたことをご紹介します。

　これは実際の例です。75 歳の方で、自転車で走っていてトラックとぶつかりました。胸部大動脈の損傷、腎臓の損傷、くも膜下出血、硬膜下血腫、脳挫傷、脳内出血、肋骨もたくさん折れています。背骨も折れているということで近くの救命センターに運ばれてまず腎臓の出血、お腹のなかの臓器が出血しているので出血を止めるための処置をしました。次の日には腎臓をとっています。幸い大動脈損傷はそこまで破裂せずにすんだのでドクターヘリで大阪大学医学部附属病院に運ばれてきました。救命センターに入院して心臓血管外科のグループの先生と一緒に治療しました。

　画像で白くなっているところが頭の中にあります。この白いところは出血があります。これはお腹の輪切りの断面です。これらは右の腎臓と左の腎臓ですが、左の腎臓に損傷があって出血があります。これが CT で撮った大動脈

ですが、これは頭にいく血管です。ここにひび、割れ目が入っていて、大動脈に損傷のあることが分かります。

　以前でしたら開胸して大動脈の手術をするしか方法がなかったのですが、そうすると腎臓とか頭の出血が増悪する危険性があります。開胸術では、血が固まらないようにしないといけませんので、他の部位の出血が助長される危険性があるからです。こういった患者さんに開胸手術をするのは非常に危険でした。しかし、最近はカテーテルを用いて血管の中から治療をすることができるようになりました。画像に点々と見えますが、これがステントと呼ばれる器具です。ひびの入った血管壁の内側から内張りを張って、漏れないようにする手術です。血管内治療と呼びますが、こういったカテーテル治療を心臓血管外科のグループが行いました。開胸することなく、低侵襲的な処置で10日間の入院後、またドクターヘリで元の救命センターへ戻って行きました。

　こういう方は以前であれば救命できる確率は低かったのですが、今はさまざまな集学的な治療、各診療科の協力であるとか多職種の協力で救命できる範囲が増えています。先ほどの「救命限界への挑戦」ということの実例と言えるでしょう。

脳死と臓器移植

　しかしながら、「救命限界への挑戦」でがんばってもどうしても救命できない場合もあります。救命できない場合のなかで、患者さんが脳死になり、さらに一定の条件を満たした場合には、臓器移植のドナー候補となります。

　皆さんは臓器提供意思表示カードがあるのはご存じだと思います。皆さんの中でこういった臓器提供意思表示カードをお持ちの方おられますか。自動車の免許証の裏にありますね。書いている方はいますか。「1. 脳死後及び心臓が停止した死後のいずれでも移植の為に臓器を提供します。2. 私は、心臓が停止した死後に限り臓器を提供します。」と書いていますけどもこれは古いカードです。新しい意思表示カードは文面が変わっていますが、こういったカードがあります。

死とは

　ここで考えてほしいのは、死とは何か、ということです。医療という非常に現実的なものから哲学的なものに変わりますが、死とは何でしょうか。時間がありませんので詳しく話しませんが、死とは何かという定義が必要です。そして世の中で実際に運用していくためには、定義を満たす際の基準、基準を満たしているかどうかの判定方法が必要となります。

　死の三兆候というのを聞いたことがあると思います。テレビでご臨終ですという場面がありますが、その時には聴診器を胸に当てて心臓の音を聞いて呼吸の音を聞いて、目を見て瞳孔が開いているのを確認したらご臨終ですとなりますが、これがいわゆる死の三兆候で、これは心臓死ということです。従来は日本では心臓死が人の死とされてきました。ところが、臓器移植の為には脳死の概念の導入が不可欠でした。しかし、それは必ずしも容易に社会に受け入れられたわけではありません。

　では、なぜ脳死が問題になったのかと言うと、以前は呼吸が止まると心臓が止まって瞳孔が開くという三兆候はまもなく満たされていましたが、人工呼吸器の普及により状況が一変しました。人工呼吸器によって自分で呼吸しなくても呼吸を維持することができるようになりました。点滴をしたり強心剤を使ったり、さまざまな薬を使うことによって循環を維持することができます。たとえば腎臓の機能が悪くても人工透析をすることによって腎臓機能を代行することができます。ですから、以前だと必ず死んでいた（心臓が止まっていた）人が種々の医療的介入によって必ずしも死ななくなりました。特に人工呼吸器の普及ということが大きな影響を与えています。

脳死とは

　従来の死の概念は、心臓死、すなわち心拍と呼吸の不可逆的停止をもって、患者の全体としての死を意味するというものでした。しかし心拍と呼吸の停止は、その時点で直ちに体の全細胞が死んでいるというわけではありません。

つまり心臓の動きが止まったら不可逆的にその人は助からないということで死亡、死としていました。ところが、死後の腎臓提供があるように心臓や呼吸が止まってもその段階で患者さんのすべての細胞が死んでいるわけではないということです。

先ほど、心臓が止まって3分以上経つと非可逆的な障害が生じると言いましたが、脳の皮質は心臓と呼吸が止まっても5分間は生きています。心臓の筋肉は10分から20分、長いものでは軟骨の細胞は10時間〜20時間と言われています。心臓死が確認された後でも生きている臓器、例えば腎臓と角膜は移植する臓器として従来も使えていました。ところが心臓であるとか虚血に非常に弱い臓器を移植するためには、脳死の状態で心臓が動いていて臓器への血流が保たれている状況で臓器を採取することが必要になってきます。

ここでよく考えなければいけないのは、脳が死んだ（脳死）ということをもってその人の死と考えていいか、ということです。心臓が止まってもすぐに脳の細胞が死ぬわけではないですが、従来の心臓死ではその人が死んだとみなされてきました。それに対して脳の機能がなくなって脳死と診断された段階では、人工呼吸器や薬剤で呼吸と循環は維持できているけれども、これを人の死と認めようというのが脳死の概念です。ただし脳死が人の死と認められるのは臓器提供の意思を示された人の場合だけで、それ以外の場合はすべて心臓死をもって人の死としています。

脳死と植物状態

先ほど意識の話をしました。意識の無い患者さんは植物状態と呼ばれているということを聞いたことがあると思いますが、植物状態と脳死はどう違うのでしょうか。植物状態とはあきらかに違いがあり脳死の定義、判定基準、判定方法が明確に決められています。

脳死の中には全脳死と脳幹死という考え方があり、前者は脳が全部死んだ場合、後者は脳の一部である脳幹が死んだ場合で、若干考え方の違いがあります。脳の部位によって機能が異なっていて、大脳は考える所、小脳は運

動に関与するところ、また脳幹と言われるところ、中脳、橋、延髄、が含まれますが、ここは呼吸とか循環の中枢です。ここが生きていれば人間は反射を含む生命維持機能が残るので生きられます。

　たとえば植物状態の人は大脳皮質の機能が失われていて意識や運動はありませんが、脳幹というところは生きていますので自分で息をすることができ栄養を投与すると生き続けることはできます。ただし脳幹部分が死んでしまうと呼吸中枢とか循環中枢の機能が無くなるので、血圧が下がって呼吸が止まってということで死につながります。

　一方で大脳皮質がダメージを受けると植物状態になります。先程お話したように植物状態は明らかに脳死とは違います。日本をはじめ多くの国では脳幹を含めた全部の脳が死んだ状態を脳死と言っていますが、イギリスなど一部の国では脳幹の機能を失った場合を脳死の条件としています。

　脳死の患者さんの例を挙げます。けがをして亡くなるまでです。注目するところは血圧です。けがをして、脳死になったのですが脳死になると点滴や人工呼吸をしても血圧が下がります。血圧が急激に低くなったり、瞳孔が急に大きくなったというタイミングをみれば脳死がどの段階で起こったかいうことも判定できます。

　脳死後の時間経過で脳の形がどのように変化していくかというと、脳死になると少しふやけてやわらかくなる感じです。形がはっきりせずふやけたようになります。脳死になって8時間後は、まだ明らかな変化はなく正常と同様です。2日経つと、かなり構造が崩れてやわらかくなります。このように脳死になると形態学的にも脳は維持できないのです。脳死の基準は誰が診断しても間違いなく脳死であるということが言えることが必要です。

　日本では脳死の診断基準が確立されるまでに欧米諸国よりも時間がかかってきました。現在は、1）深昏睡であって、2）呼吸が止まって、3）瞳孔が大きくなって、4）脳幹反射が無くなって、5）脳波が平坦になっているという五つの条件を確認します。さらに6時間後もう一度見て確認して1〜5の所見に変化がなければ脳死と判定します。子どもの場合は脳の回復力が強いので24時間、間隔をあけます。日本ではこういった脳の機能が無くなっていることを時間をおいて2回確認して脳死と診断しています。

ただし低体温とか中毒とか脳死との区別が難しい場合がありますが、そういう場合は除外する取り決めがあります。

脳死判定について

　脳死が確認された場合どうなるのかということですが、脳死判定を行うのは、臓器提供を希望するという方に限られますので、脳死判定後に臓器提供を行います。
　日本の法律のややこしい所は、死には心臓死と脳死の二つがあるところですが、基本的には心臓死です。個人や家族の希望によって脳死判定を行うことはありません。脳死が人の死として認められるのは臓器提供を行う場合のみです。ですから臓器提供しない人が脳死の判定を受けること、あるいは脳死判定後に医療を継続することは日本ではありません。脳死判定を受けるということはドナーとして臓器を提供するということです。2回の判定を経て脳死と確定したら提供者から臓器をいただいて臓器を受ける人に移植するということになります。
　もうひとつ最後に言っておきたいことがあります。改正臓器移植法として2010年に法律が変わりました。それまでは移植臓器提供カードに、「私は臓器を提供します」と書いていないと移植はできなかったのですが改訂によって本人の署名が無くてもNoという意思がなければ、家族の判断で臓器が提供できるようになりました。
　それまでは脳死下の臓器提供には本人の署名による意思表示と家族の承諾が必要でしたが、家族の承諾があれば本人が嫌だという意思を残していなければ可能になりました。
　もうひとつの変化は、親族への優先提供が可能になったということです。今までは臓器移植ネットワークでマッチングした患者さんで優先順位が高い人に提供するということが唯一の臓器移植の決まりでしたが、この法律によってもし親族で臓器が必要な人、たとえば腎臓が悪くて腎移植を待っているのであれば親族に対して優先して提供できます、というように法律の一部が改訂さ

れました。同時に、脳死になるであろう人に対して臓器提供という選択肢のあることを患者さんの家族に説明することが医師に求められるようになりました。

　患者さんの家族にとって、今まで患者さんを助けるために全力をつくしてくれていた医師から、臓器をもらえますか、と問われるのはやはり抵抗があると思います。同様に多くの救急の医師にとってもこのようなお話をするのには非常に苦労しています。このような移植が成立するまでのさまざまな苦労やジレンマを多くの人に知っていただくのは大事だと思います。

臓器提供件数の年次推移

　臓器提供の患者数ですが 2010 年に法律が改正されてから明らかに増えています。一方で心停止後の腎臓提供は同じころから減っています。従来は、心臓が止まってから家族が、腎臓を提供しますと言われる場合が多かったのですが、家族の判断で脳死の状態で臓器を提供することが可能となったので脳死下の提供が増えたという可能性もあると思います。少しずつ日本でも臓器提供が理解されつつあるのではないかと思います。

　救命センターは年間で 1,000 名くらい入院されますが、そのなかで脳死になる人は全部でも 20 人いませんし、移植になる人は多くても 1 〜 2 名です。しかし、救命を目標としてきた患者さんであった方が、脳死となって、家族に臓器移植についてお話をするのは大きなジレンマがあり、つらいものです。

　臓器提供というと、患者さんの家族はうちの家族を救ってもらえない、臓器を取る為の医療をする、と思われますので、そうならないようにお伝えするのに苦労しています。

　その辺のことは移植をする他の診療科の先生とは反対の立場になるわけです。簡単なのは救命センターに来られる患者さん全員に質問票を渡して、もし脳死になったら臓器移植の意思がありますか、と書くのが一番簡単ですが、重症とはいえ脳死になりそうにない人にも全員に質問をするのはあまり現実的ではなく、不必要な心配をかけることにもなります。そこで、ある程度脳死

になることが予測された段階で、「最悪の場合脳死になります。その場合は親族に優先提供されることもありますので、臓器提供のことも考えてみますか」ということをお話しをして、話を聞きたいという希望があれば移植コーディネーターに連絡をします。

　主治医と看護師も同席しますが、脳死判定と臓器提供についてはコーディネーターから話してもらいます。救急の主治医が一緒に話を聞いて必要であれば家族に説明して理解してもらうことが重要だと考えています。大阪大学医学部附属病院では移植医療部という専門の部門があるので、脳死判定の調整などの具体的な話をお願いします。救急医は命を救う役割に専念し、移植医療部の調整をへて、最終的には移植の先生に委ねるという役割分担がなされています。

まとめ

　救急医療とは何か、日本の救急医療の歴史、なぜ日本の救急医療はこのようになったかということ、どのように救急体制が発達したか、命を救うために限界への挑戦をさまざまにしていることを紹介しました。それから脳死と臓器移植について駆け足でしたがご紹介しました。

1-4　英国における再生医療研究の現場と医学教育

鈴木 憲
Queen Mary University of London William Harvey Research Institute
Translational Cardiovascular Therapeutics 教授

はじめに

　大阪大学時代の大先輩、大恩人の中田研先生と澤芳樹先生に声をかけられ、今回の講義をしにロンドンからやってまいりました。私は18年間イギリスにおりますが、機会があれば母校の学生のために講義をしたいと思っていました。海外の医療の実際について、話すように言われております。日本で10年、引き続き海外で研究者として医者としてやってきましたので、実際の経験に基づいた、ちょっとでも心に残るような話をしたいと思います。

　大学時代は何をしていたか聞かれたら、ほぼ100%テニスコートにいました。クラブを通して非常にいろいろなことを学びました。国家試験を受けて、第一外科に入りそのときの教授が川島康生(やすなる)先生でした。日本の心臓外科を立ち上げたパイオニアのような方です。その後1年で国立循環器病研究センターの総長に異動され、その後に来られたのが松田 暉(ひかる)先生です。松田先生は日本で初めて合法的な心臓移植手術に成功されたことで有名です。心臓外科医に進みたい方はお二人の名前をしっかり覚えておいてください。

　大阪大学大学院に進んで澤芳樹先生と金田安史先生に指導を受けました。遺伝子治療で心不全を治療しようとする、その頃始まった新しい研究テーマに取り組み、このテーマで松田教授との関係で Prof. Sir Magdi Yacoub (FRS Harefield Hospital, UK) のもとへ、まずは3ヵ月間留学しました。Yacoub先生の名前は知っていたのですが初めて会うことができました。イギリス王立協会から50歳台で FRS (Fellow of the Royal Society) の最高の階位、Sirの称号を心臓外科医で初めて贈られた人です。心臓外科の創成期から心臓手術をされてきたのはもちろん、オリジナルの手術を先天性の疾患から成人

の手術まで、新しい手法を物理学、生物学、分子生物学を取り入れながら立ち上げた方です。その当時、年間250例もの心臓移植手術をしながら、研究に対する熱意も強く、中東の王族や政府高官の手術もし、多くの資金を集め、自分のやりたい研究をするために Heart Science Center を設立しました。福祉と健康のための医療にも力を入れており、ボランティア活動もされて財団も立ち上げ、発展途上国の心臓手術ができない患者さんのために病院を建てて自分でも手術をされました。ヨーロッパ中の医療当局は医療政策で困ったことがあれば必ず彼に意見を聞きますし、日本に例えると国民栄誉賞のような The UK Order of Merit も授与されています。私のような新人にも誰にでもフランクでフェアな人で、最初は3ヵ月だったのが1年、また1年と伸ばして、35歳から40歳まで彼のもとで研究をしました。遺伝子治療と幹細胞治療の研究をしながら手術のトレーニングにも参加させてもらいました。ロンドンから20～30キロ離れたところにある病院ですが、日本と違ってロンドンをちょっと出ると非常にのどかな環境のよいところでした。

　40歳になって、日本で手術をするか、イギリスで研究をするか、人生で一番迷っている間に、日本の科研費のようなものですが、MRC（Medical Research Fellowship）の MRC Senior Clinical Fellowship を取得できました。年間に2～3人のみに与えられるもので、大変大きな助成金が出るものですが、外国人にもこういったチャンスを与えてくれるイギリスの懐の深さを感じました。いろいろと考えましたが外科医を辞めないけれど研究も続けようと決心がつきました。

ロンドンの大学システム

　ロンドンの大学は日本の大学と違った特徴があります。University of London はよく聞く名前だと思いますが、この組織はほぼ形だけのもので、総長はアン王女、学位を出すなど権威はありますが実際の研究などはここではしていません。傘下には UCL、Kings College、Queen Mary という3つの総合大学のほかにも、単科大学も多数あります。もう一つ Imperial College

という大きな大学があり、2000 年に University of London から脱退してしまいました。

　Queen Mary の医学部にはとても長い歴史があり、権威が高いです。実際に Queen Mary に医学部が入ったのは 1989 年ですが、1546 年には国王の病院として認められています。1785 年には Medical School として認められています。三つほど Research Institute があるのですが、Sir John Vane, FRS というプロスタグランジンの抗炎症作用のメカニズムの研究でノーベル・医学生理学賞を受賞された方が立ち上げたのが William Hervey Institute です。William Hervey は、医学の歴史のなかに出てきます。国王の侍医をしていた人ですが、生命の維持が血液の循環によるということを世界で初めて提唱したことで有名です。ここの初代センター長をされていた Prof. Caulfield に熱心に誘って頂き、Harefield から William Hervey Research Institute への移籍をお引き受けしました。

　それ以来、全体で 10 〜 15 人の半分くらいが日本人のチームを組み、基礎研究をし、そこから考えられた知識を使って橋渡し研究をして、実際の治療として確立するという工程を自分でやり遂げたいと思い、イギリスで研究を続

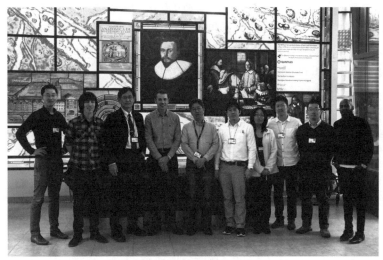

鈴木研究所のメンバー

けています。

心不全に対する再生医療の必要性

　ここから少し研究の話をしましょう。幹細胞療法（Stem cell therapy）が何故必要なのでしょう。心不全は重要な死亡原因の一つです。現在、心不全の治療は薬物療法が主体となっています。残念ながら効果は限定されます。特に、心臓には再生能力はありませんので、一旦心筋梗塞を起こすと、もとに戻すことはできません。一つだけ根治療法がありますが、それは心臓移植です。しかし心臓移植は、まずドナーが足りません。免疫抑制剤による副作用もありますし、医療費が高額であるといったさまざまな問題点を抱えています。

　ですから、心臓移植に変わる治療法が望まれ、さまざまな取り組みが行われています。アイデアとしては、人工心臓があります。人工心臓に関しては短期的なブリッジとして使用するうえではかなり成功していると言えますが、人の一生をカバーするまでには及びません。バチスタ手術は、聞いたことがあると思いますが、そういった外科治療もあります。そのほか、サルやブタの心臓を移植する異種移植、遺伝子治療があります。心臓再同期療法は、右心室と左心室の収縮のタイミングを同期させる治療法です。そしてさらなるアプローチとして Stem cell therapy があるのです。

幹細胞（Stem cell）とは

　幹細胞（Stem cell）というには、細胞としての二つの機能が必要です。一つは自己複製機能です。自己分裂（proliferation）して、同じ細胞を後世まで残していける機能です。もう一つはほかの細胞へ分化（differentiation）できる能力です。この二つの機能を有する細胞を stem cell と言います。また、分化の強さによってヒエラルキー構造があります。最強のもの、どの組織の

細胞にも分化できる能力は全能性幹細胞（totipotent stem cell）と呼ばれます。最近ではこの領域は STAP 細胞で盛り上がりましたが、残念ながら再現性がありませんでした。全能性幹細胞より多少分化能が落ちるものが多能性幹細胞（pluripotent stem cell）になります。分化能は落ちますが、人体のほとんどの細胞に分化可能です。さらに分化が制限されると多能性前駆細胞（multipotent progenitor cell）になります。これは、2 ～ 3 の細胞に分化する能力しかもっていません。さらに分化能が制限されたものが、単能性細胞、前駆細胞（precursor cell）と呼ばれます。

　多能性幹細胞の代表が胚性幹細胞（embryonic stem cell：ES 細胞）になりますが、受精卵は全能性幹細胞です。胚性幹細胞が分化し、胚盤胞（blastocyst）の段階になったときに内部細胞塊（inner mass cell：embryoblast）を採取して、ある特殊な条件下では何世代も培養、分裂し続けることができます。その条件を変えることで、さまざまな細胞へ分化誘導させることが可能になります。夢のような細胞ですが、これが確立されたのは 30 年以上前になります。1981 年にはマウス、1989 年にはヒトの ES 細胞が樹立されました。

　ES 細胞に次ぐ pluripotent stem cell が人工多能性幹細胞（induced pluripotent stem cell）です。ES 細胞と同様の分化能を有する細胞を成人ヒト細胞から誘導することができます。山中先生らが、世界で初めて確立した iPS 細胞は、四つの遺伝子、*Klf4*、*Sox2*、*c-Myc*、*Oct3/4* を改編することで、iPS 細胞が樹立されます。核のリモデリングと呼びますが、こういった方法で線維芽細胞が多能性幹細胞へと転化できます。

　もう一つ幹細胞治療のドナー細胞として使用されるタイプとして、成体幹細胞（adult stem cell）と呼ばれる細胞があります。成人臓器の細胞に特異的な働きを有する前駆細胞、幹細胞があるということが分かってきました。骨髄細胞が有名ですが、骨髄細胞のなかには、造血幹細胞、血管内皮前駆細胞などさまざまな種類があります。

心不全の成り立ち

心臓に大きな障害が起こって、心筋細胞が死滅してしまうと、それだけで心不全は起こりますが、さらに、壊死細胞の周辺では虚血や炎症反応でリモデリング（修復）が起こります。リモデリングでは、心筋細胞のアポトーシスや機能不全、病的な線維化が起こります。こういったリモデリングが徐々に進行し、心臓は拡大し、心機能が低下して行くことで心不全になります。

こういった病態に対して幹細胞移植による治療は幾つかのメカニズムが考えられます。まず最も分かりやすいのは、新しい心筋細胞を移植すれば壊死した心筋をカバーすることが可能になります。二つ目に、心筋に血管内皮前駆細胞を移植すれば、血管新生によって虚血が改善されるというアプローチがあります。三つ目が、paracrine effect（傍分泌）です。幹細胞からヒトにとって好ましい（組織再生につながるもの、抗炎症作用のあるもの）growth factor（成長因子）やサイトカイン（情報伝達物質）が放出されることが分かってきました。そういった幹細胞を移植すれば虚血改善、心筋不全改善、心筋アポトーシスが抑制されるといった効果が得られるのです。

心筋にも特異的な前駆細胞がありますが、残念ながら数が少なく、心筋再生までは至っていません。しかし、幹細胞を移植して成長因子を放出することで心筋幹細胞を活性化させることによって心筋再生が可能となるといったアプローチも考えられます。

幹細胞のまとめ

ES細胞やiPS細胞は、新しい心筋細胞を分化させる面においては成体幹細胞より有望です。成体幹細胞はparacrine effectはありますが、自分自身が心筋細胞に分化することはできません。その反面、ESやiPS細胞は分化能が強いため、心筋細胞以外への分化の可能性があり、心臓のなかに歯や骨、腸などteratoma（奇形腫）が形成される危険があります。さらに、ES細胞は受精卵から作成しますので、倫理的な面が問題になります。またさら

に、他人からの細胞ですので、拒絶反応の可能性もあります。これが回避できるということで iPS 細胞が注目されています。こういった面を総合的に考えますと、現時点では成体幹細胞が使いやすいと考えられ、多くの臨床試験が行われてきました。残念ながら ES 細胞や iPS 細胞での心不全治療における臨床試験はまだ行われていません。

　実際に、これまで人間の体にどのような細胞が移植された経験があるかというと、骨格筋芽細胞（skeletal myoblast）、骨髄幹細胞（bone marrow stem cell）、間葉系幹細胞（mesenchymal stem cell：MSC）、血管内皮前駆細胞（endothelial progenitor cell）という成体幹細胞でこれらの細胞がさまざまな方法で臨床試験されています。

　当研究所で注目しているのが間葉系幹細胞です。この細胞はプラスチックの培養皿に接着する性質があります。また、特徴的な細胞表面受容体を発現し、骨や脂肪、心筋、軟骨などへ分化します。重要なのは、この細胞を心筋に移植すると非常に強い傍分泌が起こることです。この作用をもとに各国でさまざまな臨床試験が行われています。それだけではなく、間葉系幹細胞は患者さん自身から採取することが可能なのです。つまり拒絶反応が無く、倫理的にも問題にならないのです。しかし、患者さんの細胞を採取する点において幾つかの制限があります。高齢で重症心不全患者さんの幹細胞は、概して分裂が遅く、分泌機能も低下しています。また、細胞の採取には、骨髄穿刺が必要で、患者さんの負担は大きくなります。また、採取した細胞を必要な数だけ増殖させるには 1〜2 ヵ月かかってしまいます。その間に心不全が進行してしまう可能性もあります。また、患者さん一人ひとりにそういった処置が必要で、質を同一に保つことが難しく、標準的治療法にはなりにくいといった点があります。

　それに対して間葉系幹細胞の特徴を考えると、immunogenic（免疫原性：抗原が免疫反応を引き起こす性質）な分子を発現することが少ないことが分かっています。さらに、免疫抑制能を有する分子を産生しますので、正常若年者から採取した幹細胞を患者さんに移植しても免疫抑制剤の投与なしで、ある程度の期間、幹細胞が生存し続けることができます。

　これが、臨床的に有効であることが確認されれば、幹細胞 BANK をつくっ

ておいて、必要なときに取り出し、使用できるという通常の薬と同様の使い方が可能となります。治療効果も上がり、適応も拡がると考えられ、幹細胞治療が標準的な治療法として確立できる可能性があるのです。

心不全に対する細胞治療の問題点

　細胞治療を成功させるにはこのような細胞をどういった方法で心臓のなかに注入するかといった問題があります。大きく分けると局所投与、全身投与の二つに分かれます。局所投与は、心筋内に注射器で注入します（direct intra-myocardial injection）。心筋の外側、内側から注射する2通りがあります。もう一つは冠動脈、静脈のなかに細胞を注入する方法です。全身投与としては、静脈内へ投与する方法です。静脈投与は、なかなか心臓までたどり着けず移植効率が悪くなります。したがって、現在は前者の局所投与が検討されています。心筋内局所注射法は、術者の狙い通りの部位に注入することが可能です。しかし、この方法は、注射部位に細胞の塊が形成されてしまいます。そうすると心筋細胞とのコネクションが粗になるとともに、塊によって電気の流れが乱れ不整脈が生じてしまいます。さらに、この塊は炎症反応を惹起してしまいます。一方、冠動脈、静脈に直接投与する方法は、塊を形成することなく広範囲に播種することが可能です。この方法は心筋のダメージはありませんが、血管を詰まらせてしまう可能性があります。詰まってしまうと、新たな心筋梗塞を起こしてしまいます。さらに、血管壁を越えることができず、心筋に到達できない細胞も出てきます。つまり、局所投与ではドナー細胞が心筋で生存できないという問題があります。

　実際に、骨格筋幹細胞をこの2通りの方法で投与した場合に、3日目に心筋に残ったものは10％程度です。1ヵ月後には1％まで減少してしまいます。骨髄幹細胞では、3日後には2％と、さらに生存率は悪くなります。このように、悪い生存率では、細胞移植の効果を期待することはできません。

Hydrogel を使った間葉系幹細胞の移植

そこで、我々が考えているのが、epi-cardial placement、心臓の外側に細胞を貼り付けるという方法です。ただし単純に細胞液を心臓に振りかけても心臓の拍動によって流れ落ちてしまいます。

大阪大学の澤先生が行っているのが、細胞シートという方法です。東京女子医科大学の岡野光夫先生が開発された温度感受性の培養皿を使用した方法ですが、我々は hydrogel を使用しています。細胞を心臓の表面に塗りつけるような方法です。間葉系幹細胞にとって hydrogel は快適な環境であり、心臓への接着力も高く、細胞毒性もありません。心不全モデルに hydrogel を使って間葉系幹細胞を移植した結果、左室駆出率が改善することが確認され、これは筋肉注射による改善よりも高い効果が得られることが分かりました。

我々はこの方法を冠動脈バイパス術（CABG）と同時に行おうと考えています。冠動脈バイパス術は確立した術式であり、多くの病院で施行されています。したがって、冠動脈バイパス術が行える病院であれば、どこの病院でも細胞移植が行えることになります。さらに、間葉系幹細胞は血管再生能力を有しますので、血管内の血流を増加させるといった相乗的な効果が得られる可能性があります。また、治療法を組み合わせますので、費用も抑制することができます。したがって、幹細胞移植を広く普及させ、標準的な治療法として確立させるには、最適な方法だと考えています。

英国における医療、医学教育・研究

英国の医療システムの根本にあるのは、National Health Service（NHS）です。英国の国民福祉医療、税金でまかなわれる公的なシステムです。NHSでは、患者さんは必ず GP（かかりつけ医）の診療を受ける必要があります。患者さんが専門医（SP）にかかる必要があるかどうかを GP が判断します。唯一の例外として、GP が営業していない時間であれば公立の救急病院を受診することができます。NHS に基づいた治療法は、公的資金であり、必要

最低限の医療だけが提供されます。さらに、GP や SP が不足していますので、待ち時間も長い場合があります。GP の予約も 2 週間かかる場合もあるのです。癌の疑いがあっても、GP から SP への紹介が 3 ヵ月後になってしまうこともあります。英国政府も改善策を取っていますが、うまくいっていないのが現状です。

　こういった面を補うために英国では Private practice（自由診療）が認められており、10 ～ 20% を占めています。病院の設定した値段で診療を受けなくてはなりません。そのかわり患者は好きな病院、好きな医者を選んで治療を受けることができます。このような民間病院を受診しようという人は専用の保険に加入しています。

　そこで、世界の医療の優劣を比較した統計を見ますと、日本は常に 3 ～ 4 番に位置しますが、英国は 10 位前後です。米国などは 20 位となっています。平均寿命を考えると、日本は英国に比べ 5 歳以上高くなっています。また、乳児死亡率も医療の水準評価に使われますが、日本はトップクラスです。英国は、少し落ちますが、ヨーロッパの水準内にあります。

　何故、日本はこのような優秀な医療なのか考えてみます。人口当たりの医師数は日英両国で変わりありません。しかし日本では、病床数が英国の 4 倍あります。つまり病床当たりの医師数が日本では少ないということになります。看護師さんも日英で同程度ですので、病床当たりの看護師さんの数は日本の方が少ないことになります。反面、患者さんの入院期間は英国では 1 週間程度ですが、日本は 1 ヵ月以上も可能です。

　次に、CABG 可能病院数を比較すると、日本は英国の 30 倍の病院で冠動脈バイパス術が行うことができます。ところが、日本の冠動脈バイパス術の患者さんは英国の 3 分の 1 ですから、1 施設当たりの試行数が少ないことになります。冠動脈バイパス術に限らず、心臓外科術の試行数は、日本で最も多い病院でも年間 1,000 例程度ですが、英国では最も小さな病院でも 1,000 例程度となっています。英国では 100 ～ 200 例の病院は、NHS によってほかの病院に併合されてしまいます。病院が多いというのは患者さんにとってはよいのですが、経済効率、医師の教育においてはマイナスとなっています。

　日本の医療は患者さんにとってはきわめて手厚く、柔軟であり世界一だと思います。

病院の規模が小さく、医師の数が少ないという非効率的なシステムのなかで、このような医療が成り立つのは、勤務医の犠牲が背景にあるのです。

医学教育

英国には医学部が 32 あります。日本の半分以下です。ただし 1 学年に 300 〜 600 人と定員は非常に多いです。入学年齢は日本と同じですが、学士入学が多くなります。厳しいのは、留年という制度は無く、単位がとれない場合は、退学です。最終的に卒業できるのは 80 〜 85% 程度です。面白いのは Feedback assessment というシステムです。学生が先生を評価するシステムです。日本にもありますが、英国ではそれをもとに実際のシステム・内容が改善される点が異なります。学生代表が問題意識を強くもち積極的であり、担当教授はそれに従わざるを得ない面もあります。また、講師同士が互いに評価する制度もあります。

カリキュラムはフレキシブルですが、平均すると 5 年です。最初の 2 年半は前臨床コース（preclinical course）ですが、日本のような教養課程は全く存在せず、解剖学、生化学、生理学、基礎医学、加えて臨床スキル（clinical skill）のコースがあり、実際に問診と診察をします。キャンパスでの講義とともに、少人数でのグループワークを行います。後半の 2 年半は、さまざまな科での clinical skill コースが行われますが、半年間の海外実習の期間が設けられています。ちなみに当院にも、昨年と一昨年に大阪大学の 5 年生が研修に来てくれました。2015 年から正式に大阪大学と当大学の医学部で学生の交換協定が組まれました。

試験は、筆記試験と臨床試験の OSCE（Objective Structured Clinical Examination）があります。これは、日本でも最近導入されたようですが、模擬患者を相手に各種の臨床スキルが試されます。卒業試験には OSCE を複雑にした OSLER（Objective Structured Long Examination Record）が行われますが、英国では国家試験が現在ありませんので、この試験をパスし医学部を卒業すれば医師として認められる事になります。したがって、OSLER

は重要で、内部の教授と外部から試験官、監視官が入ります。

このような5年間の教育が終了した後、2年間の研修期間があります。卒業試験を終了した学生は、暫定的な登録を行います。1年間の研修で病院側が認めると始めて、正式な医師として登録されることになります。ただ、2020年からは英国でも統一された国家試験が行われるようになります。

医師登録はGeneral Medical Councilという組織によって行われますが、この機関は患者を守るために医師を指導することを目的とした組織になります。

2年の研修を終了した後に、専門を決定しますが、3年間のスペシャリストのコースを受ける必要があります。開業するにおいてもこのコースを経る必要があるのです。このスペシャリストコースを終了すると、GPトレーニングを受ける資格が与えられます。GPトレーニングは6～8年で、これを修了して始めてスペシャリストの登録がされます。さらに、自分の裁量で治療、手術が可能となるコンサルタントの資格があります。

このようなトレーニングコースを決定するのが、PMETB（Postgraduate Medical Education and Training Board）という専門の機関と、日本の学会のような組織であるRoyal Collegesです。

日本と大きく違うのは大学に医局が存在しないことです。ですから、スペシャリストコースやGPトレーニングの資格を取るのは、本人の実力ということになります。

参考までに、日本人が英国で働くには、PLAB（Professional and Linguistic Assessment Board）という国家試験を受けなくてはなりません。その前段階としてIELTS（アイエルツ）という英語の試験を受ける必要があります。聞き取り、読み、書き、会話、の項目で9点中7.5点以上が必要になります。PLABは、筆記試験と実技試験があります。この試験に受かったとしても、英国では移民が多く、医師のポストも取り合いとなっているのが現状です。また、PLABにしても2020年には、統一医師国家試験に併合される可能性があります。

学位

　大学を卒業後、日本では、国家試験に合格し、医師になったということでMDです。英国ではMDは学位です。MDを取得するためには、2年間の実験、研究と論文、口頭試問が必要になります。日本でいうMDは、英国では医学士に相当します。Ph.D（Doctor of Philosophy：博士号）に関しては、3年間の研究機関、その後400〜500ページのthesisを書く必要があります。これを大学院の4年間で完了する必要があります。その後、その本に基づいて口頭試問が行われます。外部の大学から専門家を呼び、3〜6時間にわたって行われます。合格率は7〜8割程度と言われています。

医学研究

　医療の開発には基礎研究、橋渡し研究（Translational Research）を経て、臨床試験を行って治療法として広めるといった流れがあります。日本は世界的に見て、基礎研究は強いのですが、橋渡し研究、臨床試験が極端に弱いのです。投稿論文数を見ても分かるように、*Lancet*（*The Lancet*）や*NEJM*（*The New England Journal of Medicine*）の投稿論文数は米国2000本、英国700本、日本は50本程度です。日本ではTranslationを行おうという機関、エキスパートがほとんどありません。日本では医師が医師の仕事をしながらTranslationを行うしかないのです。専門のポストが無いのです。さらにTranslationには莫大な費用、労力がかかります。たとえそれが可能で成功したとしても、それを評価する機関が存在しないのです。また、国際的な協力でTranslationや臨床試験が行われますが、日本ではそれが難しくなります。欧州ではEUのなかで国際的な協力が行われています。

　もう一つ医学研究で日英が異なるのは、財源（Funding）です。研究にはお金がかかります。英国ではお金をもってこられない講座は閉鎖されます。しかし、それぞれの基礎科学分野から各段階において部門が設けられており、そこに応募することで公的な資金が得られます。TranslationalではMedical

Research Council、臨床試験まで拡大すれば NHS、企業が参入すれば Technology Strategy Board から資金が得られます。そのほか、英国の特徴としては公的資金のほかに、財団からの資金提供があります。さらに、心臓財団といったように疾患別の財団からも資金提供されます。同時に英国では EU としての資金が使用できます。特に国際協力的な研究には提供されやすくなっています。

　大阪大学には多くのチャンスがあると思います。それを積極的に捉えて頂ければと思います。今は、目先の事に一生懸命でもかまいませんし、今でしか経験できないことも沢山あると思いますが、どこかで将来的な事を考える余裕をもってもらええればありがたいと思います。そしてそういった立場になったときに、こういう講座があったことを思い出して頂ければ、英国からはるばる駆けつけてきた甲斐があったと思います。皆さんの今後の活躍をお祈りしております。

第2部

癌治療の現状と新たな取り組み

2-1 遺伝子治療を中心とした新たな癌治療への取り組み

金田安史

大阪大学大学院医学系研究科ゲノム生物学講座 遺伝子治療学 教授

現在の遺伝子治療の概要

1990年代、遺伝子治療は現在のiPS研究と同程度の注目を得ていましたが、技術的には非常に困難でした。我が国では現在、再生治療にばかり注目が集まっていますが、特に、欧米の試験的治療のレベルでは、遺伝子治療の成功例も増えてきており、一般の医療に近づきつつあります。

さて、図1に示すように、現在行われている遺伝子治療は、変異遺伝子を治療しているわけではありません。遺伝子が変異するとタンパクが不足したり、産生できなくなったりします。その結果、細胞に変化が生じ、病気が引き起こ

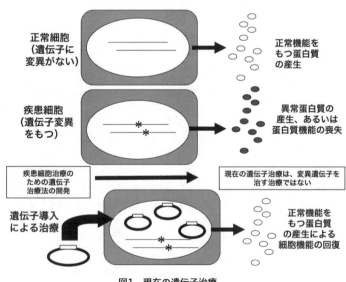

図1　現在の遺伝子治療

されるのです。

　現在はそのような遺伝子変異に対し、正常な遺伝子を導入して、失われた機能を補充しようとしているのです。つまり正常な遺伝子を「薬」のように使っているわけです。変異している遺伝子には手をつけられません。

　かつては、変異とはいえ遺伝子を人為的に操作するのは危険ではないかと思われていた時期もありました。しかし今日、状況は異なっています。技術の進歩にともない「ゲノム改変」は現実味のある話です。

　DNAの変異部分を切断すると、DNAは自ら修復を図ります。その際、その部分が正常なDNAをそばに置いておくと、正常なDNAを鋳型として用い修復するため、変異は修復されます。

　バクテリアがもっていた、ウイルス遺伝子を破壊しようとする防御システムを、哺乳類の細胞に応用したところ、この作業を非常に効率よくできるようになったのです。しかし狙った箇所以外のDNAも組み替えられてしまうため、人の治療に用いるには未熟な技術です。

　しかし、三つの核をもっているヒト生殖受精卵（正常に発生しない）を用いた、遺伝子組み換えによるある遺伝病の治療のモデル実験が2015年4月に、中国の研究者から報告され、世界中から「倫理違反」との批判を浴びました。この研究に対しどのような声明を出すべきか、国内外で議論され、日米の遺伝子治療学会が2015年8月に、共同声明を出しました。

　遺伝子治療の臨床研究では、人の生殖細胞を用いたゲノム改変は禁止されています。したがって、「治療」への応用は日本、米国などでは不可能です。しかし「研究」をどこまで許すか、これは大きな問題です。

遺伝子治療の成功例―造血幹細胞遺伝子治療―

　現時点における、遺伝子治療（正常遺伝子導入）の成功例を挙げます。

　まず、1999年にフランスから報告された免疫不全症への治療です。X染色体のうえに乗っている遺伝子に変異があり、免疫に関わるT細胞やナチュラルキラー細胞の産生を促すサイトカインの受容体が無くなっているという病

態です。生後すぐに発症するため、この変異があると外に出られません。外界にさらされると、非常に重篤な肺炎にかかり、免疫が機能しないので死んでしまいます。そのためプラスチックのカプセルのなかで生活しなくてはなりません。見た目がシャボン玉のようなので「バブル・ボーイ」と呼ばれています。

　従来は正常なリンパ球を補う骨髄移植を行っていましたが、リスクも高く、持続性がありませんでした。そのため、遺伝子治療が検討されました。

　こういった遺伝子治療が始まったのは1990年です。対象は同じような免疫不全の患者でした。そのときは、血中からリンパ球を取り出し、正常な遺伝子を入れて体内に戻しました。しかしリンパ球の寿命が尽きれば効果は消失してしまいます。我が国でも1995年に北海道大学で同様の遺伝子治療が行われました。10回繰り返し、行われましたが、臨床研究でありそれ以上続けることはできませんでした。

　そこで「寿命の無い細胞に遺伝子を導入しよう」と研究者が考えたのが、血液のもとになる「造血幹細胞」です。この細胞は、赤血球、白血球、血小板など多くの血液成分に分化します。そこで造血幹細胞を体外に取り出し、遺伝子を運ぶウイルスベクターを用い、正常なゲノムの一部を入れました。この1回の治療だけで、11人中7人で、正常なリンパ球が増え続け、その後、普通の学童生活を続けることが可能となりました。問題点があるとすれば、遺伝子導入に用いたベクターです。マウスに白血病を起こすウイルスから作製されたものでした。ヒトでも白血病を発症させる懸念がもたれていました。そして3年後、7人中2人が、残念ながら白血病を発症しました。ただし定期的に血液検査を続ければ、発症早期で分かるので、抗癌剤で治療できます。

遺伝子治療の成功例—副腎白質ジストロフィー遺伝子治療—

　次は副腎白質ジストロフィー（ADL）に対する遺伝子治療です。2009年に、やはりフランスから報告されました。この病気は長い構造の脂肪酸を分解できず（酵素欠損）、それが神経系にたまることにより、脳の変性を引き起こします。これに対する遺伝子治療の画期的だった点は、発症前から行われた点

です。それまでは、必ずしも成功するとは限らず、かつ安全上の懸念もあるため、遺伝子治療はほかに打つ手が無くなった際に考慮されていました。しかし、脳は変性が起きると後戻りできません。また、この疾患は遺伝子診断ができます。そのため、原因遺伝子の変異が認められれば、ADL を発症していなくても遺伝子治療が開始されました。

遺伝子導入には AIDS（エイズ）を発症させる HIV ウイルスを改変したベクター（遺伝子の運び屋）を用いました。安全性が懸念されましたが、AIDS を発症した患者はいませんでした。

この病気はすでに、骨髄移植により症状が良くなることが分かっていました。しかしそのメカニズムは今でも分かりません。脳のなかで神経を支えているグリア細胞のなかにあるミクログリアが、免疫細胞と同じように働いているのではないかと考えられており、移植された骨髄細胞がそれらミクログリアへ分化する可能性、あるいは欠損酵素が供給されている可能性が考えられます。

そこで骨髄から造血幹細胞を取り出し、正常な遺伝子を導入し、血中に戻しました。その結果、症状はほとんど出ず、ほぼ普通の生活が送れました。

このように最近の成功例では、造血幹細胞を取り出して遺伝子導入、その後血液中に戻すという方法がとられています。

遺伝子治療の成功例―先天性黒内障―

一方、病気の細胞に直接遺伝子を入れる治療も成功しつつあります。1例として先天性黒内障を示します。網膜の光を感受する細胞の遺伝子が変異を起こし、光を感受しない（網膜として作用しない）病気です。これに対し、アデノ随伴ウイルスベクターを用いて RPE65 遺伝子を網膜下へ導入しました。このベクターを用いると、導入遺伝子は核のなかには入りますが染色体には組み込まれず、核内に残り続けます。その結果、多くの患者で光の感受性が大きく改善しました。「初めて空が青いのが分かった」と述べた患者さんもいらっしゃいました。

2011 年時点で、ここに挙げた3疾患も含めて治療困難とされた七つの遺

伝性疾患が遺伝子治療で改善したと報告されています。ちなみに、ADLの遺伝子治療は20例中17例、先天性黒内障は30例中29例で成功しています。

遺伝子医薬品

　2012年には「遺伝子医薬品」がオランダで承認されました。リポタンパクリパーゼ欠損症に対するものです。この酵素が欠損すると、摂取した脂肪を分解できず、動脈硬化が進むほか、重篤な膵炎を起こします。100万人に1人ほどでみられる疾患です。これに対し、アデノ随伴ウイルスベクターを用いてリポタンパクリパーゼ遺伝子を筋肉に注射しました。するとそこからリパーゼが産生され全身に行き渡り、症状が改善されました。グリベラ（Glybera®）という名で売り出されているのですが、価格が100万ユーロほどするため、現実にはまだ用いられていません。国からの補助がなければ、使われるようにはならないでしょう。

癌の遺伝子治療

　癌に対する遺伝子治療に話を移しましょう。遺伝子治療の臨床試験が最も行われている疾患は癌です。全遺伝子治療の65%を占めています。しかし今日、遺伝子治療だけでは厳しいことが明らかになってきました。
　当初検討されたのは癌抑制遺伝子（p53遺伝子）の導入でした。すなわちp53を強発現させれば、癌細胞が無くなると考えたのです。1990年代半ば、岡山大学が肺癌に対し、アデノウイルスベクターを用いてp53を導入しました。しかし導入した部位の腫瘍しか小さくならず、予後は改善しませんでした。また、局所しか改善しないのであれば、外科的に取ったほうがよいのではないかなどの限界がありました。
　のちに画像診断が進歩すると、癌は高頻度で転移していることが明らかになりました。そのため再発や転移をいかに治療するかが癌治療の課題となり

ました。そこで次に期待されたのが、癌を異物として認識し、排除できる抗腫瘍免疫の強化です。

癌免疫療法―担癌状態では免疫強化しても効かない―

　癌細胞は正常細胞と同じように、免疫から自分を守ることができます。通常、異物が体内に侵入すると樹状細胞やマクロファージといった抗原提示細胞がそれを取り込み「異物」として提示します。するとそれを認識したリンパ球が活性化され、キラーT細胞が異物を攻撃します。

　免疫の強化としてはまず、抗原提示細胞機能の強化が試みられました。癌細胞の認識を向上させれば治療になると考えられたのです。私たちはマウスの樹状細胞を用い、皮膚癌の抗原を認識するワクチンを作成しました。このワクチンを正常マウスに打ち、皮膚癌を移植しても癌は拡大せず、通常なら見られる肺転移も起こりませんでした。しかし癌が大きくなったマウスにこのワクチンを打っても、全く効きませんでした。腫瘍は小さくなりませんし、肺転移も減りませんでした。

　同様に、癌細胞を攻撃するT細胞を取り出して癌をもつマウスの体内に戻しても、すでに存在する癌には効果がありませんでした。

癌免疫療法―癌の免疫寛容システム―

　癌に対する免疫療法がうまくいかない理由として、以下が想定されています。まず、癌細胞は、PD-L1、TGF-β、PGE2、インドールアミン-2,3-ジオキシゲナーゼ（IDO）、アルギナーゼなどさまざまなタンパク質を産生します。PGE2は、癌細胞増殖、血管新生に関与します。IDOは、T細胞の生存・増殖に必要なトリプトファンを破壊します。PDL1は、T細胞に抑制的に働きます。これらの抑制シグナルを与えている分子を免疫チェックポイント分子と呼んでいます。さらに、癌は、制御性T細胞を誘導し、免疫細胞を抑制していることを

大阪大学の坂口志文先生らが確認しています。このようなメカニズムで癌は、自身に対する免疫寛容を誘導していることが分かってきました。したがって今後は、癌に対する免疫反応の増強と、免疫寛容の打破を組み合わせて、治療を行う必要があります。

最近では、先述のPD-L1、あるいはPD-L1に刺激されるPD-1を抗体でブロックすることにより、癌細胞に対するT細胞の機能が回復する可能性が示されました。PD-1を発見したのは京都大学の本庶 佑先生です。PD-L1抗体によって膀胱癌の30〜40％が治療に反応を示しました。さらに、皮膚癌（メラノーマ）は従来治療では10％程度だった奏効率が、PDL-1抗体では30％まで改善しました。しかし残りの70％には効果がありません。それが、今後の課題です。

癌治療のためのベクター開発

ここからは、私が作成したHVJ-Eベクターについて説明します。これは1950年代に日本で分離されたセンダイウイルス（HVJ）がもとになっています。当初はマウス肺炎ウイルスだったのです。しかし私の師である岡田善雄博士は、このウイルスをマウスの腹水癌に打つと、癌が無くなることを発見しました。さらに顕微鏡で細密な検討を行った結果、ウイルスと癌細胞が細胞融合していることが明らかにされました。非生殖系細胞で細胞融合が起こることが発見されたのはこれが初めてでした。

HVJは、生きているとほかの細胞と融合して、導入されたHVJのRNAゲノムからウイルスタンパクやウイルスゲノムがつくられ、ウイルス粒子が細胞外へ放出されます。これは細胞にとっては、強い毒性を示します。そこで、この膜融合の性質を利用して、HVJの遺伝子の代わりに薬を入れてやれば、それが融合細胞へ薬を到達させることができるのではないかと考えました。

そこで、HVJを紫外線などで不活化後、遺伝子を封入するのに成功しました。遺伝子に限らず封入された物質は、膜融合を介して標的細胞のなかに効率よく移行します。遺伝子導入ベクター（HVJ-E）としての特許は、全世界で

取得してあります。

HVJ-E を用いた遺伝子治療

　HVJ-E を用いた遺伝子治療の成績を示します。IL-12 を封入するとメラノーマの増加を抑制できました。興味深いことに、全く抗腫瘍効果の無い物質を封入しても、HJV-E 投与により腫瘍抑制作用が認められました。そこで、HVJ-E そのものが抗癌剤ではないかと予想したのです。

　そこで結腸癌を移植したマウスに、空の HJV-E を打ったところ、腫瘍はどんどん小さくなり、完全に腫瘍が消失したマウスも現れました。さらに、それら消失マウスに再び癌を移植しようとしても生着せず、癌に対する免疫の活性化が示唆されました。

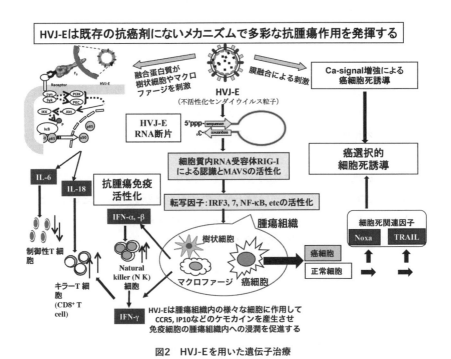

図2　HVJ-E を用いた遺伝子治療

より詳細に調べると、図2のようにHVJ-Eを投与するとナチュラルキラー細胞やキラーT細胞の作用が大きく増強されていました。同時に、ナチュラルキラー細胞やキラーT細胞を抑制する制御性T細胞の機能が少し抑制されていました。理想の癌免疫療法が可能になるのではないかと期待しています。

さらに、HVJ-Eは用量依存的に癌細胞でアポトーシスを誘導しますが、正常な細胞は全く死にません（図2）。何故そのようなことが生じるのでしょうか。そこで、HVJ-Eに元来入っている内容物、ウイルスのRNA、紫外線で断片化されたRNAが細胞に与える影響を調べてみました。するとやはり、細胞死が誘導されたのはヒト前立腺癌細胞だけで、正常前立腺細胞では誘導されませんでした。

ヒトのRNAは、このようなことを起こせません。ウイルスのRNAはその遺伝子配列の5'末端に三つのリン酸基があります。さまざまな細胞にはこの部分を認識する受容体、RIG-Iが存在します。ウイルスRNAが細胞質のRIG-Iに結合すると、ミトコンドリアに運ばれMAVSタンパクに結合します。MAVSの活性化により周囲の転写因子を活性化させることで、免疫が増強され、癌細胞死が誘導されていることが分かりました。また、RIG-IやMAVSをノックダウン（転写量を低下させる）すると、細胞死は起こらないことから、これらの系が細胞死に関与していることが証明されました。またウイルスRNA結合により、癌細胞ではNoxa、TRAILといった細胞死を引き起こすタンパクの発現が増えますが、正常細胞ではこのような発現増加は認められませんでした。

何故、癌細胞にだけ細胞死が誘導されるのかといったメカニズムは完全には解明できていませんが、一つはDNAのメチル化状態の違いということが分かっています。いずれにしても、このHVJ-Eは抗腫瘍免疫を高め、癌細胞だけに細胞死をもたらすという多彩な作用を有することが分かってきました。

HVJ-Eの臨床応用

このような研究を進めるうち、HVJ-Eをヒトの治療に応用する必要があり、

可能性は十分にあると思うようになりました。しかし、大学はオリジナルなアイディアを出して、オリジナルな研究をするところです。その研究成果を臨床までもっていくには、多くのハードルをクリアしなければなりません。それは大学の研究者がする仕事ではないというのが私の哲学でした。仕事の性質、能力などを考えても、私たち大学人には不可能です。製造や薬効薬理、毒性などさまざまな専門家が必要になります。そこでベンチャー企業を立ち上げ、その企業に任せました。

最初に指摘されたのは、「このままでは臨床応用できない」という点です。研究で行っているような鶏卵を用いた作製法では、HVJ-E の均一性が保障されない、加えて大量生産が困難だというのです。そこでヒトの細胞から作製したいとの事でした。その結果、彼らはこのウイルスと相性よく、無血清で作製できる細胞の取り出しに成功しました。

現在ではこの細胞を無血清下で培養し、10 リットルの培養液から約 10 人分の治療薬が得られます。精製も、私たちが行っている遠心分離ではなくカラム (円筒状の装置) を用います。その結果、直径 220 ナノメートルの均一な HVJ-E が産生されます。それを凍結乾燥製剤とし、摂氏 4 度の保存で 29 ヵ月までの有効性が確認されています。使う際には水を入れるだけです。水のなかに遺伝子を入れて攪拌すれば、HVJ-E のなかに移行します。

安全性に関しては動物を用いた GLP 安全性試験が必要となります。これも専門家でなければ対応できません。

その後、臨床試験に移行します。2009 年に、まずメラノーマ 6 例で行い、高用量で癌消失作用が強いことが分かりました。有害事象としては発熱、一過性の好中球増加が見られました。この結果を踏まえ、2014 年 10 月から、GCP に基づいた医師主導型の臨床試験が開始されています。前立腺癌も 6 例での検討を終えています。

このような試験に、臨床の先生が協力してくれたのは、「何故効くか」をきっちり基礎研究で証明してきたからです。臨床医としては、一剤ですべての癌に効く薬など存在するわけはないと考えています。しかし、「次の一手」が常に欲しいわけです。しかし既存の抗癌剤とメカニズムが違わなければ、手を出しません。前立腺癌に対し、HVJ-E と類似のメカニズムをもつ薬はありません。

だから協力してもらえるのです。

　先述の PD-1 抗体ではキラー T 細胞が癌細胞周辺に集まっていないと、無効になります。HVJ-E の欠点は、免疫チェックポイントを阻害できない点です。しかし、HVJ-E はキラー T 細胞やナチュラルキラー細胞を強力に誘導することが分かっています。であれば、PD-1 抗体無効例に HVJ-E を打てば、キラー細胞が誘導されるので PD-1 抗体が奏効するはずです。この両剤を併用すれば完全な腫瘍免疫治療になる可能性も高いと考えています。

　現在、基礎研究でこの両剤併用の検討をしており、1～2 年後には併用療法を臨床にもっていきたいと思います。PD-1 抗体は日本人の発見であり、HVJ-E も大阪大学で開発された物質です。国産の、きわめて効率のよい癌治療が世界中で使われることを夢見ています。

　ただし HVJ-E にも問題点はあります。血管投与が不可能な点です。血管内に侵入すると赤血球の凝集を引き起こしてしまいます。そのため、腫瘍へのデリバリーに問題がありました。

　そこで血小板のなかに HVJ-E を封入すべく検討を行いました。癌間質組織では微小出血が多く、血小板が集まっていることを知ったからです。マウスでは血小板への HVJ-E 取り込み、トロンビンによる血小板活性化によって HVJ-E が放出されることを確認しました。幸いなことに、腫瘍組織中では血小板活性化に十分なトロンビン活性が確認されました。実際に、HVJ-E 封入血小板は、微小出血の多い腫瘍組織周囲に集積し、そこで HVJ-E が放出されました。一方、正常細胞での集積は認められませんでした。胆癌マウスでは、HVJ-E 封入血小板の全身投与による腫瘍縮小効果、生存率改善を確認しています。

　HVJ-E 封入ヒト血小板の作製に向け、現在、京都大学 iPS 細胞研究所の江藤浩之先生と共同研究をさせて頂いています。ヒト iPS 細胞から血小板を生産しそこに HVJ-E を封入することで大量生産系を確立したいと考えています。

2-2 放射線治療の現状と新たな取り組み

小泉雅彦

大阪大学大学院医学系研究科保健学専攻　放射線腫瘍学　教授

はじめに

　私はもともと理工系にいました。きょうの話は理工系の人にも面白い話だと思います。原発の話をすると時間が足りないので、きょうはしませんが、放射線にはよい面と悪い面とがあります。被曝というのがネガティブな面なのですが、実は癌にも効く。発癌作用もある、癌をつくるのだけれども逆に、できた癌を治すという素晴らしい作用があります。今回はデメリットよりベネフィット、利益の面をお話したいと思います。

　現在、死因のトップは悪性腫瘍です。日本人のだいたい3分の1は癌で亡くなっています。男性のほうが少し多いです。後5年もしたらおそらく半分くらい、特に男性は癌で亡くなるのではないでしょうか。罹患率はすでに半分になっています。つまり、癌になる人は男性の半分ということで、国民病と言ってもよいです。3分の1が癌、後は心疾患。ほかの病気はある意味、慢性化はするけど、薬でなんとか治っていくというかもちこたえられますが、癌になると、まだまだ厳しいところもある。これが背景です。

　部位別に示すと、国立がん研究センターのホームページにデータが掲載されていますが、2014年では男性は肺癌、女性は大腸癌が一番です。つい十数年前は日本のトップは胃癌だったのですけれども、胃癌は基本的に下がっています。肺癌罹患数は男女とも伸びています。これは喫煙に問題があると思うのですが、一応、今は禁煙運動が盛んなのでどこでも吸えないでしょう。もしかしたらタバコを吸っている人は肩身の狭い思いをしているかもしれませんが、20～30年後に効果があらわれますので、多分肺癌は減るでしょう。

　一方で、男女共に伸びているのが大腸癌、女性は乳癌、男性は前立腺癌

です。乳癌は病気にかかる割合としてはナンバーワンです。乳癌はそんなにたちが悪くなくて、治るので死亡する割合としてはけっこう下位にあります。このような背景があります。

では放射線は何に使うのかというと、私たちが放射線治療の五大疾患と呼ぶ「頭頸部腫瘍、肺癌、乳癌、前立腺癌、脳・脊髄腫瘍」です。以前は子宮頚癌もあったのですが、今は総体的に減っており、癌の発生は全身に及んできています。私も整形外科にいてもともとは骨軟部腫瘍が専門だったのですが、この骨軟部腫瘍も含め、治療は全身の癌に及ぶということです。だから結構幅広いと定評があります。

何故放射線が癌の治療に効くのでしょうか。放射線は音もそうですが、光のエネルギーの非常に強いもので、電磁波の一種です。電離させたり、化学結合を切ったりするから分子に影響を与えるし、生物的な反応をして細胞を殺したりする。電磁波には光子と粒子の2種類があります。これはまた詳しく話します。放射線治療は切らずに治すというのがポイントです。

もちろん放射線治療単独での癌治療はあり得ません。外科は日本でも世界的にも癌治療の中心ですし、抗癌剤も非常に大きなシェアをもっています。実は癌治療の三本の矢と呼びたいのですが、実際には放射線治療は日本では

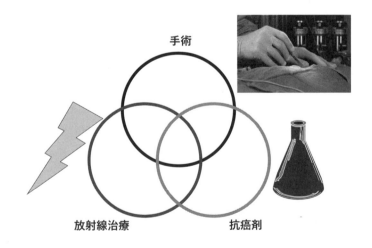

図1　ほかの治療との併用＝「集学的治療」

小さい矢です。まだ使われていない。「集学的治療」という言葉は知っていますか。この言葉は覚えておいてください。癌治療において、いわゆる手術の外科学、内科的な腫瘍学、放射線治療学といったものを集めて、集約的に併用していくということです。どれが欠けても癌治療は成り立ちません。

癌治療における放射線治療の実際

　1人の癌患者さんが一生涯で放射線治療を受ける割合は、日本ではまだまだ低く、2割を切っています。びっくりするのはアメリカで、6割です。ドイツ、イギリスなどの西欧の先進国も6割近くです。ただ大阪や東京のような大都市は放射線治療が盛んなところなので4割くらいかもしれませんが、日本全体ではいろいろな地域がありますから、なかなか放射線治療が浸透していません。我々の力不足もあるかもしれない。まだまだ普及していない。

　放射線治療を行うのは外科か内科かというと、発想的には外科的なのです。外科と共通しているのは局所の治療だということです。抗癌剤は、全身に散らばりますから全身の治療になります。局所の治療ということで、手術と放射線は似ているのだけれども、外科は実はなるべく小さくしかできない。治療範囲を割と大きめにできるというのが放射線です。

　というのは、癌というのはかたまりで、出来物です。体に余分にできた悪い出来物なのですけれども、切って取れば治ります。ところが、たちが悪いのは浸潤している、細胞が周りに散らばっている場合です。外科の先生は手術で胸を開けて癌をみます。できる限り癌がありそうな場所をひっくるめて大きく取ろうと思うのだけれども、あまり取りすぎてしまったら正常の組織をやっつけてしまうので限界がある。取れれば0か残れば100かという感じなのですが、どうしてもクリティカルに切るところは切って取れるけれど、残ったところは全部残るのです。

　放射線治療は、比較的大雑把といえば言葉は悪いけれども、このへんに可能性があるなと思えば最初に大きく当てます。たくさんあるところは切りにくいわけだから、癌細胞の数によって放射線治療が効くかどうか、初めはゆ

るく放射線を全体に当てて、徐々に場所をしぼっていき、最後は強く当てる。このように強弱をつけて当てられるのが特徴です。

進行度と治療法選択

　癌の進行度はⅠ期からⅣ期に分かれています。子宮頚癌の例ですが、子宮頚部に癌がとどまっているのがⅠ期で、少し横にはみ出ているのがⅡ期。Ⅲ期だと骨盤まで達します。あるいはリンパ節に広がります。Ⅳ期になると他臓器、膀胱とか直腸、ほかの臓器に広がっています。外科、放射線、抗癌剤が主に活躍するステージを示すと、Ⅰ期からⅡ期のだいたい小さい範囲は切れます。決めたら取り切ってしまうのが外科で、抗癌剤となると全身的な治療になるので、Ⅱ期以降の転移してしまった状況からです。全身転移する場合は手術ができないので抗癌剤中心になります。外科から抗癌剤に比重が移っていって、中間的な領域が放射線治療になります。実を言うと放射線治療は、初期の頃の小さいものにも対応できるし、けっこう転移しても使えます。放射線治療は実は一番適応範囲が広いのです。

　欧米の放射線治療が盛んな国では子宮は残したほうがよいでしょうということで、手術ではなくて放射線治療をしています。日本では放射線が効きにくいわけではありません。外科で手術してしまうからしないだけです。日本では婦人科の先生も盛んに切ります。手術も上手です。欧米諸国はⅠ期、Ⅱ期も放射線治療が中心です。

　これは子宮頚癌の例ですが、ほかの癌もだいたいそんな感じです。早期から晩期、進行期にいたるまで、手術して放射線化学療法を用います。術後照射をしたり、抗癌剤を投与したりして、今は併用の方向です。三つ行う場合もあります。

放射線治療の特徴

　放射線治療の特徴について、穴埋め問題を考えてください。
1. （　　）の治療である。　　　　　　　　［全身か局所か］
2. 手術よりは（　　）率が低い。　　　　　［手術のときのある率］
3. 治療期間が（　　）（数日～数週間）。　［治療期間が長いか短いか］
4. 手術より（　　）が少ない。　　　　　　［手術より何が少ないか］
5. 化学療法より（　　）が少ない。　　　　［化学療法よりは何が少ないか］
6. 機能、形態が（　　）される。　　　　　［機能、形態はどうか］

　禅問答っぽい穴埋めですが、答えを出しましょう。
　1は「局所」です。全身か、局所かといえば放射線治療は局所の治療になります。発想は外科に近いと言えます。部分的な出来物に当てて、全身に当てるわけではありません。2は「局所制御率」です。言葉は難しいけれども、そこを切るなり治療したら治ってしまう。放射線を照射した部位から、癌が再発または再燃しない割合です。取ることほど確実なものはありませんので外科には負けます。ただ最近はこれが伸びている。3は「長い」です。手術は1日で終わるけれども、3日、4日、あるいは1週間。普通は平均したら6週間。週5回6週間、30回繰り返すのが標準です。長いのが最大のデメリットです。ただし侵襲は外科治療に比べたら低く、切らずに機能、形態を温存できます。化学療法だと全身に影響しますから、それよりは影響が少ない。この三つが放射線治療の最大のメリットになります。4は「侵襲」、5は「影響」、6は「温存」です。

手術や化学療法に代って放射線治療を適用する患者背景

　こういったことをふまえて、放射線治療を適用する患者背景を示しましょう。本来だったら外科の手術なり化学療法が標準だなというときでも、放射線治療に置き換えて行う場合もけっこうあります。

まず放射線治療を適応するのは高齢者です。化学療法も全身的に影響を与えますから、85歳ぐらいまでが目安です。最近の85歳ぐらいは元気です。私の父も85歳で亡くなりましたけれども、元気でした。進行の胃癌の末期で助けられなかったのですが、もう少し早かったら手術できた、という人もいます。しかし通常は80代後半から90歳になるとさすがに手術や抗癌剤は積極的にはしません。ほかに全身状態が悪いとか、何らかの理由で手術ができない患者さんで、例えば麻酔に対する悪性な状況があって、麻酔をかけられないという方に適用します。

　転移で繰り返し出来物ができていたら手術がしにくいですし、薬の場合は耐性ができてきますから、感受性が無くなった場合です。例えばリンパ腫や血液の癌だと、治療は抗癌剤が中心ですが、効かなくなってきたら放射線治療をかわりに行うことが少なくありません。

　社会的理由としてはまず、外科の先生には切れと言われたけれども、なんとか切らずに治したいという患者さんの希望です。臓器を切るのが嫌な人は多いです。ほかに例えば手術での輸血拒否がある場合です。エホバの証人の方々がよく知られていますが、輸血できないので手術できないと言って、放射線治療を選んだ人もいました。このような社会的理由で放射線治療を選ぶ人が増えています。

　基本的には悪性腫瘍の治療に用いられるものですが、過去には結核とか水疱瘡にも使っていたのです。これらは炎症が起こります。癌というのは増殖の激しい一種の炎症性の疾患と言ってもよいから、放射線によってその炎症をおさえる作用があるのです。だから感染症にも効かないことはありません。しかし原則はやはりそこの正常組織もやっつけてしまいますから、感染症の場合は、せっかくの免疫細胞も殺してしまいます。ですので、今はもう感染症関係はターゲットになっていません。良性疾患でも甲状腺のバセドウ病は、外眼筋が免疫異常で腫れてくるという病気です。これに対しては当てています。また、ケロイドというのは良性疾患だけれども、一種の増殖性因子で皮膚が盛り上がってきます。ですので、悪性腫瘍以外では、良性疾患であるケロイドと、甲状腺眼症は現在、放射線治療の対象となっています。

放射線治療の全身への影響

　これまでに言ったこともふまえて、次の（　）を埋めてください。
1.（　）治療であり、一般に（　）い。
　［放射線治療はなんとかの治療で、全身への影響は一般に少ないか多いか］
2. 放射線そのものは痛くも痒くもない。
3. 放射線（　）（ごく一部）→全身状態が良ければ（　）治療可能です。
　［ごく一部の人に生じる全身症状があります。どんな症状か。
　全身状態が良ければ、外来か入院か、と言ったら答えは分かりますね］

　答えを出します。
　1は、放射線治療は「局所」の治療です。全身に対する影響はありません。恐い、つらい、大変なんじゃないかというイメージがあるけれども、局所だけだから全身への影響は一般には少ないです。3の答えですが、痛くも痒くもありませんが、一部に放射線酔いというちょっと吐き気がともなう人がいます。1割くらいでしょうか。体質だと思うのですが、当てる場所にもよります。お腹に近いところに当てるとこういうことが多くなります。それは1週間もすれば比較的慣れてきます。全身への影響があまりないので、外来治療が可能です。これは現在の医療においては非常によいことで、入院するととにかくお金がかかる。医療費の何が高いかといえば、入院費が高いのです。今医療はなるべく入院せずに外来でということになっています。抗癌剤も外来に移行している。手術も以前は2週間も3週間も入院していたのを、できるだけ直前に入院させて1週間でなんとか回復させて後は自宅で療養してもらう方向です。だから外来でできるというのは最大のメリットで、これは放射線治療に対する追い風でもあります。

放射線治療の有害事象

　ただし、よいことばかりではなくて、当然、当てた場所によっては有害事象、

副作用があります。よく言われる副作用という言葉を有害事象と我々は呼んでいますが、口、喉に当てたら口内炎とか咽頭炎、食道炎を起こすことがあります。当然、粘膜が焼けますから食べられません。肺に当てると、咳とか痰とか呼吸苦、感染がともなった場合は発熱もしますし、お腹に当てた場合は吐き気や、食欲不振が起こります。腸に当てたら当然下痢が起こってきます。全身的には放射線宿酔、気分不良、倦怠、眠気などけっこうある。なるべく車の運転は避けてくださいと言います。つまり、こういった粘膜炎による局所的な症状が場所によって起こります。ほとんど感じない人もいて、個人差があります。

　有害事象は何で決まるのかというと、当てる範囲と当てる量が問題です。放射線を当てる範囲が大きければ大きいほど有害事象も大きい。「グレイ」という単位で示しますが、2グレイ、4グレイと放射線量がだんだん多くなってくると、有害事象も大きくなります。照射範囲はボリューム的な考え方で、どの体積に当てるかという考え方から、照射体積と言います。有害事象と照射体積はポジティブな関係で、正の相関があります。ただし、今言った個人差というのもあります。もちろん年齢の影響は大きいですし、高齢者には負担です。進行度がどうか、抗癌剤治療をしているかどうかでも変わってきます。お酒やタバコをやっている人は副作用が強い印象です。放射線感受性、つまり放射線に弱い人、弱くない人があり、個人差が大きくあります。

照射方法の違い

　こういった有害事象を克服するためにどうやって当てているのかというと、大きく三つの方法があります。一番多いのは外から当てる外照射で、これはX線なり電子線、粒子線を体外から当てる。小線源治療というのは小さな線源、コバルトやラジウムを、患部に針を刺して当てる。昔は舌なんかによく刺していました。子宮頚癌だと膣から子宮に腔内に小線という小さな線を入れます。これを腔内照射と言います。昔は食道もけっこうやっていましたけれども、この方法を用いるのは今はほとんどが子宮頚癌です。頭頚部（脳より下で鎖骨

よりうえの領域）の舌とか前立腺癌など直接、癌のあるところの組織にたくさんの小線を埋め込めば、小さな線源からβ線とγ線が出ますので、効果があります。こうした腔内照射、組織内照射を小線源治療と呼んでいます。今回は外照射を中心に説明します。

この講義の大きなタイトルは放射線治療の現状と新しい方向性という話でしたが、今の方向性は、照射の体積を減らすということです。空間的に当てる範囲を集中させ、できる限り癌だけ、腫瘍だけに放射線の線量をたくさん当てて、正常組織には当てない。これは当たり前ですね。癌に直接当てて、ほかに当てなければ影響が少なくなります。そして治療効果が上がり副作用は減ります。よく分かる理屈だと思います。

小線源治療は主に放射線を出す小さな粒を使います。小さな粒というのは癌の近接部分にしか放射線を当てませんから、その周りにはあまり当てません。外から当てるときは原体・定位照射を行います。これはなるべくピンポイントに位置を定めて、周りから腫瘍の形に合わせた照射を行います。腫瘍に集中させれば、あまり周りに当てなくて済む。スポットライトをたくさんもってくると一本一本は薄いけれど明るくなるでしょう。そういう考え方が原体・定位照射です。

英語で IMRT と書いてありますが、強度変調照射と言って、形に合わせて放射線の密度を変えます。これは後ほど説明します。大阪大学では、サイバーナイフという原体・定位照射をするマシンをもっています。粒子線治療というのが最近すごく伸びてきています。これは全部線量集中型の治療です。

外部照射はどうやって正確に行うのか。いかに副作用を減らして治療効果を高めるのかということですが、基本的には CT がベースになります。CT によってシミュレーションを行い、治療計画を立てます。この患者さんは放射線治療が向いているとなったら、まっ先に何をするかというと、その癌のある部分を広めに CT を撮ります。CT は場所の同定には向いています。大阪大学医学部附属病院では GE（General Electric Company）という会社の高性能の CT を使っています。これで撮った後の作業は、コンピュータグラフィックスの世界です。例えば上咽頭癌という病気があります。上咽頭癌というのは鼻のうえの奥、脳の下にできる癌です。なるべく脳を避け、喉も避けたい。

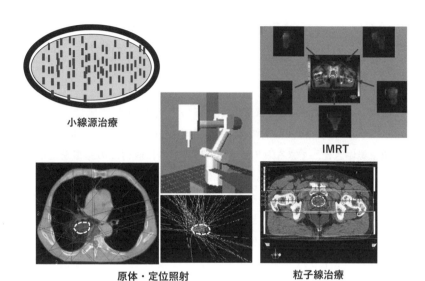

放射線の線量を集中し、腫瘍線量(↑)正常組織線量(↓) → 治療効果を高め、副作用を減らす。

図2 あらたな方向 → 空間的な「線量集中」

頚部のリンパ腺に転移しやすいので全体に当てないと駄目という、複雑な形状を考えなくてはいけない。こういったときにコンピュータグラフィックスを使って、どういうふうに放射線が当たるのかを即座に計算できるようになっています。こういった計画をして、実際に当てるときにはギザギザに、左右に当てていきます。計画通りに実施できるのかは微妙ですが、なるべく計画に近い形で当てるようにします。

　現在行われている治療方法を紹介しましょう。
　リニアック　大阪の芸人、間寛平さんは2010年にアースマラソンで行ったトルクメニスタンで前立腺癌がみつかりました。マラソンを途中で辞めて、サンフランシスコの有名な日本人の泌尿器科の先生を頼ってカリフォルニア州立大学サンフランシスコ校病院でIMRT(強度変調放射線治療)を受けました。寛平さんはリニアックという照射装置で、前立腺つまり下腹部の膀胱の下の臓器に放射線を当てました。
　リニアモーターってありますね。リニアとは直線という意味で、加速器

（accelerator）をもじってリニアックと言います。直線加速器という放射線治療の装置で、X線、あるいは電子を出す場合もあります。すべて海外の会社の製品です。残念なことに日本はリニアックをつくっていません。

もともとは鉛ブロックで大雑把な遮蔽をしていました。二次元照射と言い、二次元的な計画で、電卓でも計算でできたからすぐに治療が開始できたのです。今は原体という病気に合わせた形状に照射を合わせるようになっています。鉛ブロックのかわりに、とある物を使って、非常に複雑な形もできるようになりました。しかしこれには複雑なコンピュータ計算が必要です。医者では手に負えなくなってきているから、医学物理士という専門職がこれを行います。これで照射体積を減らせます。必要なところだけ当てれば、例えば前立腺癌の場合は膀胱や直腸を当てずに済むでしょう。

これを実現するのにどうするか。昔は真四角の窓しか開いていませんでした。鉛ブロックでおおざっぱな形にしか遮蔽できなかったのです。今は薄いタングステンの板を重ねあわせてX線を防ぎます。その板は各々が自由にスライドして窓をつくります。そこにX線を当てれば、周りは遮蔽されて真ん中の窓を通ります。この窓はいろいろな形に変化させることができます。これを英語でMulti-Leaf Collimator（MLC：多段階絞り装置）、Multi（多用、多数）、Leaf（葉っぱ）、Collimator（絞り）ですが、日本語では多葉絞りと言います。MLCとCollimatorは瞳孔のいわゆる絞り、カメラが好きな人なら絞りをCollimatorというでしょう。タングステンの板で自由に形をつくる。これを得るために放射線治療は発達しました。

ガンマナイフ　ガンマナイフとは、定位（手術的）照射の一種で、γ線を使います。対象は脳腫瘍です。CTみたいに装置のなかに入っていって、ヘルメット様のCollimatorをかぶって、集光し、γ線が照射部位に集中する仕組みです。日本はこれが盛んで、100台以上あります。非常に精度が高いです。ヘルメットの真ん中にしか当たりません。ヘルメットのなかで人の頭は動かせますので、うまくずらすと、いろいろ複雑な形にも対応できます。

昔はこの定位照射はガンマナイフが中心で、脳腫瘍などに当てていました。ただし非常に治療精度がよいのですが、大きなものは治療できませんでした。真ん中に集中するということは、当たる範囲は球なのです。球を積み重ねる

ことに限界があるから、もう少し複雑な形が欲しいということで、今はラジオサージェリーシステムと言いますが、サイバーナイフというロボットを使った装置が大阪大学医学部附属病院の地下にあります。

サイバーナイフ　原理としては、6軸の回転ロボットです。自動車の鉄板を溶接する溶接ロボットというのをテレビでみたことがあるでしょう。足の回転、肘の回転、首振りなどという6軸で回転するのであちこちからビームを撃てます。いろいろな角度からの細いX線のビームを積み重ねていくと、一本一本はあまり影響がないのですが、集中したところにはたくさん当たることになります。先ほどの原体照射と同じです。複雑な形ができます。例えば脳腫瘍で、複雑なひょうたん型みたいなものであっても、あちこちから当てることによって重ねてその形をつくっていきます。

しかもよいのは2方向から頭の形の位置をしっかり観察しながらビームの照射位置を修正できるところです。固定しているつもりでも、患者さんの頭はけっこうずれます。非常に精密な治療だからずれると困る。そして骨の形を2方向からX線イメージでみて、ずれた位置に照射位置もずらす。右側に2ミリ患者さんが動いたらビームも2ミリ動かしたらよい。つまり追跡ができるわけです。しかも今はこれをさらに発展させて、呼吸器、肺とか肝臓とかの体の動きで動く腫瘍を照射するとき、体内に埋め込んだ金マーカーの位置をみながら追跡できるようになっています。そこで今は大阪大学医学部附属病院ではもともと治療していた脳腫瘍だけではなくて、肺癌とか肝細胞癌、肝転移にもサイバーナイフを使っています。さらに前立腺癌にも使っています。

IMRT（強度変調放射法）　腫瘍の形に合わせた精密な線量分布をつくるのは、強度変調放射線治療という方法をとっています。Intensity Modulated Radiation Therapy（IMRT：強度変調放射法）とは何かというと、普通の原体照射では100％の均一のビームを多方向から積み重ねていきます。直腸をかこむような腫瘍があっても、直腸も含め全部当たってしまいます。正常な直腸にも当たってしまうわけです。それが三次元原体照射の限界でした。IMRTはそれをどうするのかというと、腫瘍の形に合わせて一本一本のビームに強弱をつけて、照射内の密度にグラデーションをつくります。これを積み重ねると、内側に窪んだような複雑な形の照射の分布ができます。これを初

めて見たときはびっくりしました。こういうことができるんだなと感動した覚えがあります。これが強度変調放射線治療です。つまり、強弱の密度のあるビームを並べていくと、内側に直腸などがあっても当てずに防げるということです。

今は大阪大学医学部附属病院やがんセンターではまずこれを当てます。全部ではないですけれども、普通の三次元原体照射はだんだん行われなくなってきました。では、IMRTはどうしているのか。先ほどのリーフを動かしていく。マルチリーフで窓を開けながら、時間を調整します。どこを開けるか、どれだけ開けるかという開け閉めのタイミングをリーフ毎に違えてスライドさせていきます。もちろん複雑な計算が必要になります。

後輩の医者がマルチリーフをこの方法で使ってX線写真でモナリザの絵を描きました。これがIMRTという照射法です。

前立腺癌にIMRTを用いた例で説明しますと、直腸には当てたくないので、濃淡をつけた各ビームを重ねていきます。直腸の粘膜は弱いので放射線をあてると、痔のように、痛くて出血することになります。強度変調照射で必要な前立腺癌にだけ当てれば、理想的に治療できるわけです。もちろん骨にも当

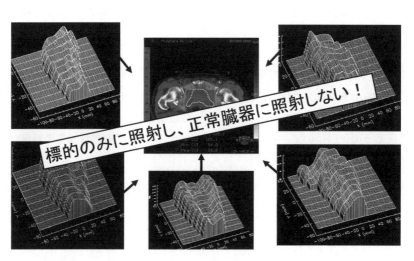

各照射野内の強度に濃淡をつける。　→　腫瘍（標的）の形状に合わせた照射をする。

図3　強度変調放射線治療（IMRT：Intensity Modulated Radiotherapy）

てたくありません。IMRT をするときは医学物理士という物理系の専門職にいろいろな複雑な計算をしてもらいます。検討するのにかなり時間がかかります。正常組織を守りながら腫瘍だけに当てるために、各照射野内の強度に濃淡をつけていくということです。

IMRT なら、きわめてもとの形に近い三次元的な物体に当てられますから、相当副作用が減っています。皆さんの放射線治療が恐いなという印象はいろいろな副作用があったからだと思いますが、そうとう進歩しているのです。

TomoTherapy® 究極の IMRT というのがありまして、これがびっくりですけれども、CT と MR の合いの子みたいな機械で、真ん中がドーナツみたいにあいています。螺旋状に回転させて、穴をあけたところにいる患者さんをみながら X 線を当てる。エアポンプで空気を送って、高圧でバルブの出し入れを行います。これはさっきのリーフの代わりで、これをやっていくとなんと恐ろしいことに、全身でも当てたいところだけに当てることができる。例えば骨髄だけに当てるということができます。骨髄だけをくるくる回しながら周囲から当てていくと、骨髄の病気の白血病では、骨髄だけに当て、悪性の細胞だけを死滅させることができます。

このトモセラピーという機械で、さまざまな複雑な形の照射ができるわけです。

呼吸同期照射 ただしこういった IMRT というのは当てる形が正確なので動いたら駄目なのです。呼吸で患者さんが動いてしまうと、形がずれてしまう。それで動きを加味した状態で当てないといけない。加味した状態で広めに当てるから、例えば肺への照射であれば、当然正常な肺にも当たってしまいます。肺というのは弱いので、肺炎が起こってしまう。なるべく正常な部分を避けたいのです。

そこで呼吸同期が必要になります。二つ方法があって、Gating という待ち伏せ照射と、Tracking という追跡照射です。

呼吸の同期をしながら、ある一定の位置でだけ当てる。普通は呼気の位置で当てます。そうすれば正常組織を避けられます。こういう当て方が Gating です。つまり、呼吸は交互に吸気と呼気が繰り返されますが、呼気のところにだけ狙って射てば、そこだけ当たるでしょう。サイバーナイフみたいな物を

使って、金マーカーを腫瘍に埋め込んでおいて、動きに応じてビームを動かす、そういうのを Tracking、追跡照射と言います。

粒子線治療　もう一つの新しい試みが粒子線治療です。今までは X 線が主だったのですが、粒子線治療はいろいろな放射線の種類を使っています。

物理の勉強になるかもしれませんが、放射線は大きく分けて、光子線と粒子線になります。電子線というのは厳密にいえば粒子ですが、通常の放射線はだいたい X 線、電子線、γ線といわれていますので、粒子線といった場合は、電子は除いて、中性子とか陽子、それからヘリウム、カーボン、ネオン、シリコン、アルゴンといった質量のある粒子です。質量をもった電子の 1,800 倍くらいの中性子や陽子、それ以上のものを通常、重粒子と言いますけれども、それらをふくめ粒子線と言います。

重粒子という言葉は皆さんも耳にすることもあるかもしれません。その意味するところは人によって違います。電子以上の粒子を重粒子という人もいれば、陽子以上の粒子を重粒子という人もいるし、ヘリウム以上という人もいるし、カーボン（炭素）を重粒子という人もいます。でも正確には電子以上が重粒子です。通常は狭い意味で、ヘリウム以上を重粒子と呼んでいます。

今、臨床では陽子線とカーボン（炭素線）を使っています。X 線、ガンマ線というのは電磁波であり、波だから質量をもっていません。電子は、陽子の 1,800 分の 1 くらいの質量があり、ほかにπ中間子というのも以前使っていました。ただ普通に狭い意味で重粒子線治療と言うと、たいがいカーボン（炭素線）のことを言っています。このように重粒子という言葉が少し錯綜しているのです。

X 線という質量のない放射線と、質量のある陽子以上の放射線とはどう違うのかというと、X 線の場合は、深いところにある癌に当てたくても、手前しか強く当たりません。光を当てたら手前が明るいでしょう。X 線、光子線の当たり方に対して、粒子線はピークがあります。垂直に野球のボールなど投げると、空中で止まったところでエネルギーが最大になる。グラフの縦軸に線量、横軸に深さを取るととんがったピークを描きます。このピークのことをブラッグ・ピークと言います。ブラッグはノーベル賞を受賞した人物です。

ただし癌というのは厚みがあります。放射線は、とんがっていただけでは

癌治療できませんから、ピークの部分を広げないといけない。ブラッグ・ピークを手前にもってくるやり方を積み重ねるとピークの部分が広がります。これを拡大ブラッグ・ピーク（Spread-Out Bragg Peak）と言います。SOBPと言うのですが、身体の深部にある癌に対して、非常に有効だと言えます。いかに光を集めるといっても表面しか当たらなかったら限界がありますよね。これを散弾銃と、ミサイルで表現することもあります。散弾銃みたいにバーンとばらまくのがX線で、深いところでミサイルのように爆発するのが粒子線と言われています。

実際にレントゲン写真を撮ると、横から見るとX線は表面ばっかり真っ黒になって内に入っていないことが分かります。表面にばかり当たって癌には当たらない。粒子は理想的な深いところまで治療ができます。

また、Gy（グレイ）というのも人の名前なのですが、これが放射線の単位です。

X線治療と陽子線治療の比較

前立腺癌に対してX線と陽子線を当てる例で説明しましょう。X線は左右から当てると、どうしても真ん中が当たらないので、4門照射ということをします。X線の場合は前後左右から当てますが、単純な真四角のボックスのような形しかできません。直腸にも当たってしまうし、前のほうの余分なところにも当たってしまう。それに対して陽子線の場合は、深いところにピークがありますから、左右の2本だけで前立腺に当てることができます。こちらのほうが理想的でしょう。

放射線治療方法の関係

実際に治療としても深いところに当たるから、X線は全部当たってしまうけれども、粒子線はピンポイントとまではいきませんが、深いところに当てるこ

とができます。粒子線治療のメリットには、以下のようなことが挙げられます。
・照射による痛みが少ない
・癌周辺の臓器を損なわない
・傷あとが残らない
・高齢者でも受療できる
・社会復帰までの期間が短い

よいことばかりですがその通りで、実際、あまり体の負担がかかりません。重粒子というと恐いイメージがあるかもしれませんが、正常組織を傷つけませんから体の負担が無く、X線治療よりも優れています。

重粒子線の効果と治療計画

生物効果（癌細胞を殺す効果）というのは粒子が重いほどよいのです。一般に放射線の組織への作用は高酸素下で大きく、低酸素下で小さくなりますから、酸素の濃度が高いところでないと、生物学的には効きません。OER（Oxygen Enhancement Ratio：酸素増感比）は、小さいほどよい。重粒子線治療には、加速もしやすくて、中間的なところで扱いやすい炭素がよく使われます。

陽子線と炭素線のどちらを使うか。照射の裾が広がっているか、集中しているか。重い玉を投げるか、軽いピンポン玉を投げるか。このような例えをすると、ピンポン玉は広がるでしょう。陽子線より重い炭素線は、重いほど集中しやすいのですが、重いものを加速するので、加速器にけっこうお金がかかります。

中性子というのは生物効果は高いが集中性はよくない。こういう意味で重粒子が理想的です。

重粒子は何に効くのかというと、消化器の癌は得意ではないのだけれども、ほぼ全身の癌に効きます。特に特徴的なのが骨・軟部腫瘍で、整形外科領域の肉腫によく使われています。兵庫県立粒子線医療センターの重粒子線は、骨・軟部腫瘍のほかいろいろな癌で使っていて、前立腺癌が一番多いです。

年々増えています。重粒子を最初に使ったのは放医研（放射線医学総合研究所）ですが、ここでは前立腺癌がトップで、骨・軟部が2番目です。

　骨・軟部はあまり多くはないのだけれども重粒子がよく使われているのが特徴的です。非常によく効いて、これが初期の癌だったら切らなくてもほぼ完全に炭素線、陽子線で消えます。高齢のために外科で肝臓癌が切れない場合もあるでしょう。これも正常組織を損なわずに、小さい癌であれば、完全に治る。

　また粒子線は子どもの治療に非常によいのです。X線は当てたくない骨に当たってしまうでしょう。子どものときに骨に当たると成長障害になります。これがX線のよくないところなのです。

　目の部分にできた悪性黒色腫という、手術も難しいし、一般の放射線で治らない非常に難治性の病気が重粒子できれいに治ります。ほかにも、鼻の穴から見えるような悪性黒色腫が陽子線、炭素線できれいに完全に治ります。しかも外科だったら顔を取らなくてはなりませんが、顔面が残せます。非常によい治療です。

世界の主な粒子線治療の現状

　実は粒子線治療は日本ですごく発達しています。陽子線で炭素線、その分布を世界で見ると炭素線は日本に集中しています。今14施設です。兵庫県には両方あります。最近は中国も頑張っていて陽子線が一つあって、炭素線が二つあります。アメリカは陽子線ばっかりで、ビジネスの国だから医療保険の問題もあって、高額になってしまうので炭素線に手を出しません。欧米は、ドイツとイタリアは炭素線と陽子線の両方があります。粒子線があるのは当然先進国だけですね。こういった加速器というのは、国のインフラとして一定以上の経済力がないと運用していけません。GDPでいえば米国、中国、日本ということになります。ヨーロッパでも西欧です。そのなかでアメリカが一番豊かだから、もっとつくってもよいのだけれども、米国は医療保険の問題があるのです。日本でも重粒子治療は自由診療で300万円かかるのです。

日本の現状がどうかというと、中性子も粒子にいれると大阪府熊取町の京都大学の原子炉が加わり、名古屋、鳥栖、佐賀、郡山、松本、北大などでも近年でき、14施設が利用可能です。最近では岡山県の津山に、岡山大学の下、津山中央病院が開設されました。山形大学では重粒子が近々できます。沖縄にも普天間基地が移転しないといけないかもしれませんが、一応開設が予定されています。愛知県豊橋にも近々できます。札幌にも北大のほかにもう2施設できます。東京にもできるという説もあるので、さらに急増していくようです。

　大阪では平成30年度に大阪城の近くに重粒子線施設ができます。大阪城のすぐ横に大阪府立成人病センターが移転します。その横に重粒子線施設ができるのです。重粒子線というのはでかい装置が必要で、これまで建設は郊外しかなかったわけです。初めての都心立地になります。3階建てで三つ部屋があって水平垂直のビームと、斜めのビームとが三つあります。

　スポットビームのスキャニングでインクジェットみたいな感じで照射するので、点々、点々と、点を積み重ねるビームの効率のよい積み重ねで、正常組織を避ける理想的な原体照射ができる。北海道大学と一緒に開発しており、おそらく世界初の重粒子と呼吸同期のスポット・スキャニングという、二つの新しい応用技術が実現されるはずです。

大阪重粒子施設への期待

　大阪は癌が多いということを知っていましたか。大阪というのはもともと一番癌が少なかったのですが、青森県がトップとなり、今は6位です。このガン多発の地域でQOLの非常に高い治療ができるということと、成人病センターと一体なので、抗癌剤併用を可能にする意義は大きいです。それから関西空港から近いので、中国をはじめアジアの患者を見すえています。国際医療ツーリズムとして、この重量子線治療を受けにアジアの方を大阪に呼ぶ方向になると思います。将来、医療特区になるのではと言われています。

　重粒子という装置は日本しかつくっていません。だから内儒産業です。歴

史的に日本には技術の蓄積がある。三菱電機、住友重機械工業、日立、東芝の4社がかなりしのぎを削って、採算度外視で加速器を開発している。技術は日本が最高だと思います。いわば平和利用の放射線技術はたくさんもっている。世界的にも日本から輸出しています。これは素晴らしいことです。

　これからは、まず効くかどうかも含めて、重粒子がよいのかX線がよいのかということもふまえて検討し、外科がよければ外科にいけばよいわけで、抗癌剤がよければ抗癌剤、オーダーメードの形になると思います。我々は放射線治療医ですので、放射線治療の拡大に期待しています。歯学部の方も舌癌や口内の癌は、放射線治療が割合的に主になっています。ここにおられる皆さんも是非興味があったら放射線治療の分野に来てください。

2-3 分子標的薬治療の到来

野々村祝夫
大阪大学大学院医学系研究科器官制御外科学講座　泌尿器科学　教授

はじめに

　分子標的治療薬とは一体なんぞやと思うかもしれませんが、これがどういうものかをお話していきます。最初に分子標的薬とは一体何か、次に分子標的薬や分子標的治療薬にはどんな種類があるのか、後は各論に入って、将来の皆さんにどういうことを目指して欲しいのかをお話します。
　分子標的治療薬とは、

> 「疾患の病態をゲノムレベルあるいは分子レベルで解明し、その病態に関わる分子を抑制する薬剤。従来の多くの薬剤もその作用機序を探ると何らかの標的分子をもつが、分子標的治療は創薬や治療法設計の段階から分子レベルの標的を定めている点で異なる」

というものです。どういうことかというと、例えば広く使われている抗癌剤というのは癌細胞を殺す薬です。癌細胞のどういう特性を利用したのかというと、細胞の増殖が盛んで、細胞分裂が盛んであるところに注目して、その細胞の回転を早く回しているところを抑えるような薬として開発されています。何か標的をみつけてそこをブロックするという発想ですが、ここでいう分子標的薬は、もっと標的を絞っているのです。例えば、癌にもいろいろな種類があります。癌の種類によってはある特定の分子だけが、たくさんつくられていて、それが原因になっている場合があります。そういうものを標的にしています。
　癌のほか、アレルギーなどの自己免疫疾患、臓器移植の際に特有、あるいは過剰に発現している特定の分子がある場合、それを狙い撃ちにするよう

な薬ということです。癌細胞、あるいは免疫異常などで、ある特定の原因になっている分子がみつかれば、それを抗体あるいは低分子化合物を使って抑える、そういう働きをするのが分子標的治療薬です。

従来の抗癌剤との違いや分子標的薬の種類

例えば従来の抗癌剤というのは、すべての患者さんを一括りの標的として投与するわけですけれども、分子標的治療というのは、何が一番の原因になっているのか、何が一番大事な分子なのかということを同定して、それを狙い撃ちにする。それが原因になっている患者さんを対象にして治療をするということです。比較するとこちらのほうが効率的です。従来の抗癌剤では、対象になっている分子が無い患者さんには全く効かないということになるのですが、分子標的治療は最初から狙いを絞っているので、有効性が高い治療ということになります。

低分子医薬品と抗体医薬品にはいろいろあります。低分子化合物のなかに

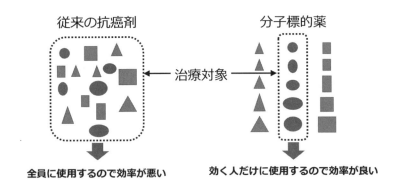

図1 従来の抗癌剤治療と分子標的薬による癌治療の違い

は「〜 inhibitor」という名前のものがありますが、inhibitor とは抑制するものという意味ですから抑制物質です。また、Tyrosine kinase inhibitor というのは Tyrosine kinase という酵素を抑える薬です。Proteasome inhibitor はタンパクを分解する分子を抑制する薬です。

　抗体医薬品には、ヒト化した抗体、あるいはマウスのモノクローナル抗体とか、ヒトの抗体とマウスの抗体をキメラにした抗体などいろいろ出ています。今はヒト化した抗体が多いと思います。このようにして抗体を使って分子の働きを抑える、これも代表的な分子標的薬ということになります。

分子標的薬はどのように作用するか

　細胞の膜に、ある分子がやってくると、それを受け取って引っ付ける受容体というものがあります。リガンドという、受容体に引っ付く因子がやってきて、結合すると、信号が細胞のなかに伝わっていきます。これをシグナル伝達と言います。そのシグナル伝達の下流のほうにもいろいろな経路があるのですが、そういった経路は、例えば癌においては増殖とか、浸潤とか、血管をつくるという現象をさまざまな分子を介して制御します。それらの信号がやってくる入り口、受容体の一つに EGFR というものがあります。これは細胞の増殖シグナルに非常に重要な働きをする受容体です。

　肺癌、前立腺癌、胃癌、頭頸部癌、乳癌など、癌の種類によって EGFR というのがどのくらい存在するのかの確率を調べますと、けっこう幅があります。従って、癌の種類によって、EGFR の増殖に関わる度合は異なると考えられます。

　例えば実験室レベルで癌細胞をとってきて培養して、EGFR が発現しているかどうか調べたとき、高率に発現しているのであれば、低分子化合物や抗体を使ってこの働きを抑えてやります。予想通り細胞が増殖しなくなったという結果がでればこの EGFR というのが、これらの癌の増殖に関わっていると、分かるわけです。こういう基礎的な実験をやって、本当に効果がありそうかどうかを調べていくのです。我々は日常的に基礎研究としてやっています。

このEGFRを抑制する薬、としてずいぶん前に開発されて、イレッサ®という商品名で出されたゲフィチニブ（Gefitinib）という薬があります。肺癌でEGFRが高率に発現していて、肺癌の増殖や転移に重要だというのが分かったのです。肺癌の患者さんにイレッサ®という薬を使ったら、非常によく効くということが分かりました。
　しかし、いろいろな副作用が出ています。何人かの患者さんが亡くなりました。イレッサ®は今も使われていますが、それが問題になって訴訟になり、製薬会社と患者さんの団体が、長い間争いました。そういうことがあったいわくつきの薬です。
　こういう薬はこれまでの抗癌剤と比べると画期的です。ある程度標的とする分子にターゲットを絞っているので、ほかの抗癌剤に比べると副作用が軽い。抗癌剤は細胞の増殖が盛んなところを全部攻撃するので、髪の毛が抜けたり、お腹を壊したりといった、いろいろな副作用が出てくるのです。
　抗癌剤はすべての人に同じように副作用がでます。分子標的薬とはそこが違います。しかし分子標的薬だからといって副作用が少ない、軽いかというと、決してそうではないのです。副作用が少ないと言いましたけれども、その特定の分子が関係しているところにだけ起こるということで、副作用もある程度限られてくる。ある程度の仕組みが分かっていれば、予測がつきやすいのです。つまり抗癌剤と何が違うのかといったら、抗癌剤はほとんどすべての人に同じように副作用が出ますが、分子標的薬の場合は、同じように皆に副作用が出るのではなくて、その副作用の出方にずいぶんと個体差があります。決して副作用が軽いとはいえません。

慢性骨髄性白血病（CML）と分子標的薬

　慢性骨髄性白血病でよくみつかる染色体の異常に、融合遺伝子の形成があります。これは9番の染色体と22番の染色体の間で、組み換えが起こっています。正常な結合が切れて、互いに別々のところで結合するので違う染色体ができてしまうのです。これを転座と言います。染色体の切れた部分には、

もともとそれぞれ bcr という分子、abl という分子がコードされていて、これらは今までは一緒になることがなかったのですが、組み換えが起こることで新しい遺伝子 bcr-abl ができて、それがコードするタンパクが新しい酵素活性をもつことが分かりました。

慢性骨髄性白血病の患者さんのなかにはこういう異常が起こって、これが原因で白血病細胞がどんどん増殖することが分かったのです。

すなわち、慢性骨髄性白血病患者さんの白血病細胞のなかにターゲットになる分子があります。酵素活性をもっていて、細胞のなかに増殖のシグナルを伝えて白血病細胞がどんどん増殖していきます。

そして、bcr-abl という酵素を抑制する薬が開発されました。それがイマチニブという薬です。商品名グリベック®が、この薬が酵素を阻害し、白血病の細胞を死滅させることが証明されました。

イマチニブ登場以前の治療の予後についてみてみましょう。慢性骨髄性白血病の治療では、インターフェロンという免疫の薬が使われます。それでは 7 年生存率が 40％くらいですが、造血幹細胞移植という骨髄移植によく似た手術をすると、7 年の生存確率が 60％くらいまで上がります。うまくいった人は、ずっと長く生きられます。従来の治療としては、こういう形がよかったのです。

イマチニブという薬ができて、7 年生存率が 85％となりその成績が画期的

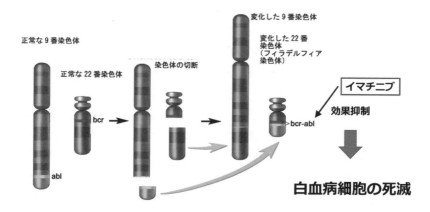

図 2　慢性骨髄性白血病における融合遺伝子 (bcr-abl) の形成とイマチニブ

によくなりました。イマチニブが開発されるまでの経緯がすごく大事です。もともと慢性骨髄性白血病の原因に、フィラデルフィア染色体という染色体の異常があるということは分かっていました。しかし転座という、染色体が切れて新しい染色体ができることは解明されておらず、それから十何年経って発見されたのです。さらに転座の起こったところに新しい酵素の活性が生まれることが分かり、さらにその酵素の活性が高くなっていることで、白血病が増殖することが分かってきたのです。イマチニブという低分子化合物で新しい bcr-abl という酵素を抑制できることが証明されました。

　その薬をどのようにして実際に我々が使えるようになったかを説明します。1998年から第I相（フェーズ）試験が開始されました。これは薬を使ってどのくらいの量が適当かということを調べる臨床試験です。だんだん臨床試験のフェーズをあげていきます。少しずつ実臨床へ向けて、副作用がないか、ほかの薬と比べてどうか、本当にこの薬が人間に対して使ってためになるものかどうかを、きわめて慎重に臨床試験を重ねていき、最後にようやくFDA（アメリカ食品医薬品局）、これはアメリカの、日本でいえば厚生労働省に相当するところですが、ここがやっと承認しました。転座という現象がみつかってから20年近く経って初めてFDAが承認したのです。ところが日本では承認申請してから7ヵ月かかって、FDAの承認から半年遅れてしまいました。しかし日本の今の薬の現状からいうと、まだ半年の遅れというのはけっこう早いほうなのです。

　慢性期の患者さんが、イマチニブを服用し始めて、治療効果があらわれる時期はどのようになるでしょうか。癌細胞が血液中から消えている確率を横軸にとって、縦軸は治療効果達成率をとったグラフでイマチニブの効果をみると、癌細胞がどんどん死んでいき、血液中から白血病細胞がみえなくなっていくのが分かります。血液学的完全寛解と言って、血液をとって顕微鏡でみたら、白血病の細胞はいないという状態をイマチニブでの治療でみてみると、わずか半年くらいで95％くらいの人で白血病細胞がみえなくなっています。それでも実際には白血病細胞が残っているので、もっと厳しい診断基準として細胞遺伝学的完全寛解という、顕微鏡で見るよりもっと感度の高い方法で癌細胞が消えたかどうかをみると、その基準でみても1年間くらいで約70％の人

は癌細胞が無くなりました。それに比べると従来のインターフェロンや抗癌剤を併用した治療はずっと低いです。3割くらいの人しか治っていません。イマチニブという薬は、慢性骨髄性白血病の治療薬としては明らかに有効性が高い画期的な薬だったのです。

ただイマチニブで治療して血液中の癌細胞、白血病細胞がどんどん減っていき、ものすごく感度の高い方法で、もういないというところまできても、薬を辞めるとまた癌細胞が出てきます。なかなか白血病というのは完全に治すのは難しい場合があるということです。

例えばイマチニブをずっと飲んで、完全に治ったなと思っても、2年くらい経過をみていると半分くらいの人が白血病を再発しています。この薬はずっと飲み続けないといけないということがしばしばあります。もちろん骨髄移植をして完全に骨髄のなかを入れ替えてしまうとよいのですが、ドナーとなる人がいつもいるとは限りませんので難しいところです。

インターロイキン-6の発見と日本で最初の抗体医薬品

白血病と肺癌の話をしてきましたが、分子標的薬は癌の治療に使われるだけではありません。IL-6（インターロイキン-6）は免疫に関係する分子です。人間の体のなかでいろいろな免疫機能が起こっていますが、それを司る分子のなかの一つです。

大阪大学の平野俊夫第17代総長と、平野先生のお師匠さんの岸本忠三第14代総長はIL-6という分子を発見されたお二人です。

このIL-6が発見され、それが自己抗体産生の原因物質、免疫に関係した非常に重要な物質だと判明したのが1981年です。この段階では、そういう物質があるらしいという程度でした。それが単一の分子として、遺伝子までクローニングされたのが1986年です。1986年は私が医学部を卒業して医者になった年でした。そういうことがやっと証明されて、それに目をつけたのが中外製薬という日本の製薬会社です。病気の原因になっている物質、免疫疾患とかアレルギーの原因になっているらしいというので、これに対する抗体をつ

くって医薬品として開発しようと、大阪大学が中外製薬と共同研究を始めました。そして2013年、ようやくこれが抗体医薬品として承認されました。日本で最初の抗体医薬品です。27年かかってやっと薬になったわけです。一つの分子の発見から薬ができあがるまでに20年も30年もかかるわけです。こういうことをよく知っておいてください。

　IL-6はどんなものかというと、これは先ほどのEGFRとよく似ています。IL-6受容体はgp130という分子と複合体をつくります。IL-6は受容体に結合する方の分子です。これをリガンドと言います。これが結合すると細胞にシグナルが伝わっていく仕組みで、さっきのEGFRにEGFという物質が結合して信号が伝わるのとよく似ています。いろいろなところにこういう受容体とそれに結合するリガンドがあって、細胞のホメオスタシスを司っているということです。

　IL-6によるシグナル伝達の下流にはどんな応答があるのかというと、たくさんあって、いろいろな現象を引き起こします。破骨細胞という細胞が、骨が吸収されていくことに働いていますが、過剰な働きで関節が破壊される慢性関節リウマチにも関係する物質だといわれています。

　これに対する抗体医薬品を中外製薬が開発してつくったのがトシリズマブです。これはアクテムラ®という商品名で出ています。この薬がIL-6の作用をブロックするのです。細胞の信号をブロックします。そういうことでIL-6が過剰に発現したりしている病気の人にはこれが有効だということです。

　トシリズマブの効果をみてみましょう。慢性関節リウマチでIL-6が過剰に発現している患者さんにこの薬を使った場合、関節痛がどうなったか、炎症反応がどうなったのかを、治療の時間と、痛みがある関節の数で調べた研究があります。CRP（C-reactive protein：C反応性タンパク）という血液の炎症の程度をみる指標が、これがアクテムラ®という薬を使うとぐっと下がって、治療をしている間はずっと低く保たれ、関節の痛みも減るということが分かっています。

腎癌（腎細胞癌）に対する新しい治療

　これは抗体医薬品の話なのですが、私の専門である泌尿器科領域、腎臓癌、ここでも分子標的治療薬というのが非常に役に立っています。

　この腎臓癌というのは男性に多くて、60 〜 70 歳くらいに多い癌です。日本で 1 年間に 7,000 〜 8,000 人くらいの人がかかります。

　いろいろなタイプの腎臓癌がありますが、一番多いタイプの腎臓癌はどんなことが起こっているのか。これはいろいろ研究され、染色体の 3 番目に異常があるということが分かってきました。危険因子として喫煙、肥満、高血圧があり、中年太りのタバコを吸っているおじさんは危ないということです。そして、VHL（Von Hippel–Lindau）病という、ちょっと変わった遺伝病があり、その病気の人に腎臓癌ができるのです。

　1991 年に VHL 病の原因になる遺伝子、*VHL* 遺伝子が同定されました。どうもこの遺伝子の異常が腎臓のなかの細胞に起こると癌ができるというところまで分かっています。これがちょうど 3 番の染色体のうえに乗っているというところまで分かったのです。*VHL* という遺伝子がコードするタンパク、VHL というタンパクが何をするのかを調べることで腎癌の治療に役立てるという時代になったのです。

　腎臓癌の種類の組織分類がたくさんあります。淡明細胞癌は顕微鏡で見ると明るく見えます。clear cell と言いますけれども、これが一番多いタイプです。2 番目に多いのが乳頭状腎細胞癌です。

　従来は全部、顕微鏡で見て細胞のかたちで分類していたのですが、これはきわめて原始的です。今の分子細胞学という時代とはだいぶ違います。

　では最近の分類はどうなったのか。先に言ったように染色体の異常とか、いろいろな遺伝子の異常をもとに分類するようになってきました。そうすると面白いことにさっき言った淡明細胞癌と乳頭状腎細胞癌というのは、見事にその遺伝子の異常が違うのです。こういう遺伝子の異常とか、染色体の異常に基づいて癌ができるのですが、そのもとになっている遺伝子の異常の違いによって、形態が変わってくるわけです。癌の種類も違うということまで分かっています。

VHL 遺伝子の異常と腎癌の分子標的薬

　では、VHL の遺伝子の異常について話をします。*VHL* 遺伝子の異常（*VHL* mutation）が腎細胞癌細胞の 80％近くでみつかっています。
　この *VHL* という遺伝子は何をしているのか。この遺伝子がつくる VHL はタンパク質ですけれども、正常な細胞のなかには HIF-1 というタンパク質があります。HIF-1 というタンパク質があると、血管をつくる因子を産出します。その結果、血管新生といいますが、血管がどんどんつくられます。あまり血管が多くつくられると体に異常が起こります。タンパクが過剰にできると、ある程度分解されていく。つまり、人間の体は分子がたくさんできると潰す働きがちゃんとあるのです。*VHL* という遺伝子のタンパクは HIF-1 の分解を制御します。
　ところがこの VHL タンパクに異常が起こると、HIF-1 の分解制御ができなくなります。これがどんどんたまってきます。どんどんたまると体のなかのいろいろなところで血管新生が起こります。腎臓癌ではそういうことが起こっているらしいということが分かってきました。血管の新生が亢進すると、腎臓癌というのは血管がいっぱいまとわりつきます。血管の新生を促進する因子として VEGE、PDGF-β、TGF-α があります。これを制御していたのが HIF で、HIF が過剰につくられないようにしていたのが VHL です。非常に複雑な関係です。この流れを制御していた VHL が駄目になったのでどんどん癌細胞がつくられるようになったというのが腎臓癌です。
　腎臓癌の治療は、基本的に手術（根治的腎摘除術）です。
　ところが手術をしても再発する人がでてきますが、その場合はかつては、IFN（インターフェロン）という薬を使って治療していました。インターフェロンを使って治療をしても、2 年間で生き残っている人は 2 〜 3 割くらいです。非常に予後が悪い病気ということです。
　腎臓癌の治療にはインターフェロンαやγ、インターロイキン 2 という免疫の薬が使われていたのです。長い間我々も使っていましたが、あまり効かず、有効率は 10 〜 15％程度でした。薬を使って効きましたという人が 6 〜 7 人に 1 人しかいない状況です。あまりよい治療とはいえませんが、よい薬が実

際になかったのです。抗癌剤は効きません。

　海外でのデータでインターフェロンと、昔ながらの抗癌剤との治療を比較したものによると、インターフェロンの方の生存率がちょっと高かったのですが、これでもあまり満足できるものではありません。日本人はそれよりも少し、割と効きやすいといわれているのですが、それでも大した効果はありません。

　そこで先ほどの、腎臓癌の血管新生に注目して、それを抑制する薬を開発しようということで、いろいろな研究が積み重ねられた結果、できたのが腎臓癌に対する分子標的薬です。

　腎臓癌の細胞と血管の細胞のなかでは分子がとても複雑に動いていますが、このなかのVHLが大事で、これが制御しているから、HILが次々に血管をつくらせます。血管ができると腫瘍は大きくなりやすいので、それを抑える薬が必要になってきます。そういう薬を開発したのです。一つはVGEFという血管新生のシグナルの受容体であるVEGFRの阻害剤です。ドイツのバイエルという会社が開発しました。

　最初にできたのがソラフェニブ（受容体型キナーゼ阻害薬）という薬です。腎臓癌の腫瘍に存在する血管内皮細胞が増殖するのを抑える薬です。でも一方で癌細胞の増殖にも関係していて、これを抑えることも分かりました。

　しかし、今までの薬のインターフェロンと比べてどっちがよいのかというと、統計学的には差がありません。せっかくでてきた新しい薬なのに、そんなによくなかったのです。

　また同じような薬を別に開発した会社がファイザー社です。スニチニブという薬は、同じように細胞の入り口にある受容体がもつ酵素活性を抑える薬です。

　インターフェロンと生存率を比較すると、生存曲線はスニチニブのほうがよくて、10年経ったときに生きている確率はインターフェロンなら30％くらい、スニチニブなら50％くらいです。スニチニブはこれくらい効果が出たということです。今も我々は腎臓癌の治療で使っています。

　肝臓に転移がいっぱいできた患者さんにスニチニブを使ったら小さくなりました。完全には消えませんけれども、これは2年半〜3年くらい使いました。けっこうよく効く薬です。

いろいろな癌腫で血管新生に関わる VEGF がどれくらい発現しているかをみていると、腎臓癌だけが高いです。腎臓癌は特別この VEGF というのがたくさん出ているということです。だから標的分子としてこれを阻害する薬を開発することは理にかなっています。
　VEGF の受容体にはタイプ 1、2、3 と三種類あるのです。各薬のいろいろな VEGF 受容体阻害薬がありますが、これの受容体に対する特異性をみると、どれもよく似た薬なのですが、三種類の受容体に対する親和性は微妙に違うのです。それによって効果とか副作用が違ってきます。製薬会社はこういう微妙な違いをいろいろみながら、どういう薬が役に立つのか開発しています。
　腎臓癌には VEGF 以外にもいろいろな治療標的になる分子があります。細胞の増殖に関係した分子の一つで、重要なのが mTOR です。これも腎臓癌のなかでは重要なタンパクになっています。これに対する阻害薬もあります。
　mTOR という腫瘍細胞のなかの一つのキータンパクを抑えることで、癌細胞自体の増殖も抑えられます。血管のなかにもこの mTOR があります。だからさっきのスニチニブとかソラフェニブと同じように、ここを抑えることによって癌細胞とそれにともなう血管新生を抑制することが分かりました。エベロリスム、テムシロリムスという薬がそうです。

免疫系のシグナルと癌細胞と新たな薬

　もともと大阪大学の教授をしていた本庶佑（ほんじょたすく）という人がいます。私も学生のときに遺伝学を習いました。先ほどの岸本先生たちとほぼ同年代の先生で、免疫の研究をしていた人です。通常、体のなかには癌細胞があるとそれをやっつけようとする免疫系の細胞がやってきます。免疫細胞が活性化して癌細胞をやっつけるには、癌を癌と認識しないといけません。
　免疫細胞活性が亢進することはよいことだと思うかもしれないけれども、人間の身体のなかでは異常に免疫が活性化し過ぎないように、ブレーキをかける分子も存在します。このブレーキをかける分子を本庶先生は発見しました。それが PD-1、PD-L1 です。癌細胞に特異的に発現しているタンパクを認識

して、それをT細胞に、「癌細胞というのはこんな分子を発現していますよ」、と知らせる抗原提示細胞というのがあります。癌細胞、抗原提示細胞、T細胞の間では、さまざまなシグナル（信号）が行き来しているのですが、免疫系のT細胞が異常に活性化しないように負の制御で抑えるシグナルもあります。癌細胞というのは非常にしたたかで、この負の制御系を活性化してT細胞による攻撃から免れようとしているということが分かってきました。PD-1、PD-L1はお互いに結合してシグナルを伝えるのですが、癌のなかではこれがむしろ活性化し過ぎていて、癌細胞を攻撃しに来たT細胞の働きを抑えてしまいます。したがって、癌の治療を考えるうえでは、それを解除するということが必要ということになります。

　先に述べたように、免疫系では癌とT細胞、癌と受容細胞とT細胞が相互に働いて、免疫系の細胞が癌をうまく攻撃できるメカニズムがあるのですが、一つがPD-1、PD-L1で、もう一つはB7、CTL-4というシグナルです。癌をいろいろ治療していると、こういうものが活性化され過ぎてT細胞の活性が抑えられてしまうわけです。それを解除する抗体がそれぞれできてきました。T細胞の癌細胞に対する攻撃性を抑えるのがPD-1、PD-L1系で、PD-1抗体はニボルマブという薬です。CTLA-4に対する抗体がイピリマブという薬です。今、T細胞が癌細胞を認識する働きを抑制するのがCTLA-4です。特にニボルマブという薬が話題になっています。

　腎臓癌に効果のあるスニチニブ、ソラフェニブという薬の話をしましたが、新しいタイプのmTORに対する薬がエベロリスムという薬です。その薬とPD-1の抗体であるニボルマブとが勝負をすると、生存率においてニボルマブが勝ったのです。ニボルマブの方の生存曲線がうえにきました。これをもってFDAが、ニボルマブを腎臓癌の治療薬として承認したのです。我々も治験を行いました。確かによく効きます。新しい画期的な薬です。しかもこのニボルマブはメラノーマ（悪性黒色腫）に使われています。2016年9月から我が国でも使えるようになりました。

　ある患者さんはニボルマブを使うともとの状態から腫瘍がどんどん増殖していきました。ある患者さんは薬を使い始めると腫瘍がどんどん退縮していきました。また、ある人はほぼ横ばいで、ある人は急に大きくなったけれども、

また小さくなりました。こういう一人ひとりの患者さんの経時的な癌細胞の増殖の様子をみるのがスパイダープロットというグラフです。

ニボルマブを使った多くの人では癌が縮小していっています。しかもその効いている期間が、今までのスニチニブやソラフェニブに比べると非常に長いのです。なかには、3年くらいずっと効いている人がいます。しかも、ニボルマブを中止しても効果が持続する人もいます。

ニボルマブはすごくよい薬で、小野薬品というところが特許を有し、販売しています。オプジーボ®という名前で、すでにメラノーマでは使われています。オプジーボ®の点滴は1瓶、15万円です。大きな瓶は72万円です。腎臓癌にこの薬を普通に使うと、2週間に1回使っていくと、1ヵ月で1人当たり266万円、1年使ったら3,000万円です。先ほどのスニチニブやソラフェニブという薬でも、1ヵ月内服したら50〜60万円くらいかかります。そんな高額な薬が今でてきているのです。素晴らしい薬ではありますが、本当にこれでよいのかということを皆さんには考えて欲しいと思います。

分子標的薬に関する今後の展望

分子標的薬に関する今後の展望について話します。

医者は病気をみます。病気をみるだけでは駄目で、病気の原因になっているものは何かというのをみつけないといけません。それを分子レベルで解明し、その分子が一体何かを同定します。次は同定された分子をどうやって抑制するのか。抗体や、低分子化合物を使ったスクリーニングを行い、どういう薬剤がよいのかが分かると前臨床試験にとりかかります。前臨床試験はいわゆる動物実験です。これがうまくいくと今度は臨床試験、いよいよヒトを使った臨床研究です。ここから先が実は大変なのです。

ヒトを相手に事故が起こってはいけません。臨床試験にはいろいろな段階があります。薬として世に出していくためには、治験という過程が必要です。例えば我々が薬を開発して製薬会社にこういう薬をつくって売ってくださいとお話して、製薬会社は「これはひょっとしたら会社に利益をもたらす薬かもし

れない」と思うと製薬会社が会社主導で治験を行います。ある患者さんにその薬を使って、すべての治療に関するお金を製薬会社が負担します。その患者さんの外来通院費、入院費、そして副作用がでた場合の治療に関しても製薬会社が経済的にバックアップします。最終的に100人にそういう治療を行って、従来の治療よりも良好で、なおかつ安全性も証明できれば、ようやく厚労省が製造承認します。

製薬会社が必ずしもこの薬が儲けになると思わなかったら製薬会社は関心を示しません。我々としたらすごくよい薬ではないかと思った場合は、医師主導型治験、我々自身が製薬会社のかわりになってお金を出して治験をします。我々が国から研究助成金を受けて、そのお金を使って治験をするわけです。これを医師主導型治験と言います。それで厚生労働省に申請して「OK」と言ってくれたら、ようやく晴れて使えるようになります。

しかし本当に人に使える薬として世に出すためには、ここからが大変です。我が国では、なかなか製薬会社の協力が得られないのです。

アメリカでは、いろいろなベンチャー企業が何かよいものを発見すると、すぐに薬として世に出していこうとします。製薬会社もすぐに治験をします。効果が出れば国も早く承認するというふうに動きが早いです。それに比べて日本は厚労省の動きが遅いというか、慎重過ぎる。そこが問題です。それが、よく耳にするかもしれませんが、ドラッグ・ラグといわれている現象につながっています。

病気の解明から分子の発見、薬として世に出てくるまで、先ほどのIL-6の抗体なら20年かかっています。1人の研究者のライフワークのような仕事になります。本庶先生や岸本先生は、ずっとノーベル賞の候補といわれています。その研究は、20年経って初めて薬として世の中に出てきて、そこで初めて評価されるのです。それくらい後になって評価が出てきます。このことをよく知っておいて欲しいと思います。

目指すべき医学・医療

　目指すべき医学・医療、これは哲学的な話になります。大切なことは「From bedside to bench, from bench to bedside」です。これはもちろん病気を最初にみるのはベッドサイドです。君たちが医者になってベッドサイドで病気をみますが、それを研究するのが、bench。それでまたベッドサイドの患者さんに還元します。そして効かない人にいっぱい使ってもしょうがないですから効く人にちゃんと使う。これは「Personalized medicine」（個別化医療）と言います。今はさらに一人ひとりにこんなことをやっていたら手間がかかってしょうがない。もう少し大きな枠組みの集団をみつけて、その人たちに適切な治療をします。「Precision medicine」です。これが将来、我々と君たちが目指していくべき医療であって、医学であるわけです。

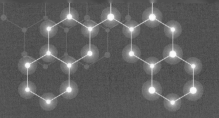

第3部

高齢社会における医療の問題点と取り組み

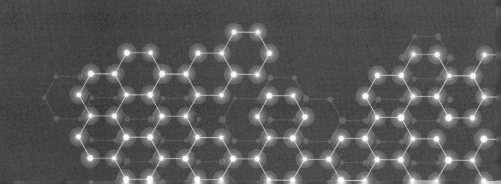

3-1　アルツハイマー研究の最前線

森原剛史

大阪大学大学院医学系研究科情報統合医学講座　精神医学　講師

アルツハイマー病とは

　アルツハイマー病に少しでも興味のある方は挙手してください。5〜10人ぐらいですか。皆さんはまだご両親も若いし、アルツハイマー病と言ってもピンと来ないと思いますが、それも仕方がないことかと思います。今回はアルツハイマー病の話です。10年、20年経っても皆さんが、ほかの疾患を研究するにあたっても役立つようなメッセージを伝えたいと思います。

　10年ぐらい前、私はUCLAに居たとき似たような講義をしたことがあります。講義の対象はレジデント、大学院生で、講義自体は楽しんでくれたのですが一緒に仕事をしようかという話となると、アルツハイマー病はセクシーではないなんて感想を言われてしまいました。

　狭い意味の医療の話をします。まず、アルツハイマー病がどういうものか簡単に説明します。アミロイドβという異常なタンパク質が脳にたくさんたまることが引き金となって、神経細胞が死にます。神経細胞が死にやすい場所は、だいたい決まっていて、最初にやられるのが海馬、頭頂葉です。海馬は記憶に大切なところなので、海馬の神経細胞がやられるから物を覚えられない、すぐに忘れてしまいます。

　さらに見当識障害が起こります。今何時か、ここはどこか、目の前にいるのは誰か、そういうことが分かるのは、5分前に何をしていたか、30分前に何をしていたか、昨日は何をしていたか、そういう記憶をたぐり寄せることができるからです。今は陽が傾いているが、朝でなく夕方だと判断できるわけです。記銘力が障害とされるとそういうことが判断できなくなります。

　さらに頭頂葉をやられます。そこは視空間認知のところです。外へ出たとき

に迷子になるという症状が出ます。

　さらに、ちょっと前が分からないと自分がやったことかどうかも分からなくなります。自分で財布をしまったが、しまったことを分からず、財布が無い、誰かに取られた、泥棒が入ったなど、そういうことで徘徊、不眠、不穏、興奮などの症状が出現することもある病気です。

アルツハイマー病の治療の現状

　レーガン大統領がアルツハイマー病であるという、約20年前のニュースの記事のなかで、アルツハイマー病は原因が分からない、よい治療法は無いという話が出てきました。治療法について、今はどういう状況でしょうか。主要な60の疾患に対する治療薬の医療関係者や専門家による満足度の調査によると、高血圧、高脂血症は満足度がかなり高く完成された治療法です。
　アルツハイマー病はどの辺りにあるでしょうか。治療への満足度、治療に対する薬剤の貢献度ともにきわめて低くなっています。薬を飲んでも進むものは進んでしまう状況です。今使っているアルツハイマー病の薬はアリセプトが有名ですが、患者さんの家族には「アリセプトは症状を改善させますが、脳病理の進行は抑制しません。そのまま進みます」と私は説明しなくてはいけません。10年前は難しい説明で、一般の方は何のことかという感じでしたが、今は中高年の方はよく知っておられます。特に大阪大学医学部附属病院に来られる患者さんの家族はよく知っておられます。症状は改善するが、脳病理の進行を抑えないというのでは治療効果も満足できるレベルになりません。
　記銘力障害の原因になる脳病理は、いろいろなことを示しています。神経が死んでしまう、神経突起が傷んでしまう、神経伝達物質の一部のアセチルコリンが減る、ほかにも何十といういろいろな病理があります。今ある薬は神経伝達物質のすべてでなく、そのなかの一つのアセチルコリンが減るのを防ぐ薬です。逆に言うと、この薬をいくら飲んでも、これ以外のいろいろな病理、何十という炎症、ミクログリアの変化など、そういう病理はどんどん進んでいく状況です。つまり症状は多少改善させるが、病気の進行は止められないと

いう現状です。

　私が皆さんぐらいのときには、認知症でなく痴呆症と言っていましたが、アルツハイマー痴呆が注目されるようになりました。社会問題化し、メディアに出ていました。もう一つ当時よくメディアに出ていた病気が AIDS（エイズ）です。AIDS について振り返ります。80 年代後半、AIDS は突然降ってきた災いで、治療をどうすればよいのかが分からず、死んでいくのを見守るしかない状態でした。当時アルツハイマー型認知症は診断ができず、曖昧な概念しかなかったのですが、どんどん増えていきました。どうするのかという状態でした。

　AIDS については HIV 感染症は患者さんがどんどん増えていましたが、世界中の研究者、最高のサイエンティストが皆で一生懸命に研究をしたら、ある程度治療効果が出てきました。どんな病気かが理解でき、HIV 感染者は増えていますが、死亡者や AIDS の発症者は減ってきて、慢性疾患化し、ある程度コントロールできる病気となりました。ところが、アルツハイマー病はどんどん増えています。あまりよい治療方法も開発されていません。アルツハイマー病と AIDS で何故そんなに差がついたのでしょうか。いろいろな説明ができると思います。

　ある人は、研究費が違うと言います。HIV の研究をやっている人はたくさんお金を使っています。もしかしたらそれも原因かもしれません。日本のアルツハイマー病の研究費の少なさはもっと悲惨です。それも理由かもしれませんが、たぶん、それ以上の大きな理由があります。病気の原因が AIDS 発症の場合、HIV 感染症、ウイルスが入ったスタート地点ははっきり分かります。しかもスタート地点の原因が物質的にちゃんと突き止められています。構造もすべて明らかにされ、何が起こったかを実験し、調べることができます。

　それに対してアルツハイマー病は、原因がよく分かりません。最大の原因が加齢と言われています。年を取るのは正常であって、避けられない話です。アルツハイマー病発症に関与する遺伝的体質、環境、生活習慣を物質レベルで理解することは難しいのです。文学的なものが関与した複雑な疾患です。それがアルツハイマー病の解明、治療法の開発を難しくしています。イメージ的に HIV は最初の 1 点がはっきり分かっていて、その後に何が起こるかを全

部追いかけ、見ることができます。アルツハイマー病は何が起こるのかが分かりません。何が重要な病理で、何が派生的なものなのか、全く分かりません。それがアルツハイマー病、複雑な疾患です。

　これまでに承認され、開発に成功した薬は4剤だけです。この10年間に101の開発が失敗しています。それは複雑な疾患だからです。最大のリスク因子が加齢です。加齢は避けられません。年を取ることは生物学的、分子レベルで理解することはすごく難しいです。

　脳は特殊な器官です。例えば腎臓、肝臓の病気ならばマウスの腎臓、肝臓を解析することでヒトの病気もある程度分かります。ヒトの脳とマウスの脳はあまりにも違うので限界があります。腎臓、肝臓の病気だったら患者さんの組織を針生検（バイオプシー）で取って、何が起こったかを直接見ることができます。脳ではそれができません。脳を開けられるのは患者さんが何らかの理由で亡くなったときだけです。それができないので研究がなかなかできません。また、バイオマーカーという、病気の状況を知らせてくれるマーカーがありません。そういう要因があって研究はなかなか進みません。

　アルツハイマー病に限らず、薬剤の開発は難しい面があります。医学、生命科学の成果を薬に反映させながら、創薬は右肩上がりに成長を続けました。しかし、世紀をまたぐ頃から研究、開発費の高騰、薬の芽の枯渇にともなう新薬創造力の低下、医療費抑制策の影響、安全性・有効性評価の厳格化、高齢化による疾患の変容、いろいろなことで創薬が難しい段階に入っています。それはアルツハイマー病に限りません。

基礎研究から生まれる治療法

　アルツハイマー病の創薬、治療法の開発に関し、基礎研究と臨床応用にどんな関係があるのかを俯瞰します。1970年代の基礎研究は生化学が進みました。剖検脳、亡くなった患者さんの脳をよい状態で収集し、研究者が使いやすい状況にする、ブレインバンクが整備された時期です。その時期に分かった一番の発見はアセチルコリンです。神経と神経の情報伝達に使うトランス

ミッターのアセチルコリンが、アルツハイマー病では減っています。そういうことが分かりました。その事実を基に薬ができたのは20〜30年後です。今、世界で最も使っているアリセプトや類似の薬は、全部この原理に基づいています。

次の1980年代後半、1990年前後は技術革新が起こり、遺伝子の解析技術の基本的なものが確立されました。まず家族性の病気の原因遺伝子を突き止めることができました。家族性の病気は、メンデルの法則に従うような、アンラッキーな遺伝子を1個持っていると病気が100％出てしまう、そういう種類の病気の原因遺伝子を突き止める技術ができました。

アルツハイマー病においてもきわめて珍しいですが、家族性アルツハイマー病はあります。お父さん、お母さんからアンラッキーな遺伝子を受け継いだら100％発症します。そういう人はごくまれにいます。その遺伝子を突き止めることがその時代にできました。

その結果、三つの遺伝子が分かりました。三つともアミロイドβをつくることに関係する遺伝子です。その時代になって、アルツハイマー病の一番中心となる病理がアミロイドβと分かりました。特殊な家族性アルツハイマー病でない、一般のアルツハイマー病である孤発性アルツハイマー病は、家族性アルツハイマー病とすごくよく似ているので、おそらく同じことが、同じメカニズムで起こっています。そのため、孤発性アルツハイマー病においてもアミロイドβ代謝などが少しずつに分かってきました。それが1990〜95年頃です。今はそれから20年以上経って、まだ成功していませんが、実際に薬を臨床治験で患者さんに投与し、試すところまで進むことができました。

アミロイドβそのものに効果がある薬を開発すれば根本的な治療法、進行を止められる薬ができるのでないかということです。それが世界中の製薬会社、研究所も目指しているところです。

アルツハイマー病の研究の話です。論文はすごく増えていますが、なかなか薬はできず、失敗ばかりです。古い話ですが、失敗した臨床治験の話をします。この臨床治験はほかの臨床治験よりも大規模でかなり期待され、失敗したことがその後の臨床治験の考え方にかなり影響を与えました。私も間接的に関与しました。

フルルビプロフェンなど一部の抗炎症剤が、アミロイドβの蓄積を抑えるという、意外な効果が分かりました。ただしアミロイドβの蓄積を抑える効果を発揮させようとしたら、抗炎症剤で使うときよりもはるかにたくさんの薬を使わないと効果が発揮されないことが実験的に分かりました。ただ、高齢者に大量の抗炎症剤を長期間飲ませるのは非現実的で、どうすればよいのか。

　一つのコンセプトとして、これは私がやった小さな実験です。高校の化学で異性体について習ったと思いますが、抗炎症剤のフルルビプロフェンには異性体、L体、R体があります。物理化学的な性質はR体もL体も一緒ですが、生物のなかでは反応が全く違います。2001年の野依良治さんのノーベル賞もそういう話で、例えばハッカ（メントール）は片方には、スッとする作用があるが、片方は全くそういう作用が無いというのが光学異性体です。

　抗炎症作用に関してはL体しかなく、R体は持っていません。ところが、アミロイドβを抑える、アルツハイマー病の治療につながるかもしれない作用はR体、抗炎症作用が無いほうでもあると分かったので、薬をデザインするうえで一つの大きなヒントになるのでないかという発表をしました。とても注目され、国際学会で立ち見が出るほどでした。私はそのときUCLAにいましたが、日本の国内企業の人に向けた勉強会をしましたし、講演もしました。余談ですが、ある日本の公的組織から企業むけの講演に招待されました。ロサンゼルスから飛行機で来ないといけないのですが、この会には海外から人を呼んだ前例が無いと言われ、出た交通費は成田から霞が関までの電車賃でした。

　我々はコンセプトを言っただけで、すぐに患者さんが治るのは無理だろう、ヒトの脳で効果を発現させる濃度を達成するのは難しい、と言っていました。コンセプトは「アミロイドβを抑制するような物質が取れたので、もう少し工夫したら何かできるのでないか」と提唱したことです。

　しかしながら、アメリカのある大きなベンチャー企業が、すぐに臨床治験をやりたいと言い出しました。我々はまだいろいろな問題があるのでないかと言ったのですが、彼らはどんどん臨床治験をやりました。我々の論文をトップに引いて、臨床治験をしましたが、残念ながら70億円かけても、うまくいきませんでした。

　その臨床治験の最終結果の発表はシカゴの国際学会でした。テレビもたく

さん来ていました。最前列にビジネスマンがズラッと並んでいました。臨床治験の不成功が発表され、パソコンでリアルタイムに報告され会社の株価もそれにしたがってどんどん落ちていきました。

　臨床治験がうまくいかなかったからコンセプトが全部駄目というわけでなく、コンセプトは生きていると考えています。我々の後に11の研究グループが実験室レベルで追試に成功しています。我々は最初から心配していましたが、ヒトでちゃんと作用できる薬剤、飲める薬剤への改良が必要です。治療開始時期、治験デザイン、この薬はどういう患者さんにいつ投与するのがよいのかは難しい問題です。そういう問題がフルルビプロフェンに限らず、アルツハイマー病の根治薬全体の問題として残っています。

　どういうことか。アルツハイマー病は物忘れの症状が出てきます。昔は症状が進行し、社会生活機能にある程度障害が出てから初めてアルツハイマー病と診断ができました。今はアルツハイマー病の初期に何が起こるのか、いろいろなことが分かってきたので、専門医にかかれば、もっと早い時期、軽い物忘れの段階からMRI所見、いろいろな所見と組み合わせ、アルツハイマー病を疑うことができるようになりました。我々専門医は早期の診断ができているつもりなのですが、最近どうもそうではないと分かってきました。初期に診断しても、脳病理は末期に近い状況なのです。アミロイドβがすごくたまっている状況になっていると分かりました。

　例えば70歳で発症した患者さんは40〜50歳でアミロイドβが蓄積し始めていることが分かりました。アリセプトは症状をコントロールする薬ですが、なるべく早く投与したほうがよいと言われています。症状が出たときに薬を投与しても期待できません。脳病理、アミロイドβをコントロールする薬も同じようなことが言えると思います。アミロイドβが大量に蓄積された状態で薬を投与しても効果はあまりありません。

　脳病理は建物の地下、症状が1階部分と考えます。住人は1階で生活しており、地下の状態には気づきません。病気を火事に例えます。病気は脳病理から始まります。出火元は地下です。症状が出た頃というのは、1階まで火がまわり始めた頃で地下は大火事です。今の治療法は頼りない治療法ですが、このような状態でとりあえず症状を抑える、つまり住人が居る1階部分

の消火に努めるアセチルコリン系の薬は悪くないかもしれません。一方、地下の部分を消化する新薬ができても、地下がすでに大火になってからでは消火は困難です。この治療法を成功させるためには、早期診断とセットでなければ成功は望めません。地下がまだボヤのうちから消化を始めないといけません。私だけでなく世界中のかなり多くの人がそう考えています。

今回の教訓です。早期診断法の開発が大事です。早期診断法、病気の状況をモニターするバイオマーカーが必要です。治験のデザインもよく考える必要があります。とりあえずやるというのは駄目でしょう。アルツハイマー病に限らず、ほかの病気でも同様です。複雑な病気は発症してから何とかするのでなく、いろいろな複雑な経路を渡って発症するので、発症前の前期の症状を上手に捉え、先制医療ができないか。アルツハイマー病に限らず、皆が考えていることです。

アルツハイマー病の診断

アルツハイマー病で脳病理を知る方法に何があるか。一つは剖検脳です。亡くなった方しかできません。研究には役立つかもしれません。臨床には役立ちません。

話が前後しますが、認知症の診断、アルツハイマー病は剖検脳でなければ確定診断できないという定義があります。ですから、いかなる名医が診断しても臨床診断は、「おそらく」最もらしいアルツハイマー病、までなのです。しかも、その「おそらく」の診断基準も非常に文学的です。よく言えば経験のある臨床医ができる診断ですが、悪く言えばきわめて曖昧です。現在バイオマーカーが少しずつ開発されているところです。

アルツハイマー診断のためのバイオマーカー

そのバイオマーカーはどんなものか。アミロイドβを髄液中で調べます。髄

液は脳と直接触れているので、脳の状況をある程度反映しています。腰椎穿刺という侵襲性をともなう方法で採取します。脳に蓄積されたアミロイドβに結合する性質を持った物質を放射性アイソトープで標識し、その取り込み具合をPET（陽電子放射断層撮影）で測定します。アミロイドPETと呼びますが、サイクロトロンを持ったような大がかりな装置になります。大阪大学でアミロイドPETが導入されたのは、わりと最近で、検査費用も高額になってしまいます。血圧測定、血糖値の測定のように40歳になったら毎年髄液やPETを検査、というわけにはいきません。

　このように、ほかの病気と比べ、バイオマーカーはあまりうまく機能していません。アミロイドβもややこしく、脳にアミロイドβは蓄積されますが、髄液中のアミロイドβは下がってしまうという不思議な現象が起こります。薬が効いたときに上がるのか、下がるのか、どちらに転ぶのか、評価は難しい。モニタリングに使いづらいという問題があります。

　大阪大学精神科に同僚の、別グループの仕事があります。元々基礎研究から始まって、大河内正康先生らの素晴らしい発想力と突破力でアミロイドβ産生のメカニズムを解明しました。その過程で、バイオマーカーになるのでないかという物質が発見されました。血中で調べると言っています。現在のところ、家族性アルツハイマー病の患者さんでよいデータが取れています。来月からは孤発性アルツハイマー病患者さんの血液と高齢健常者での比較を、国の大型予算の後押しで始めています。技術的には、質量分析器の高級な物を使っています。2002年にノーベル賞を受賞した島津製作所の田中耕一先生がやった質量分析器を発展させたような技術で使っています。

　そのほかにも世界中でいろいろな人が挑戦しています。プラズマローゲンというリン脂質の研究はカナダのベンチャー企業がやっていて、今はかなりよいところまでいっています。ADNI（アドニ）というアメリカでアルツハイマー病になる前にどんなことが起きるのかを調べる大規模な研究がありますが、その検体で最終的な有効性を検定するところまでいっています。そのメタボロミクス（代謝物の解析）も田中耕一先生が開発した質量分析の応用技術です。この研究の最初の立ち上げのとき、この会社は研究パートナーを探すのに苦労したそうで北米では見つけられなかったらしく、大阪大学まで来られて私た

ちが口説かれました。非常に熱意がある人なので、簡単なことならば手伝うということで、立ち上げのときには協力させてもらいました。

　ほかにも多くの世界中の研究者や企業がバイオメーカー開発に挑戦しています。

アルツハイマー病の治療薬

　アルツハイマー病の研究と臨床応用についてです。ここまでの話ですが、家族性アルツハイマー病の技術ができ、アミロイドβの解明が大切と分かって、いまはその薬をトライアル中です。今後それを実現するまで我々の世代で何とかしたい。一つか二つは成功したいと思います。

　同時に次の世代、次の薬の基になる基礎研究もやる必要があります。AIDS の HIV も、複数の作用機序の違う薬を組み合わせないとコントロールできませんでした。たぶんアルツハイマー病も武器は多いほうがよいと思います。そのネタになる作業を我々はしないといけません。それを基にした薬が我々の世代でできればよいのですが、できなければ皆さんの世代に託すことになるのでないかと思います。

　技術革新が起こっている分野では新しい発見、臨床につながる発見が出てくるチャンスは多いです。技術革新が急速に進歩している分野は何でしょう。一つは DNA、RNA のシークエンス、塩基を読み取る技術です。2001～2011 年の間には著しく進んでいます。

　どんどん進んでいるもう一つの分野では、CPU、IC のチップの集積度があります。同じ時期を比べようと思います。縦軸が違うものを重ねることは科学者がやってはいけないことですが、遊びなので重ねてみます。CPU の進歩に比べ、同じ期間で DNA シークエンスは、1,000 倍以上速いスピードで伸びています。それだけ速いと単に速くできる、安くできるではなく、これまで全くできなかったような研究ができます。これまでにはあり得ないアイデアが出てくるような次元になります。そこに何かチャンスがあるのでないかと考えます。

　アルツハイマー病は非常に複雑な病気です。いろいろな要素があります。

サイエンスとして考えると物質レベルに落とし込まないといけません。生活習慣、環境因子は科学的に物質レベルでみるのが難しいです。やはり攻め口としては遺伝子です。混乱してはいけないので解説すると、先ほどメンデルの法則に従う家族性アルツハイマー病があると言いました。1個のアンラッキーな遺伝子があれば発症しますが、そうでない大多数のアルツハイマー病の方も、遺伝子が全く関係ないわけではありません。背の高い人が多い家族より、癌の人が親戚にいる家族に癌が多いのと同じように、何らかの体質的なものが病気の発症に関係しています。具体的に何かを知れば、治療法の突破口になるのでないかと考えています。アルツハイマー病は複雑で、急速に進歩したシークエンス技術をもってしても解明できません。最新技術を使っても莫大なお金、研究者の人数がかかります。

　私は大阪大学に戻ったときに、本来は違う仕事をしていたのですが、文部科学省のプロジェクトでアルツハイマー病の遺伝子探しを頼まれました。私は遺伝子のことを全くやったことが無いので、どうすればよいのか分かりませんでしたが、いろいろ調べたら世界のトップランナーでも苦労している世界だったのです。それを日本でやるのはどうなのか、医局で一緒に仕事をできる人は私を含めても2～3人しかいません。欧米では数百人のプロがいても、なかなかうまくいっていません。

　何故研究がうまくいっていないのかから考えました。一つに、ヒトの場合は環境因子が統制できません。ゲノムは個人間の差異が複雑です。その辺のことはマウスを使えば解析できます。解析方法は専門的ですが、ゲノムの解析をするよりはRNAレベルで解析をしたほうがうまくいくのではと、新しい解析方法を思いつきました。ヒトのゲノムをやっている人たちは、意外とそのへんのことをよく知りません。

　実験用マウスにもいろいろな種類があります。イヌにはコーギー、柴犬などいろいろあり、性格も違いますが、マウスもいろいろなマウス系統がいます。まずアルツハイマー病になりにくいマウス系統がいるかを調べました。とりあえず三系統。DBA/2というマウスはおとなしいマウスです。B6はよく喧嘩して、下手な人が扱うと指をかまれます。そういうマウス系統間でアルツハイマー病のなりやすさに差があるのかを調べました。

どうも DBA/2 は頭のなかにたまるアミロイドβ量が3分の1〜4分の1しかないと分かりました。DBA/2 はアルツハイマー病になりにくいマウスですが、DBA/2 のマウスはどの遺伝子、体質的に何が原因なのかを独自の方法で見つけました。答えから言うとその遺伝子は *KLc1E* でした。それがアミロイドβの蓄積をコントロールしています。本当かどうかを調べるためにマウスのゲノムを調べました。*KLc1* 領域にアミロイドβが多い系統は、同じ *KLc1* の遺伝子を持っていました。しかし、少ないマウス系統は別の *KLc1* ゲノムを持っています。

ヒトではどうか。ヒトの脳で調べても、アルツハイマーの患者さんでは KLC1E が高かったのです。末梢血でも KLC1E 高値が確認されました。大阪大学の外来に来てくれる患者さんに血液をいただきました。さらに培養実験でも、KLC1E を人工的に減らすとアミロイドβの産生も減ることが分かりました。KLC1E を触ると根本的な治療薬の開発につながるのではないかと考えました。

KLc1E は細胞内輸送に関係する重要なタンパク質です。細胞内輸送はアミロイドβの下流にある病理のなかの一つに過ぎないと考えていました。しかし、細胞内輸送が狂うことで、その上流のアミロイドβが影響を受けることが分かりました。新しい仮説が出てきたわけです。

仮説から始まる研究、データから始まる研究

少しアルツハイマー病からずれますが、医学研究、バイオの研究は仮説を立てることが大切です。例えば物理学と比べると医学、生命科学の対象となる病気はたくさんあります。分子の数もたくさんあります。遺伝子、タンパクもたくさんあります。ということは、世界で最初の研究をいくらでもすることができます。この病気とこの分子をつなげる研究を誰もやっていないので、私が最初の研究になりますと、いくらでもできます。しかしながら、私たちの時間も、研究費も、研究者の数も限られています。だから重要な仮説を思いついて、それを上手に証明することが大切と言われています。

一方、最近出てきた研究のスタイルは、仮説が特にありません。大量のデータ、シークエンスのデータ、我々の行った発現解析のデータがそうですが、あれは 2 万個の遺伝子から拾ってきたわけです。大量のデータから一つの答を見つける。我々の場合、KLc1 がアルツハイマー病をコントロールしていると分かったのですが、データから始まって、仮説が後から出てくる研究が今は増えています。こちらも大切です。
　今、高校数学で最終ゴールは微分・積分と聞いています。確率・統計はおまけです。しかし、こういう科学をやろうと思うと、確率・統計が重要なのです。欧米の高校数学のゴール地点は微分・積分でなく、確率・統計に移っています。確率・統計をしっかり勉強している人が大切になっています。

近い将来のために

　アルツハイマー病の解明、治療は難しい病気です。どうすればよいのか。1 人の研究者で解決できるほど簡単な問題ではありません。一つの国でもたぶん無理でしょう。一つの企業でも無理でしょう。だから複数の企業が研究費を融通しあうことです。複数の製薬企業で同じ仕事をすることはこれまであり得ないことでしたが、それも必要になります。しかし、現在、そういった動きは始まっています。日本はその議論から取り残された感じがあって心配しましたが、そういう議論は始まっています。
　まずは根本治療薬、アミロイド β を解明し、脳病理そのものを抑え、病気を克服することは、難しいでしょうが、発症を 5 年程度遅らせるような薬をつくろうということです。そうすれば医療費、介護費をかなり抑えられるという試算が出ています。
　脳病理を抑制する薬の開発と早期のバイオマーカー、ないしは治療効果を見るバイオマーカー、両方の開発がそろって初めてアルツハイマー病が克服されると考えています。
　繰り返しになりますが、基礎研究と臨床研究の関係です。基礎研究の成果が 20 ～ 30 年後に薬として開発され、臨床で使用されます。家族性アルツハ

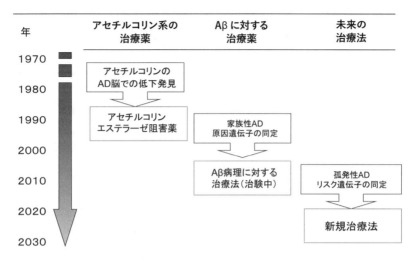

図　基礎的研究から臨床応用への translation

イマー病の研究からアミロイド β 産生抑制による治療の可能性、現在、臨床治験中で、我々の世代で何とかしたい。次世代は複雑な孤発性アルツハイマー病そのものを分子レベルで理解し、それに基づいた薬を開発しようということです（図）。それは我々の世代では間に合わず、皆さんの世代にバトンタッチすることになるかもしれません。

　2012 年公開の日本映画、「わが母の記」は井上靖の自伝的小説を原作とした映画です。Yahoo! の映画レビューには、かなりヘビーなコメントがたくさんありました。「経験者だったら誰でも知っています。認知症はここで役者さんが演じたようなかわいいものでも、ユーモラスでもありません」「大脳の疾患なのですから医療が必要です」「認知症への正しい理解と医療・福祉制度の充実が急務です」というコメントです。「経験者」とは介護経験者のことかと思います。数年後には、その期待に応えられる世界、「医療のおかげでだいぶ助かっています」というコメントが出るようになるまで、我々の世代で持っていければと思います。

3-2 認知症医療の現状と問題点、その対策

木下彩栄
京都大学大学院医学研究科人間健康科学系専攻　在宅医療看護学分野　教授

超高齢社会の深刻な社会問題としての認知症

65歳以上の高齢者の割合は4人に1人、25%で、毎年1%ずつ増加しています。健康な高齢者が増えるだけならよいのですが、認知症も増加しています。認知症罹患率は、462万人と言われていますが、筑波大学の調査では、500万人を超えているとも言われています。

実は最近まで我々専門医の間では170万人と言われていました。にもかかわらず、介護施設が足りない、ケア施設が足りないと騒がれ、調査したところ300万人以上いるのではないかと推計され、厚労省が再度全国の施設で調査をしたところ、462万人いることが分かったのです。さらに、認知症の前段階の方が400万人程度いるということも分かってきました。

何故、認知症が増加しているのでしょうか。当然、高齢化社会が一つの要因です。60歳の後半では2%が認知症と言われています。加齢とともに増え、85歳以上では3人に1人ということになっています。100歳ですと、90%以上の方が認知症と言われています。加齢とともに認知症になるということは正常老化であるとも考えられます。このように、認知症は寿命が延びて直面した現代の病気と言うことができます。

認知症の背景疾患と症状

認知症の原因は、さまざまにありますが、アルツハイマー型が全体の70%を占めています。次いで脳血管性認知症、レビー小体型認知症となります。

ということで、ここではアルツハイマー型認知症の話をメインにとりあげます。

アルツハイマー病患者の脳は萎縮のために隙間が多くなっていることが分かります。記憶の中枢の海馬も萎縮しています。したがって、認知症の患者さんは新しいことを覚えることができなくなります。

認知症で問題となるのは、まず記憶障害です。通常、年齢とともに物忘れは多くなります。こうした物忘れの多くは、正常な加齢によるものです。正常か病的かを見分けるためのクイズがあります。「1．犬やリンゴのようなよく知っている物の言葉が出てこない」「2．話している相手の名前を忘れ、後から思い出す」「3．広い駐車場のどこに駐車したか思い出せない」「4．冷蔵庫から財布が出てくるなど、無くした物が意外なところから出てくる」「5．つくった料理を忘れていて、食卓に出さない」「6．料理を自分でつくったのに、つくったこと自体をわすれる」「7．知らないところに行くと、道が分からなくなる」「8．真夏なのにコートを着て出かける」「9．数ヵ月の間に人が変わったように、怒りっぽくなる」「10．ケーキなどを腐るほど沢山買ってくる」。この2、3、5、7は単なる老化による物忘れです。

認知症の物忘れは、体験自体すべてを忘れてしまいます。これをエピソード記憶の障害と言います。つまり新しい出来事を記憶できないということです。ですからヒントを与えられても思い出せません。そのために日常生活に支障をきたします。物忘れの自覚もありません。探し物は誰かが盗んだと思ってしまいます。

アルツハイマー型認知症の初期症状

このような背景があるために、アルツハイマー型認知症の初期症状としては、同じことを何度も言ったり、聞いたりするようになります。さらに、物をどこにしまったか分からなくなる、関心がなくなる、怒りっぽくなるなど、こういった症状が出てきたら疑う必要があります。

こういった症状を我々は中核症状と呼びます。これらの症状はアルツハイマー型認知症の患者さんの100％に出現します。認知症が進行するほど、中

核症状も進行します。中核症状は神経細胞の脱落によって生じます。それに対して、周辺症状（BPSD）である徘徊、暴言・暴力、睡眠障害、妄想、抑うつ、幻覚、不安などは、周囲の環境などに反応して出現しますので、必ずしも全員に出現する症状ではありません。しかし、徘徊や暴言・暴力などは非常に介護者の負担を増大させます。

　私の患者さんに非常に元気で足腰も強い方がいて、徘徊癖があります。ある日、夜中の12時頃に着の身着のまま出て行ってしまいました。お金ももちろん持っていません。捜索願まで出しましたが、翌日、滋賀県の○○市から連絡が入りました。たぶん、京都から100kmくらいはあると思います。どうやってそこまで行ったのか分かりませんでした。しかし、ある日、ご家族の方が患者さんと散歩しているときに、患者さんがトラックの運転手に声をかけたのです。実は、○○までヒッチハイクしていたのでした。この患者さんの生まれが○○で、彼にとっては、○○が自分の家だったのです。しかし、認知症の進行によって現在の自宅の記憶も無くなってしまったのです。このように、徘徊といっても何らかの理由があるのです。しかし、介護者にとってはとても困ったことです。

　私の一番困っている症例を紹介します。59歳で若年性アルツハイマー病と診断され、現在、65歳です。この方は、妄想が強く、2階の窓から放尿したり、悪い人が入って来るということで、ナイフを畳に突き立てるような行動をとります。また、散歩に出たまま帰らず、他人の鞄を自分の物と言い張り、窃盗で逮捕されて連絡が来たこともありました。もう一つ、周辺症状で困るのが不潔行為です。最近は2階の窓からの放尿は一旦収まっていたのですが、失禁がひどいため、おむつパンツをはかせるようにしました。ところが自分でトイレで用を足したいのか、おむつパンツを脱いで、いたるところで排泄をしてしまうのです。特に顕著だったのが、階段の踊り場です。また、便秘気味の硬い大便を投げるといった行為も見られるようになりました。介護者からすると地獄です。

　このように周辺症状も大変ですが、中核症状も進行すると何もできなくなるので介護に手がかかります。例えば、椅子に座ることもできません（失行）。言葉が出なくなる方もいらっしゃいます（失語）。一級建築士で、設計図など

も書いていた方が、図形も書けなくなりました（空間認識能低下）。料理するのに3時間もかかるようになる方もいらっしゃいます（実行機能障害）。真冬に水風呂に入って亡くなった方もいらっしゃいます（判断力の障害）。

　このようにアルツハイマー病は徐々に進行し、病気の進行が止まったり、もとに戻ったりすることはありません。最終的には寝たきりになり、コミュニケーションもとれなくなってしまいます。

認知症医療の問題点―早期発見、早期治療の難しさ―

　認知症は早期発見、早期治療が大切です。しかし、自分で気づくことが難しいのです。事例を紹介します。

事例1　大会社のワンマン社長。不適切な経営によって背任容疑で裁判となりました。ワンマンな頃からすでに認知症はあったものと思われます。外科手術をしたカルテが残っていますが、そこに理解力低下などの指摘があったのです。ただ、周囲の人間は本人にそれを言うことができませんでした。

事例2　80歳代の資産家の女性。子ども2人、娘と息子がおり、娘が同居して面倒を見ていました。娘の孫の養子縁組が知らない間に進められ、子どもが3人になっていました。女性の希望で行ったとされましたが、その時点の女性の認知機能は長谷川式テストで6点しかありませんでした。養子縁組できるような状態ではありません。さらに、娘はお母さんが欲しがっているから、といって高価な買い物も繰り返しており、兄である息子が裁判を起こしました。たぶん、娘が企てたことだったのでしょう。

事例3　家でも無口な大学教授。学生への指導がおかしいと教授会で懲戒処分になるほど糾弾されました。ご家族の方に連れられて検査入院されたときにはかなり進行しており、長谷川式で10点くらいの高度な認知症でした。元々無口であり、またインテリジェンスが高すぎて周囲が気づかなかったのです。

このように、早期から介入しておかないと、取り返しのつかない社会的、家庭的トラブルが引き起こされてしまいます。ですから、早期発見し、適切な対処が重要になります。

家族の介護負担と患者の独居

　次に問題となるのが、家族の介護負担です。先ほどの例のように尿失禁などが始まると、介護も大変になります。前述したように認知機能自体は、徐々に低下していきますが、移動、排泄、入浴などができなくなるのが、中期の頃です。また、徘徊や暴言・暴力などのBPSDも中期の頃から出始めます。当然、介護者のストレスも大きく、それが悲劇につながることも多くあります。新聞を読んでいても、週1回程度、介護殺人や介護自殺などの記事が掲載されます。また、介護者による虐待なども取り上げられています。虐待が高じて殺人にいたることもあります。認知症の方は虐待を受けていてもそれを訴えることができないのです。虐待されていると訴えると介護が受けられなくなるという弱みもあるわけです。このような虐待は特に、息子1人で介護している場合が多いと言われています。家族だけでなく、施設のケアスタッフによる虐待も起きます。生爪をはがしたり、胃袋のなかにゴム手袋が何枚も入っていた、というような虐待が疑われるケースが報道されていましたが、氷山の一角と言われております。

　一方、認知症の男性が線路に入り、列車と接触死亡したせいでJRから家族に莫大な損害賠償が請求された事例もあります。この90歳代の男性の同居者は80代後半の妻で、妻が見守りを怠ったという過失があったとされました。息子は東京に住んでおり、徘徊を止める適切な措置がとれていなかったということです。できるだけのことはされていたようですが、このような足腰の正常な認知症患者さんの徘徊を止めるのは非常に難しいことです。しかし、名古屋地裁で裁判では家族に過失があったとされる大変厳しい判決がだされましたが、その後、周囲の声もあり、名古屋高裁で減額になりました。しかし、このようなことで家族に過失があったとされるのでは、在宅医療は成り立たな

くなってしまいます。

　さらに問題なのが、独居の認知症患者さんです。現在、独居認知症患者さんは急激に増加しつつあります。独居の方は、自分では認知症を自覚できませんので、医療機関を受診しません。また、地域とのつながりも希薄化していますので、サポートする人もほとんどありません。その結果、ゴミ屋敷、火事、交通事故、犯罪行為などさまざまな問題が生じてきて、警察が介入して初めて高度の認知症であることが確認されることがあるのです。

不足する介護の手

　毎日新聞特別報道グループの取材がまとめられた『老いてさまよう』という本が発行されています。菊池寛賞を受賞しました。内容としては賛否両論ありますが、機会があれば読んでみてください。認知症で徘徊し、そのまま行方不明者となって、自分の名前も分からないまま仮名で地域の施設で暮らす人のことも書かれています。また独居もできず、家族もいない、行き場の無い認知症患者さんは、施設も受け入れてくれません。悪徳業者がこういった患者を監禁して問題となりました。しかし、患者さんはそこを利用するしかありません。身寄りの無い認知症患者さんは、強制入院させられた後、安価な田舎の施設に送られるということもあるようです。行政が仕方なくそういう業者を紹介しているケースもあると記載されています。

　現在介護に携わっているのが、生産年齢の世代になります。この世代が介護に専念することで社会全体の生産性も低下してしまいます。介護に専念するため仕事を辞めれば、個々で見ても収入が無くなるという生活苦に陥ってしまいます。実際に介護や看護を理由に離職する60歳未満の人は、男性で60％、女性で80％です。これを「介護離職」と言われるようになりました。

　そもそも日本は超高齢社会で、1人の高齢者を支える現役世代の人数は、1970年には9.8人であったものが、2000年には3.9人まで減少しています。皆さんが高齢者となる2050年頃には1.4人で1人を支えるということになってしまいます。現在は、介護保険や医療を受けられますが、2050年に

はそれすら受けられない世界になってしまいます。したがって、女性、高齢者、外国人などさまざまな人たちが協力して社会を支えていかなくてはなりません。育児や介護での離職を食い止める、退職しても働けるような環境整備なども将来的には必要になってきます。

　喫緊の課題の一つとして、2025年問題があります。団塊の世代が2025年に一挙に後期高齢者に突入してしまいます。そうすると社会補償費が急増することが懸念されています。そのため、2025年には介護職員の人数も250万人が必要と言われています。しかし、介護職員は賃金が安いこともあり、なり手もそれほど多くありません。そこで小泉首相の頃、フィリピンと経済連携協定を結び、海外から看護師、介護士を受け入れる政策を打ち出しました。しかし、フィリピンとはなかなか話が進まず、その後協定を結んだインドネシアから看護師、介護士の候補者がまず訪日しました。日本語も話せない人たちですが、半年の研修期間後、200名程度が現場で働くことになりました。しかし、疾患構造が異なり、インドネシアには認知症はそれほどいません。糖尿病もほとんどありません。感染症で亡くなる方が多い国です。また、日本語で行われる国家試験が難関となっています。したがって、外国人の看護師、介護士は、今の時点では戦力となっていないのが現実です。

　このような高齢化にともなう問題は、日本ほどではありませんが、諸外国でも存在します。スウェーデンやフランスなどは19世紀の終わり頃から高齢化は問題となっていました。しかし、欧米諸国では、古くから、英語のできる看護師や介護士を海外から導入していたのです。そのため、フィリピンから看護師や介護士の流出が始まりました。欧米で働くほうが、給料がよいわけです。医師まで看護師、介護士の免許を取得して欧米で働くようになり、フィリピンの医療崩壊が問題となっています。しかし、フィリピンとしては、看護師や介護士を輸出するという政策も視野に入れており、育成して外国へ送り出し外貨を稼ぐといった目的もあるようです。

　このように、看護師移民、看護師脱出などの言葉が生まれ、アイルランドでは、海外からの看護師が9,000人いて、そのうち半数がフィリピン人です。米国でも看護師移民の受け入れに積極的です。このように介護においても世界のフラット化の波が押し寄せてきています。

認知症の原因と発症時期

　これだけ問題となっている認知症ですが、それを解決するには認知症にならなければよいのです。そのためには病気の原因を解明しなければなりません。例えば、アルツハイマー病は、老人斑、神経原線維変化という特徴的な病変があります。老人斑はアミロイドβタンパクが沈着したものです。神経原性変化はリン酸化されたτ（タウ）タンパクから成ります。しかしながらアミロイドβがどうして産生されるのか、それがどのように神経細胞死につながるかは十分に解明されていません。

　一方、技術の進歩によって、こういった病変があることを、生体で捉えることができるようになってきました。老人斑を赤く染めて同定できるアミロイドPETが開発されました。タウタンパクを特異的に描出するタウPETも開発されました。これらを用いて、アルツハイマー病研究のプロジェクト、DIAN（Dominant Inherited Alzheimer Network）研究が行われました。家族性アルツハイマー病家系の方でアルツハイマー病未発症例128名を集めました。対象を遺伝子検査でキャリア88名、非キャリア40名に分け、認知機能、PET画像、脳脊髄液などを測定し、発症までの病気の経過を予測しようとす

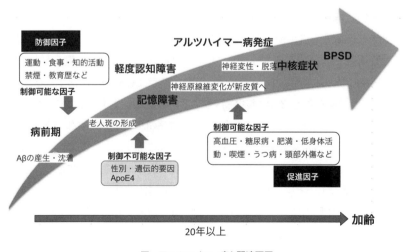

図　アルツハイマー病と関連要因

る研究です。その結果、60、70歳辺りの発症する10年以上前から脳内に老人斑が形成されつつあることが分かりました。つまりアルツハイマー病は年を取ってからなる病気ではなく、20年以上前の中年期から病的変化が始まっている病気なのです（図）。ですから、未発症の若いうちから発症予防しないと意味がありません。では、どのように介入すれば発症予防ができるのでしょうか。発症リスクに対するエビデンスを探求するために、疫学研究が行われています。

まず、生活習慣の視点から研究が行われています。デボラ・バーンズ（Deborah Barnes）先生らが2011年に発表した報告があります。中年期高血圧、糖尿病、中年期肥満、抑うつ、運動習慣の欠如、喫煙、低教育水準の七つに着目し、アルツハイマー病に関連するとされる、これらの因子にしっかり介入していけば、アルツハイマー病を減らせるのではないかという主張です。10〜25%軽減すれば全世界でAD患者を110〜300万人減らせる可能性があるということです。

糖尿病との関係

具体的に糖尿病についてみていきます。糖尿病とアルツハイマー病との因果関係は以前から日本でも言われており、最近特に注目されています。当然、脳血管性認知症は糖尿病にかかっていると発症率が高く密接な関係があることは分かっていますが、アルツハイマー病の発症にも関わりがあり、糖尿病を有すると、発症率が3倍くらい高くなると言われています。そこで、我々は、モデルマウスで本当にそうなるのかを検討してみました。20週間、糖尿病になるように高脂肪食を与えると肥満体のマウスになります。正常食マウスとこのマウスでモリス水迷路試験という記憶力試験の比較を行いました。通常、5日間も練習させるとゴールへの到達時間が早くなります。正常食マウスでは学習によって経日的にゴールに到達する時間が短縮されましたが、高脂肪食マウスでは5日間練習してもほとんど覚えず、ゴールになかなか到達できませんでした。

また、脳を調べてみると、高脂肪食マウスでは老人斑も増えていました。この結果よりアルツハイマー病予防のためには、食事もしっかり気を付けていかなければならないことが分かります。

　運動習慣の欠如についてもお話します。先ほどの糖尿病になるようにしむけた高脂肪食のマウスの群、高脂肪食で10週間運動をさせる群、ダイエットをさせる群、運動トレーニングとダイエットを同時に行う群、正常マウスの5つの群に分け、モリス水迷路試験モデルで認知機能を比較しました。5日目のゴールまでの到達時間をみると、高脂肪食を食べさせるとなかなかゴールに到達しません。ところが運動をさせた群は高脂肪食を食べているにもかかわらず、到達時間が早くなります。ダイエットしたほうは少しましになるのですが、運動したほうが、効果が出ています。老人斑の密度を調べたものをみても運動によって老人斑が消えるという効果がでています。人間でも運動は認知機能にもよい効果があると分かっています。1年間、ウォーキングなどの有酸素運動をすると海馬の体積が増大するという報告も出ています。

低教育水準と言語能力

　修道女研究というのを聞いたことがあるでしょうか。一般的に、ヒトの研究が難しいのはいろいろな時間帯に生活をして好きな食品も異なるなど、いろいろな変数があるため、一つのことを研究するために、ほかの要素を排除する、というのが難しいからなのです。ところが、修道女の場合は皆同じ生活をしています。同じ修道院で寝食やさまざまな活動をしながら行動をともにし、という生活が亡くなるまで続きます。ある意味、疫学研究にぴったりのサンプルなのです。それに着目したのが、デヴィッド・スノウドン（David Snowdon）先生です。修道女たちの若い頃からの記録がすべてとってあり、死後に病理学的に解剖すると献脳もするということにも同意されているという研究です。この研究について『100歳の美しい脳―アルツハイマー病解明に手をさしのべた修道女たち』（藤井留美訳・DHC）という本を書いていらっしゃいますが、絶版になっています。英語版の原著 *Aging with Grace* は手に入

れることができます。

　この研究によると若い頃（平均年齢22歳）のときに書いた文章の意味密度（語彙力など）と、老年期（80歳の頃）のMMSE（長谷川式のような認知機能を調べるテスト）とには相関関係があると言われています。若い頃に書いた文章の意味密度が上位の人は、老年期のMMSEが24点未満で、認知機能が低下していた人は2%未満でした。しかし、22歳の頃に意味密度の下位グループは老年期に認知機能が低下していた人は35%もいたのです。若い頃の言語能力が老年期にアルツハイマーになるかどうかをある意味予言しているとスノウドン先生は言っています。面白いことに言語能力なんですね。数学能力ではないのです。若い頃にシナプスを鍛える、いわゆる認知予備能をしっかりつくっておくこと、本を読む、子どもが小さいうちは読み聞かせをするということが大切だと言っています。スマホではこうした能力がつきにくいと思いますので、若いうちにしっかり本をよんで、言語能力をつけておいてください。

　何人かの修道女の場合、脳全体が委縮して非常に高度のアルツハイマー病の病理を示したケースがありました。老人斑がたくさんできて脳細胞がたくさん死んでいたのです。しかしながら、このような脳でも全く生前認知症の症状がなかった人もいます。

　83歳で亡くなったシスター・マーガレットは病理学的には最も高度なアルツハイマー病を示していたにもかかわらず、亡くなるまで認知機能は全く正常でした。修士号を取得し教員をしていた方です。スノウドン先生によれば脳に強靭な抵抗力があり、症状が現れるよりも先に寿命が尽きて亡くなった、逃げおおせたのだと言っています。もし83歳で亡くなったのではなく、93歳で亡くなったとしたら症状がでていただろうと思われます。このようにアルツハイマー病理にかかわらず認知予備能を高めるということが予防的な効果を持つ可能性があります。このように低教育歴であることがアルツハイマー病のリスクを高めるということは疫学的に示されています。

　また、バイリンガルは認知症発症を遅らせるという報告も出ています。インドの認知症患者の研究です。インドのある地域では移民が多いのですが、移民の方はバイリンガル、トライリンガル（トリリンガル）で話す方が多いです。

教育歴と関係あると思うかもしれません。当然バイリンガルであれば高等教育を受けて、インテリジェントな家庭で育ったのではないかと思うでしょう。しかしこの地域は貧しい地域でほとんどの方が文盲なのです。ところがそのような状況でもモノリンガルよりもバイリンガルの人の方が、アルツハイマー病の発症が4〜5年も遅くなっていました。この報告では、外国語を学ぶこと、複数言語を学ぶことで、脳にとっては全身運動のような刺激を受けるのではないかと推測しています。大人になって普通に生活していると新しいことを学ぶということが無いのですが、外国語を学ぶことはいろいろなことを記憶するというところが、記憶力を鍛えるのに非常によいようです。

生活習慣と頭部外傷

　食事はどうしたらよいのでしょうか。我が国の疫学研究で有名な福岡県の久山町（ひさやままち）の大規模な疫学的な研究の結果では、大豆製品と乳製品を豊富に摂ることが非常によいとされて、このような食事パターンの人は、認知症リスクが3割低いと言われています。脂っこい物ばかりでなく、野菜類はもちろん、乳製品を摂取するよう、ご家族で心がけて頂けるとよいと思います。

　ここまでをまとめると、運動することは生活習慣病にも非常によいことが分かっておりますので、適度に運動をし、食事にも気を付けて、若い頃からよく勉強して脳の予備能力を鍛えてください。

　最後に頭部外傷についてです。フィギュアスケートの羽生選手が転倒して頭を打った後にすぐに競技を再開しましたね。これについては脳外科の先生方を含めて賛否両論でしたが、最近では頭部外傷には慎重に、ということが言われています。何故かというと、アメリカでアメリカンフットボールの選手が若いうちから認知症を発症する確率が非常に高いということが話題になったからです。アメリカ脳外科学会がアメフト選手の脳を調べたところ、神経原線維変化が多数出ているのが分かりました。繰り返される頭部外傷を慢性外傷性脳症（CTE：Chronic Traumatic Encephalopathy）と言いますが、最近では脳震盪を起こしたら運動を続けない、専門医を受診する、しばらく運動

を休むようにと言われています。意識を失うほどの頭部外傷は必ず専門医を受診し、頭部外傷はスポーツにかかわらず気を付けてください。

認知症の予防と介入と治療

　認知症の進行は、うまく治療すればやや緩やかになります。早めに介入すれば早期治療によるベネフィットを享受でき、よい時期が長く続けられますが、逆に介入が遅れると大変な時期が長く続くわけです。

　ただし、残念ながら進行を食い止めることはできませんので現在治験中の薬などに期待をかけています。

　これまで述べてきたように皆さんのような若い方も決して無関係ではありません。若いうちからアルツハイマー病を意識して、語学学習、食事や運動の生活習慣に気を付けて心がけていけば、発症を何年か遅らせることができるかもしれません。90歳、100歳でもしっかりした頭で生きていられるかもしれません。

　来るべき超高齢社会における認知症対策はこれからの若い方たちにかかっています。医学にかかわらずいろいろな分野の方に考えて頂いて、よい社会になるよう、お手伝いして頂ければと思います。

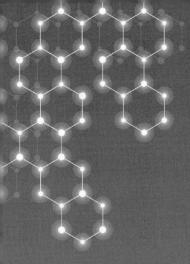

4

第4部

感覚器や中枢神経領域における先進医療・未来医療

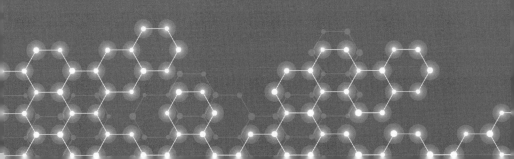

4-1 ブレイン・マシン・インターフェイス（BMI）
脳とコンピュータをつなぐ

吉峰俊樹

大阪大学大学院医学系研究科脳神経感覚器外科学講座　脳神経外科学　教授

はじめに

　脳神経外科は皆さんご存知のように脳腫瘍を手術する「腫瘍系分野」、脳動脈瘤や脳血管閉塞を扱う「脳血管系分野」、頭部外傷や脊髄損傷を扱う「外傷系分野」などがよく知られていますが、そのほかにもパーキンソン病やてんかんなど神経機能の不調を扱う「機能系分野」があります。今回お話しますのはこの「機能系分野」から発展したもので、「脳」と「機械」をつなぐことにより失われた身体機能を補おうとする、「ブレイン・マシン・インターフェイス（BMI）」と呼ばれる未来技術です。「機械」とはこの場合、「電子回路」、主に「コンピュータ」のことを指しています。「脳」と「機械」を「媒介するもの（インターフェイス）」ということで「ブレイン・マシン・インターフェイス（BMI）」と呼ばれるようになったわけです[1]。

　私たちが開発中のBMIは、脳の信号を「機械（コンピュータ）」で解読し、「患者さんが何をしようとしているのか」を読み取って、それに従ってパソコンやロボットなどの外部装置を動かせるようにするものです。

「閉じ込め症候群」

　脳卒中で手足が麻痺して体が全く動かなくなり、わずかに「まぶた」が動かせるだけになった患者さんの映画があります。ジャン＝ドミニク・ボビーさんという方の実話です。フランスの『ELLE』というファッション雑誌の編集長で、華やかな人生の絶頂期、42歳のとき、息子さんと一緒にドライブ中、突

然脳出血を起こしました。非常に重症で意識はなく、呼吸も止まっており、人工呼吸で一命を取り留めました。しかし、次第に意識が回復し、3週間ほどすると周りで何が起こっているかも分かるようになったとボビーさんは言います。ですが、手も足も顔も動かないため、周りの医師や看護師たちは昏睡状態が続いていると思っていたそうです。が、あるとき、看護師さんはボビーさんの左の「まぶた」が時々何か意味があるように動いているのではないかと感じました。医師も呼ばれ、彼らはボビーさんは意識はあるけれども顔も手足も動かせない状態ではないかと考えました。そこで言語療法士、リハビリテーションのなかでも特に言語のリハビリをするかたが対応することになりました。

まず意思を伝える方法を考えなくてはなりません。そこで、彼女が始めたのが「瞬き」でコミュニケーションをとる方法です。質問に対し、YESなら瞬き1回、NOなら2回で返事してもらう、という方法です。そのことを話すと、ボビーさんは1回瞬きをしました。やはり分かっているのです。こういう場合、「文字盤」という道具が使われます。文字盤に書かれたアルファベットの文字を彼女が順番に読みあげていき、患者さんは伝えたい文字のところにくると瞬きをして、それを伝えるわけです。これで何とかボビーさんと会話ができるようになりました。ボビーさんは、そのうちに気を取り直し、瞬きで文字を一つひとつ拾っていき、それを筆記者が書きとめるという方法で随筆のような本を書き上げた、という実話です。

ボビーさんのような方の状態を、「閉じ込め症候群」と言います。分かっているけれども自分の意思を全く伝えることができない状態です。考えることはできたのですが、それを外に表現する手段（身体機能）がなかったのです。このような方の場合、脳は正常に機能していますので、その信号を読み取ることができれば、それを用いて外部の機械を操作できるのではないかと私たちは考えています。

ブレイン・マシン・インターフェイス（BMI）とは

さて、広い意味でいえば、BMIとは、「脳と機械の間で信号をやり取りして、

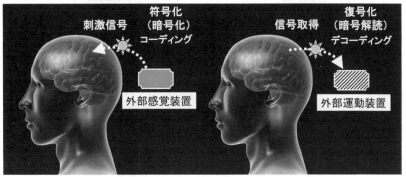

図1　BMIは信号のやり取りの方向により2種類に分類できる

障害されたヒトの神経機能を再建する技術」ということになります。BMIは「信号をやり取りする方向」により大きく2種類に分けられます。入力型と出力型です（図1）[1]。

「入力型BMI」は「感覚型BMI」とも言われ、外部センサーで取得した感覚信号を脳に受け入れられやすいように電気信号に変換し（コーディング）、これで脳を刺激して感覚を取り戻そうとするものです。例えば左右両方の聴神経が損傷して全く音の聞こえない患者さんであっても、音をマイクで拾って電気信号に変換し、これで脳を刺激して聴力を取り戻すことができます。人工聴力として実用化されていますが、この場合は脳幹（蝸牛神経核）に針電極を挿入して刺激しますので「聴性脳幹インプラント（auditory brainstem implant、ABI）」と言われます。そのほか、光をCCDカメラで捕らえて、映像を電気信号に変換して脳（視覚野）を刺激する人工視覚も開発が進んでいます。

「出力型BMI」あるいは「運動型BMI」と言われるものは、運動をイメージするときに出てくる脳の信号を解読して（復号化、デコーディングと言います）、その意味するところ（何をしようと考えているのか）を推定し、それに従ってロボットなどの外部機器を操作するものです。私たちはこのような「出力型BMI」を開発し、先ほどの「閉じ込め症候群」などのような重症の運動機能

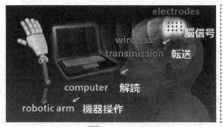
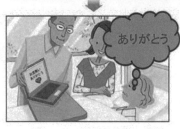
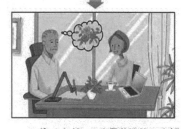

コンピュータによる意思伝達の支援　　ロボットなどによる運動機能の支援

図2　「脳」と「機械」をつないで失われた神経機能を再建する

障害を来した患者さんの生活を支援したいと考えています。実際には、脳の表面に電極を置き、脳表脳波（皮質脳波）を記録して、これを無線で外部のコンピュータに送り、脳波を解読して「患者さんが考えるだけで」コンピュータやロボットなどを操作できるシステムの開発を進めています（図2）。

最初のBMI実験

10年前までは、このようなことは夢の話だと思われていました。しかし、その常識を変えたのが、1999年に発表された一つの論文です。次のような実験が報告されています[2]。

ネズミをケージのなかで飼って、飲み水を制限して喉が渇いた状態にしておきます。そして、ケージの窓のそばにレバーを設置し、ネズミが前足でレバーを押すと水滴のついたアームが窓まで動いてそこからネズミが水を飲めるというようにしておきます。そうするとネズミはレバーを押すと水が飲めることを自

然に学習しますが、このネズミの脳に電極を刺入しておいてそこからの信号を解読するという工夫をしておきました。そうすると、ネズミが前足を伸ばしてレバーを押そうとするときに一致して神経細胞から強い信号がでる部位が見つかりました。よく観察すると前足を伸ばす 10 〜 20 ミリ秒前に出ています。そこでこの信号をコンピュータで捕らえて、「前足を動かす脳信号」が出ると、モーターが動いて水が飲めるようにしました。そうするとネズミは前足を伸ばそうと考えるだけで、実際にはレバーを押さなくなりました。それでも水が飲めるのです。レバーを押そうと「考えるだけで」アームが動いて水が飲めることをネズミは覚えたわけです。

　この報告は、「脳の信号を解読すれば機械を動かすことができる」ということを初めて立証したものであり、これにより世界の科学者が BMI という未来技術が実現できると確信したといわれます。アメリカの BMI 研究はこれを契機に始まりました。

大阪大学における BMI 開発は脳神経外科の手術から始まった

　日本では、これとは全く違う経緯で研究が始まりました。大阪大学の脳外科では、20 数年くらい前から難治性てんかんや脳腫瘍の手術に先立って脳の表面に電極を置いて詳しい事前検査を行っていました。

　その一例を紹介します。30 歳の女性で右の手から痙攣が起こり、たくさんの薬を試しても発作が連日のように起こる、という難治性てんかんの患者さんです。MRI で検査すると、左前頭葉の中心部分が少しだけ白くなっています。これは、脳のうち手の運動に関係した領域と考えられます。この部分がてんかんの原因らしく思われますが、ここを完全に切除すると手が動かなくなる恐れがあります。そこで、この白い病変部を中心にシート型の多極電極を設置して、脳病変部と手足の運動を司る機能との関係をさらに詳しく調べました。「脳機能マッピング」と言います。「脳の機能地図づくり」です。検査では一つひとつの電極を微弱な電流で刺激します。それぞれの電極には番号が付いており、5 番の電極を刺激すると患者さんの肩が動きました。患者さんも変な

感じがすると言います。次に6番を刺激すると手首、7番を刺激すると指というように、それぞれの電極で体のいろいろな部分が反応しました。脳の一部と体の一部には決まった対応関係があるわけです。

このような、脳の部位と手足の運動部位との対応関係は、すでに約60年前の脳外科手術の頃から知られているものですが、結局、この患者さんではてんかんの焦点源がちょうど右手を動かす部位にあることから、ここを切除することはできないことが分かりました。そこで、第二の方法として病変部とその周囲の脳の表層に多数の縞状切開を行い、てんかんの異常興奮が周囲に拡がらないようにする手術をしました。結果は良好で、現在、高校の化学の先生として活躍されています。

このように、脳外科では「脳機能マッピング」を時々行うのですが、私たちはこの経験から、「脳表の電極を使って記録した脳波を解読すれば、患者さんがどこをどのように動かそうとしているのかが分かるのではないか」と考えて、今のBMI研究を始めました。米国ではネズミの実験から始まったのに対し、日本では脳神経外科の手術からBMIの研究が始まったわけです。

最初の段階では、まず、てんかんなどの手術に際して脳に電極をおいた患者さんに協力をお願いしました。患者さんにはさまざまな手の運動をして頂き、そのときの脳波をコンピュータに蓄積しました。次に、その脳波を解析すると、手を握る、つまむ、開くといった異なった運動ごとに記録された脳波も異なったパターンを示すことが明らかになりました。しかし、目で見るだけではそのパターンからもとの運動を正しく推測することは困難でした。そのため、私たちは、「機械学習」という一種の人工知能の技術を導入しました。

その結果、脳波を解読するだけで、グー、チョキ、パーのどれを出したときの脳波であるか、ということを80〜100%の正答率で当てることができるようになりました。少し工夫を加えると、グー、チョキ、パーの運動をイメージすることによりコンピュータのカーソルを上下左右に移動させ、「頭で考えただけでコンピュータを操作」することもできました。さらに、解読方法を工夫してロボットにつなぐと、「考えただけで」ロボットの手を握ったり肘をまげたりといった動作もできるようになりました[3]。

どのような患者さんに役立つのか

　私たちの開発する出力型の BMI は、先ほどお話しましたように「閉じ込め症候群」の患者さんを最初のターゲットとして考えています。閉じ込め症候群は、実は、脳出血というよりも、筋萎縮性側索硬化症（ALS）という神経難病の患者さんがよく陥る状態です。この病気では運動神経細胞が変性、脱落し、全身が麻痺して筋肉もやせ細ってしまいます。現在のところ有効な治療法はなく、必ず病気は進行します。英国の理論物理学者スティーヴン・ホーキング博士や中国の毛沢東、米国の大リーガー、ルー・ゲーリック、日本の病院王といわれる徳田虎雄先生などが有名です。ALS は、手足の筋肉や呼吸筋も麻痺し、運動も意思の伝達も困難となるという悲惨な病気ですが、人工呼吸器で何年間も命を保つことができますし、介助者が揃えば人工呼吸器付きの車椅子で外出することもできます。このような患者さんが一番つらいことは、「自由に意思を伝達できない」ことです。

世界で初めての BMI 臨床研究―実際の ALS 患者さんで―

　さて、てんかんの患者さんでは脳表から記録した脳波を解読することができたと言いましたが、実際に ALS の患者さんでも同じことが可能かどうかは分かりません。長期間、運動麻痺の状態が続いているため「脳の機能マップ」が変調を来している可能性があります。また、ALS の病態の一部として大脳運動野の神経細胞に変化が起こっていることもあり得ます。そこで、私たちは実際の ALS の患者さんのうち、この研究に協力を申し出てこられた患者さんにおいて、脳表に電極を置く手術を含めた臨床研究を行いました。その記録ビデオの内容を紹介します。

　患者さんは 61 歳の男性。6 年前に ALS と診断され、診断から 1 年で寝たきりとなり、自力で呼吸することさえできなくなった方です。今は人工呼吸で助けられ、目や顎を動かす筋肉だけが残っています。そのため、普段は「唇スイッチ」で意思の伝達をされています。病気が進行するなか、少しでも早く

この技術が実用化されればと、協力を決めてくださいました。

手術では、開頭して脳の表面にシート型電極を置きました。電極からはコードを通して脳の信号が外部に置いた脳波計に送られます。手術から約2週間後、実際に機械を操作できるかを検証しました。私たちの開発したプログラムで解析すると、患者さんが手を握る、開くといった運動をイメージした瞬間に、ロボットアームの動作が実現しました。正答率は約8割でした。

さらにパソコンの操作に挑みました。パソコンのカーソルを、「考えることにより」狙った場所で止めながら文字盤の文字を選んでいきます。プログラムを調整しつつ解読精度を高め、見事に成功しました。ALSの患者さんでもこのようなことができると分かったことは、非常に大きなことです。これにより、次の段階として私たちは「体内埋め込み型ワイヤレスBMI装置」の開発に進むことになりました。これについて次で紹介します。

実用化のための完全埋め込み型システムの開発

先ほどの臨床研究では、脳電極とロボットアームはコード（電線）でつながれていました。皮膚から直接コードが出ていますのでこの部分から菌が入って化膿する恐れもあり、入院して管理するしかありません。自宅に帰って使用することができないわけです。そこで、私たちは、体内埋め込み式のシステムの開発に進んでいます。頭部にコンピュータチップを埋め込み、非接触型充電機能つきの電池を使って脳信号を無線で体外に送信し、これを受信機で捕らえて解読し、コンピュータやロボットなどの外部機器を操作するものです（図3）[4]。

海外での研究開発状況

ネズミの研究から始まった米国の研究はその後、サルでの実験が行われました。サルの脳に多数の針電極を刺入し、電極から得られる信号を解読し

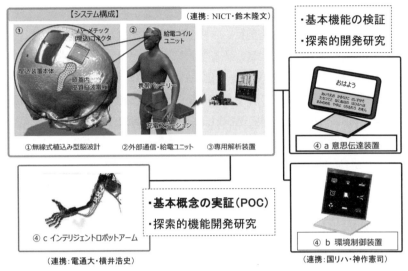

図3　臨床研究概観

てロボットアームを動かそうという実験ですが、これにより、餌を近づけると、ロボットアームの手で握って食べることに成功しています。しかし、いつも成功するのではなく、本当にうまくいったのは4匹のうち1匹だけだといわれます。同じ方法で、脳出血の患者さんでも試験が行われ、15年間麻痺状態であった患者さんが、電極を刺入して訓練することにより、ロボットアームを操作することができています。しかし、この針電極を使うと、刺入するため脳組織に傷がつき、長く使っていると信号がうまく記録できなくなり、性能が落ちるのが欠点といわれます。

　BMIの開発は、米国では動物実験から始まり、日本では脳神経外科の手術から始まったわけですが、米国式では針型電極を使用し、日本式では脳表電極を使用する点が大きな違いです。針電極では数ミリ四方の範囲の信号を記録するのに対し、脳表電極では数センチという広い範囲の脳波を解読します。針電極と脳表電極では扱う信号が異なり、解読方法も全く異なります。まだ、どちらのシステムが優れているかの結論は出ていません。それぞれの立場で開発が進められています。ただし、脳を傷つけず、長期間使用できる、という点では日本のシステムがより実用に近いのではとも言われています。

BMI の未来

　BMI は医学や神経科学はもとより情報科学やさまざまな領域の英知を結集したものです。今後、人工知能（AI）の進歩により脳情報の解読や自動運転を含めたロボット技術は著しく発達し、また、医療機器の体内埋め込み化の時代を迎えるなど、関連技術も大きく進歩し、BMI 技術もどんどん進歩すると考えられます。将来は ALS のほか、脊髄損傷、切断肢、脳卒中、そのほかの肢体不自由に対応したさまざまな形や性能をもった BMI が開発されてくるのではないかと思います。

　その一方、脳信号というのは一種の重要なプライバシーとも考えられ、これを無制限に収集、利用することには一抹の危惧も残ります。そのため、研究についての情報公開や利用に関するある種の規制などの必要性が考えられます。安全面と倫理面には特に配慮しながら、BMI 技術は大きな未来に向かって進んでいくものと期待されます。

［参考文献］
(1) 吉峰俊樹、平田雅之、栁沢琢史、貴島晴彦：ブレイン・マシン・インターフェイス（BMI）が切り開く新しいニューロテクノロジー．脳神経外科ジャーナル 25: 964-972, 2016.
(2) Chapin JK, Moxon KA, Markowitz RS, Nicolelis MA: Real-time control of a robot arm using simultaneously recorded neurons in the motor cortex. *Nat Neurosci* 2: 664-670, 1999.
(3) Yanagisawa T, Hirata M, Saitoh Y, Kishima H, Matsushita K, Goto T, Fukuma R, Yokoi H, Kamitani Y, Yoshimine T: Electrocorticographic control of a prosthetic arm in paralyzed patients. *Ann Neurol* 71:353-361, 2012.
(4) Hirata M, Matsushita K, Suzuki T, Yoshida T, Sato F, Morris S, Yana-gisawa T, Goto T, Kawato M, Yoshimine T: A fully-implantable wireless system for human brain-machine interfaces using brain surface electrodes: W-HERBS. *IEICE Trans Commun* E94-B: 2448-53, 2011.

4-2 眼科領域の医工連携
人工網膜を中心に

不二門 尚
大阪大学大学院医学系研究科医用工学講座 感覚機能形成学 教授

はじめに

科学雑誌の『Science』の表紙に Bionic Human の写真が採用されていたことがあります。Bionic Human は、人の体で人工臓器が可能になった部分が示されている写真です。歴史的に最も古い人工臓器は義歯です。そのほか、義手、義足、人工関節、ペースメーカー、人工内耳などがあります。ペースメーカー、人工内耳は電気系のデバイスを使った人工臓器であり、現在、保険収載されています。人工内耳は 300 万円くらいしますが、保険で年間 10 万円以下になります。このように人工臓器はさまざまな臓器で開発されています。

しかし、残念ながら日本製の物が少ないのが現状です。厚生労働省が慎重で、日本で開発された物は基本的に認可されないことになっています。海外で開発され、多くの安全性データが確立した物を導入しているのが現状です。シャープやパナソニックなど日本を代表するような電機メーカーの元気が無くなっています。安全で、安価なデバイスの開発は中国や韓国に移ってしまいました。そういったなかで、我が国でハイテクな技術を開発して世界に普及させる必要があります。

医工連携の種類

医工連携は大きくドライな医工連携とウェットな医工連携の二つに分けられます。大阪大学は再生医療が得意なのですが、再生医療などの遺伝子や細

胞を操作する技術を開発して、治療可能とする方法がウェットな医工連携と言います。私が取り組んでいるのは、ドライな医工連携です。ドライな医工連携とは、コンピュータや機械を使って弱っている機能を補助するといったものです。分かりやすいのは、最近普及してきたロボットを使った手術などです。人間の手は2本で指は10本しかありませんが、ロボットなら幾つでも付けられます。人間の手首は90度くらいしか曲がりませんが、ロボットなら180度動かすこともできます。泌尿器科の前立腺癌の手術はダ・ヴィンチ手術、ロボットによる手術となっています。保険収載もされているのです。残念ながら米国で開発されたもので、売り上げはすべて米国に行ってしまいます。我々の行っている人工網膜もドライな医工連携になります。

眼科を研究対象に選んだ背景

　私は、元々、理学部物理学科を出ています。当時は生物学をやりたくても30年前の工学部や理学部ではネズミなど飼育することはできませんでした。生命科学をしっかり研究したかったので大阪大学の医学部へ学士入学をして、人間で最もミステリアスであると思われた脳科学の研究を始めました。在学中の留学先で臨床と基礎の両方が学べましたので、英語力と国際的な視点をもって帰国後、人間に基礎を応用する分野として眼科を選びました。
　眼が面白いのは、眼鏡をかけて見えるようになるという光学的な部分と、光が網膜へ到達した後の、脳科学の部分がある点で、基礎で学んだことが生かせると考えました。

自然界の階層性と眼科学

　自然界の階層性は、是非覚えておいて欲しいと思います。物質を構成する基本は素粒子です。その上に原子、分子が存在します。これは物理の分野です。その上にタンパク質、細胞があり、基礎医学の対象です。それらの上に細胞、

組織、器官といった臨床医学が存在するのです。物理、基礎医学があって初めて臨床が成り立つのです。

　私が物理を学んでいた頃は、物理帝国主義と言って物理でなんでも説明できると思っていましたが、今は違います。どちらかといえば21世紀は生命科学の時代だと言われています。

　眼科で言えば、一番基本的なタンパク質のロドプシンというのがあって光によって構造が変化します。それがトリガーとなって物理エネルギーが化学エネルギー、電気エネルギーに変化し脳に伝わるのです。ロドプシンは視細胞にあり、その上に網膜、眼というように伝わり方の階層性があるのです。階層毎に研究方法も異なります。臨床医はいきなり分子を見ることはありません。まずは、患者さんです。何故眼が見えなくなったのか、その原因を探り、治療するといった大きいほうから小さいほうへ降りてゆくのが臨床で、基礎医学はその逆です。そういった違いも覚えておいてください。

ものが見える仕組み

　人間の眼は透明です。表面から角膜、水晶体、硝子体、網膜、脈絡膜があります。網膜を詳細に観察すると、外側（下側）に視細胞があります。何故、表面に無くて底辺にあるのでしょうか。人間の臓器で脳が最もエネルギーを必要としますが、そのなかで網膜の視細胞が最も酸素を必要とする組織になります。ですから視細胞は、血流の豊富な脈絡膜から酸素の供給を受けるために、脈絡膜の側に位置しているのです。

　視細胞が光をキャッチすることでものが見えるのです。最近、医工連携で我々が作成した視細胞眼底カメラで、この視細胞を観察することができるようになりました。健常人の視細胞は均一に分布していますが、眼が見えにくくなった人の視細胞を見ると黒く抜けている部分があることが分かります。

　このような医療機械はもともと医療用に開発されたものではなかったのです。ハワイのすばる望遠鏡は聞いたことがあるかもしれませんが、天体望遠鏡です。これは大気の揺らぎを補正することで、鮮明な画像を得ることができるよ

うなシステムを有しています。眼も揺らぎが多く、通常の光学系では細胞一つひとつを鮮明に分解して捉えることができません。そこで、この原理を利用して視細胞眼底カメラを開発したのです。視細胞（錐体）の一つひとつを分離して捉えることができます。

人の視細胞は約 300 万個存在しますが、その一つの細胞を刺激するだけで光として感じることができるのです。

この視細胞眼底カメラは鮮明な画像を得ることができるのですが、なかなか商品化できないのが現状です。開発メーカーは、どれくらいの疾患頻度があり、どれくらい活用されるかといったマーケットリサーチを行い、役に立ち売れそうであれば商品化します。

さて、眼球に光が入ってきても、それだけではものが見えることにはなりません。脳がその情報を処理する必要があります。人間はものを目で見ているのではなく、脳で見ているのです。例えば、脳梗塞で右後頭部が障害されると、左側半盲という状態になります。

近視

眼の病気で多いのが近視です。近視は、眼の奥行きが伸びてしまい、焦点が網膜の手前になってしまう病気です。近視は眼鏡の凹レンズによって焦点を伸ばすことで補正できます。レーシックは、角膜の表面を削り取ることで屈折率を変化させているのです。

正常のヒヨコに 2 週間凹レンズを付けると近視のヒヨコを作成することができます。凹レンズによって後方にずれた焦点を生体が補正しようと、眼が伸びることで近視ヒヨコができるのです。この実験は、30 年前に完成されていますが、眼のどの細胞がどのような

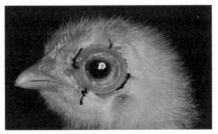

図1　近視ヒヨコの作成

分子を産生して眼が伸びるのか、その点は未だに分かっていないのです。近視のある人は、こういった未知の領域があることも覚えておくとよいと思います。

　私は、物理的な方法で近視を抑制する治療の研究を進めています。通常の眼鏡による近視の補正は、実は網膜の周辺部では焦点が長くなっており、ボケが生じているのです。これは近視の進行につながるのです。我々は、近視進行抑制のコンタクトレンズを開発しました。中心部分と周辺部分で屈折力を変えたレンズで、網膜全体でピントが合うようになっています。このコンタクトレンズを使用すると確かに、わずかですが年間で有意に近視が抑制されることが確認されました。現在、厚生労働省で認可を得るために治験を計画中です。

　近視の治療を何が難しくさせているのでしょうか。私のライフワークの一つは近視のメカニズム解明です。先に話したように、コンタクトレンズを工夫すると近視の進行は抑制できます。しかし、近視のメカニズムは分子的に解明できていないのが現状です。一つは遺伝的な体質になります。近視の研究が難しいのは、遺伝子と環境が相互作用しているからなのです。遺伝的な素因と悪い環境に晒されることで近視が起こります。遺伝子の研究は環境の影響を受けないものは解明されてきていますが、近視は難しいのです。太陽光線を浴びて、運動していると近視の進行を抑えられます。環境によって影響を受ける遺伝子の研究はこれからの世界です。

不正乱視

　もう一つ我々が研究しているのが、波面センサーの開発です。通常の近視や遠視、乱視は眼鏡で補正できます。しかし、眼球の表面が凸凹していると眼鏡やソフトコンタクトレンズでは補正できず、ハードコンタクトレンズで補正するしかありません。このような不正乱視を測定する器械です。これは、眼のなかに光を投影し、戻ってくる光を解析する装置です。円錐角膜という眼球の表面が凸凹した病気などの見え方を測定すると定量的に評価できます。ハードコンタクトレンズを付けるとそれが補正されていることが定量的に分か

ります。どうしてハードコンタクトレンズで補正できるのかというと、レンズと眼球の表面の凸凹の間に涙が入り込み、補正されるのです。

　初期の白内障の診断にもこの器械が有用であることが分かってきました。目の病気でも頻度の高い白内障の診断に使える器械だとたくさん売れるわけです。

　屈折矯正手術について、最近はあまり流行りませんが少し触れます。エキシマレーザーで、分子間結合を切ってしまって角膜の表面を平らにカットする、というものです。目の表面は球面になっていますので、表面をレーザーで叩いてやると平らになるわけですが、エネルギーを変えて角膜を切除する量を決めると、近視が治るというわけです。最近は子どもを中心にオルソケラトロジー・コンタクトレンズというのが使われています。原理はエキシマレーザーで平らにするのと同じですが、就寝時に装用し、角膜を平らに変形させます。朝起きたときには裸眼にしても、午後4時くらいまでは近視が矯正されているというものです。

白内障

　眼科で治療することの多い疾患は、白内障です。水晶体の老化現象です。90歳くらいになるとほとんどの人で白内障が起こります。水晶体が濁りますので、それを手術で取り除くことでコントラストが戻ってきます。

　老眼になると遠くか近くのどちらかしか見えなくなります。今まで眼鏡かけていなかった人は近くが見えにくくなり、近視の人は眼鏡を外すと近くは見えるけれど遠くは見えにくいわけです。しかし、白内障では眼内レンズを入れますが、眼内レンズも多焦点のものが開発されて、近くも遠くも見えるようになり、眼鏡がいらなくなります。高齢者にとても喜ばれます。この眼内レンズ（回折格子型二重焦点眼内レンズ）は、凸凹の刻みが入っています。近くにピントの合うところと遠くにピントの合うところと二つできます。光量は減ってしまうのですが、遠くも近くも見える、という仕組みです。

　これは海外で開発されたものです。日本国内だけでは市場が少なすぎて開

発が及び腰になっているのが現状です。こういったところも国際化の時代となっています。世界を相手にしないと商売も成り立ちません。皆さんの力で新しいものを世界に先駆けて開発して、それを普及させる努力をして頂きたいと思います。

人工網膜

　網膜はカメラのフィルムのような役割を担っています。最近はカメラにフィルムを使わなくなってしまいましたのでCCDに相当します。網膜の中心には錐体があり、周辺に桿体が分布します。桿体は暗いところで光を感じる視細胞で、錐体は色や細かいものを感じる視細胞です。

　網膜色素変性症は、桿体の病気です。夜歩くときに見えない、夜盲症になり、徐々に視野が狭くなってきます。問題なのは、桿体がやられると、いずれ錐体も変性が起こり失明してしまうことです。失明してしまった人と、失明に至る人と、どちらの精神的なストレスが強いかといえば、後者の方で、どんどん視野が狭くなり、いつ見えなくなるかというストレスにずっとさらされるわけです。網膜色素変性症は進行性であり、失明原因の3番目になっています。

　治らない遺伝病で、現在は有効な治療法がありません。しかし、視細胞は消失しても、実は網膜内層の神経細胞経は生きているのです。我々は、この残っている神経細胞を利用して視力を取り戻そうと、人工網膜の研究をしているのです。

　人工網膜は、残存する神経を電気で刺激することで光を感じるようになるという仕組みになっています。神戸の理化学研究所発生・再生科学総合研究センターの高橋政代先生らは、iPSあるいはES細胞で視細胞を再生しようとしています。疾患の対象は同じです。そのほかにも遺伝子治療や神経保護なども試みられています。現在、眼の再生医療としては、網膜色素上皮の再生まで到達していて、将来的には網膜そのものを再生させようとしています。理化学研究所の故笹井芳樹先生らはある数のES細胞を培養すると網膜の層構造が形成されることを実験的に証明されました。血管はありませんのでそのまま

培養していると崩れていってしまいますが、組織は自律的に網膜の形ができるので、これを移植してシナプスが形成されれば視力が回復できるのです。このシナプス形成が難しいところとなっています。

一方、我々の方法はもう少し工学的なものです。人工網膜は、眼鏡に取り付けたカメラで映像を取り込み、コンピュータ処理された電気が残存する神経細胞を刺激することで、脳へ信号が伝わります。現在、電極が少ないため、コップを見ても輪郭を感じ取る程度です。

現在、人工網膜は米国、ドイツ、日本で開発されており、我々のものは世界で3番手です。ドイツのグループは電極を網膜の下に設置しています。米国は網膜の上、我々は脈絡膜の上に設置します。我々のものが安全ですが、視神経と最も離れています。米国のグループが一番先行しています。60電極を埋め込んでいますが、100名くらいの患者さんに設置し、FDAにも認可されています。しかし、合併症が多く、日本人の小さな目にとっては装備も大型になります。

ドイツのものは、ICチップを網膜の下に埋め込みます。1,500の電極で、視力は最高で0.036あり、ナイフとフォークの違いを認識できました。ただ、携帯電話などもそうですが、水に弱く、長期的に使用すると浸水するといった問題があります。

我々の方法は、電極を白目のなかにポケットをつくって埋め込みます。電極から網膜へ電流がたどり着けば光を感じることができるようになっています。

しかし、緑内障や脳外科的な疾患で視神経が障害された場合、これは網膜レベルでは治療はできません。大脳皮質の視覚野に電極をおいて電流を流すと光を感じる事ができます。脳外科的な手術が必要になります。

手術は人体にとって侵襲的な方法ですが、非侵襲的な方法で視力を回復する方法としては、コンタクトレンズを使用して電流を流す、あるいは目薬で残存神経を刺激することで、弱った神経が復活する可能性はあります。そういった研究もなされています。もう一つは、視覚代行という方法で、額や舌に電極を付けて、カメラで捉えた画像を接触覚で伝える方法です。物があるかないかの判別は結構なレベルで可能なのです。ただ、患者さんとしては、光として感じませんので満足度は低いです。

人工網膜の研究体制

　人工心臓もそうですが、このようなデバイス系の開発は工学の先生と上手く連携を取る必要があります。もう一つ重要なのは、メーカーです。米国ではベンチャー企業がこういった部分を担っていますが、日本では大きな企業でないと研究を続ける体力がありません。いずれにしても、臨床医、工学部の先生、メーカーの三つが協力して、初めて研究開発が進むのです。

　現在、無線システムを組み込んだ第二世代の人工視覚システムを開発して、患者さんが歩き回れるようになっています。第一世代は、電極は九つしかありませんので、パフォーマンスはよくありませんが、棒を掴むことができるくらいに光を認識できるようになりました。トレーニングを積むと成績は良くなってきます。視細胞は300万個ありますので、そこまでの電極を埋め込むことはできません。第二世代ではプラチナ電極49個で、アルファベットのAくらいの文字を識別できるようになることを目標としています。無線で電波を受けてその後方のコンピュータで情報処理します。その情報を埋め込まれた電線を経て刺激電極、帰還電極に送られます。目の周りに回す電線が太いと設置しづらくなるため、刺激電極に小さなコンピュータが設置されており、49の電極の信号を処理し、電線が少なくて済むようにしてあります（図2）。臨床研究を始めたばかりで、解像度もまだまだですが、電極を使うことによって有意に成績がよくなっています。

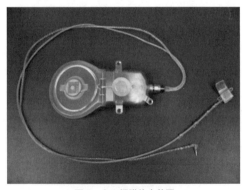

図2　人工網膜体内装置

　また、視野も重要です。視野検査は通常光を使うものです。しかし視力の無い人に視野を表現してもらうことは難しいことですが、体の中心を示しておき、それに対して光はどちらにあるかを指で示してもらいます。角度が10度の視野は、目の前に両手指で輪をつくっ

たくらいです。10度の視野では、左右から近寄ってくる人や物も見えず、歩行も難しくなります。視野を30度くらいに広げると日常生活ができるでしょう。

　次の方向性としては、電極を増やして、視野を拡げるということも取り組まなくてはなりません。将来的には電極の数は2～3倍まで増やし、せいぜい100程度だと思います。また、人の顔、表情を認識させることも重要ですが、コンピュータを使って認識させ、それを音あるいは光刺激で伝わるようなシステムも必要だと思います。文字認識は電極が100くらいあれば、アルファベット三つ位は認識できるようになります。歩行訓練は、コントラストが認識できればかなり成績が良いのですが、実験室ではコントラストを明確にしてありますので、ある程度認識できますが、実際の生活では白いテーブルに白いお皿など、コントラストが低いものも多くあります。白いテーブルに白いお皿に盛られたカレーライスとごはんの色の差も分かりづらいので、食べていておいしさを感じにくいのです。コントラストの低いものを認識するといったことも課題になります。

　十数個という少ないドット数でも、動きをつけると何をやっているのかが分かります。Biologic motionと言いますが、人間はこういった動きを頭のなかで敏感に捉える力をもっています。情報量は少なくても動きと組み合わせると判別できることを利用して、少ないドット数で人工視覚に役に立つようにしたいとも思っています。

　人工網膜による治療が可能な年齢や罹病期間など制限があるとすれば、リハビリテーションが必要ですので、やはり若い人のほうがよいと思います。意欲も重要だと思います。また、失明期間が長いとほかの手段で認識する方法を覚えて、そちらのほうが優先されてしまいます。若年者で急に失明した人のほうがよいということになります。

まとめ

　本日は視力障害の話をしてきました。再生医療などで寿命を延長することはできると思いますが、生活の質を維持しつつ寿命を長くしないと意味があ

りません。生きていてよかったと思える瞬間が必要です。そのためには視覚、聴覚などの感覚器、さらには運動器なども維持させ生活の質を向上させる必要があります。我々は、医工連携によって視覚を回復させようとしています。もう一つ重要なのは、そういったデバイスを日本から発信できれば、生活の質を向上させるとともに、日本経済を元気にできるということです。

第5部

海外の医療事情・医療支援活動
―海外で医師や研究者として働くということ―

5-1 途上国や紛争地域における医療の現状をグローバルな視点から捉え、考える

Virgil HAWKINS
大阪大学大学院国際公共政策研究科　准教授

はじめに

　私の紹介をさせて頂きたいのですが、医療従事者ではないのです。AMDA（アムダ）という保健医療系のNGOで多少仕事をした経緯がありまして、どちらかというと1対1のレベルというよりは、もうちょっと視野の広いところで物事を見ているつもりでいます。そういう意味で、今回はグローバルな視点から捉えるというようなテーマでお話します。

　近年かなり医学的に大きな話題になった事件というか、病気の話題が二つあります。

　まず一つ目はアフリカの、大きな感染症。エボラ出血熱ですね。高い死亡率で6割とか7割というレベルです。当時の様子を表す風刺画では、黒人の人たちが皆ベッドで苦しんでいて、1人だけ白人がいて、白人の隣にカメラマンがいて、いろいろ取材をしている様子が分かります。

　まさにそういう現状でした。何人かのアメリカやヨーロッパの医療従事者が西アフリカでエボラのケアをしていて、感染してしまいました。チャーター飛行機を用意して、その人をアメリカに運んで、そこで治療を受けさせていたというような状況で、とにかく白人がかかれば大変。取材される、報道される、注目される。でも黒人は1万人死んでも、それほど大きく取材はされなかったというような現状があるかと思います。

　先ほど死亡率が出ましたが6割だとか7割と結構高い数字だとずっといわれてきたけれども、実は白人でかかった人たちはほとんど死んでいないのです。では結局、生きるか死ぬか、その差は何なのかといったら、どれほどのケアをもらえるかという話です。特別な薬などの治療でもないのです。ケアで

す。これは結構大事なポイントだと思います。それぞれに考えておいてください。

　二つ目は難民です。シリアからヨーロッパへ行こうとしている難民です。これも特に2015年の夏から、とても大きく注目されていますよね。ものすごい人数がヨーロッパに渡っています。これももちろんパブリックヘルスの観点から非常に大きなものです。誰も住んでいなかったところにいきなりキャンプをつくれば、衛生状況など、いろいろ考えさせられます。

　だけれど、この人たちが有名になったのも、ヨーロッパに来てしまったからなのです。実はヨーロッパにいるシリア難民よりも、はるかに多い人数がトルコ、レバノン、ヨルダンなど、その周りの国にたくさんいます。もちろんそこで受けられる援助の状況もひどいものです。だけれども、ほとんど知られていません。グローバルな視点で物事を見るというのは、どういうことなのでしょうね。それもちょっと、このような格差を是非頭に入れて、話を聞いて頂きたいと思います。

きょうのセッションの流れ

　というわけで、低所得国における死因・死亡率といった話をします。紛争の話も若干します。現場から見たルサカでの医療の現状、紛争と保健医療問題の話題です。ルサカってどこでしょう。国ではなくて首都です。アフリカのザンビアの首都です。そこでの医療の現状について若干の話をして、もちろんこれは問題だらけというか、いろいろな問題があるので、何ができるのか、何を改善すべきなのか話します。最後にグローバルな視野って何なのだろうと、話を締めていきたいと思います。

死因（高・低所得国）

　WHOによる死因の統計トップ10があります。金持ちの国ではトップ10にはどのようなものが入るでしょう。日本も金持ちの国に含まれるので、簡単

に答えは出ますね。癌、脳卒中、心臓系、そういうものが多いですね。しかし低所得国は同じではなく、トップは感染症です。呼吸器系のものだったり、HIV／エイズだったり、下痢だったり、マラリア、結核など、そのトップに入るようなものは、何とかなりそう、簡単に止められそうなものがいっぱい入っていますよね。下痢系の病気で死んでしまうというのも、金持ちの国ではあまり考えられない話です。何故こういうふうになるのだろう。治療できるなら、何故治療しない？　防げるなら何故防がない、防げない？　これもちょっと頭に入れておきましょう。この、「防げるはず」は、こんなところに差が出るのかと。

5歳児未満死亡率・産婦死亡率

　もちろん世界の平均寿命を見たら日本は一番高いですね。低いところは40代くらいです。でも平均寿命が40代というのは、それは40代になったら、もうそろそろ死んじゃうぞという話ではなくて、そこまで低くなっているのは、小さい子どもが死ぬからです。そうしたら平均がうんと低くなってしまいますよね。

　もちろん地域ごとで見たら、明らかにその差が出ています。まずサハラ以南のアフリカ。あるいはインド、パキスタンなどの南アジアです。先進国、工業先進国とはレベルが何倍、何十倍も差が出ています。どこで生まれるかで、自分が5歳まで生きていけるかが決まるというのは、結構ひどい話ですよね。

　子どもを産む側も大変です。これも同じような地域の差が出ます。サハラ以南のアフリカと南アジアが、やはり圧倒的にトップを占めています。これはもう何十倍の話ではないです。産婦死亡率が一番下の先進国とは100倍の違いがあります。アフリカと100倍の差です。これもすごい話ですね。実はこれもケアのレベルの話です。こういう格差を頭に入れて頂きたいと思います。これは紛争のような要因は関係なく、本当に普通の生活を、普通の暮らしをしている人たちの話です。

冷戦後の紛争による死亡者数の比較

では少し紛争の話をしましょう。これも死者数の話ですけれども、冷戦後の紛争の話です。1991年にソ連が崩壊して冷戦は終わりました。その前の1989年にベルリンの壁が崩壊しています。そのあたりから25年ぐらいたちます。この25年、皆さんが生まれて育っている間に起きた一番大きな、一番死者数を出した紛争はどれでしょう（図1）。

コンゴ民主共和国、スーダン、アンゴラ、ルワンダ、アフガニスタン、イラク、ソマリア、これらが最も大きな紛争です。そしてイスラエル・パレスチナ。これはしょっちゅう報道される、イメージ的にすごく大きな紛争ですが、実際の規模で見たら小さいです。1人でも紛争で殺されたらそれは悲惨なことだから、小さいという言い方はひどいのですが、でもコンゴ民主共和国の1/100だというと、それはちょっと考えさせられます。あれだけコンゴ民主共和国では人

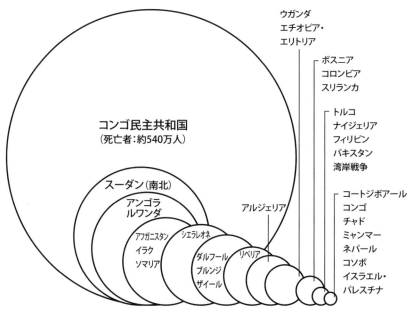

図1　冷戦後の紛争による死亡者の比較（1990-2007）
Virgil Hawkins, Stealth Conflicts: How the World's Worst Violence Is Ignored, Ashgate (2008) のデータをもとに作成。

が亡くなってしまっているのに、ほとんど報道されていない。ほとんど知られていないのです。また、シリアは 2007 年以降に起きた紛争なので、この図 1 には表示されませんが、されるとしたら、シエラレオネと同じくらいの規模です。

死者数の裏には

　だけどこの数、すごいと思いませんか。しかし、540 万人が皆撃たれたり爆弾を落とされたりで亡くなっているのでしょうか。紛争による死因はほかにもあって撃たれてばかりではない、紛争と関連する死に方があります。餓死です。食べ物が足りない、あるいは病気にかかる、暴力とは直接関係の無い死に方もあります。

　では、先ほどのコンゴ民主共和国を事例に、540 万人の何%くらいが暴力的な死に方、要するに撃たれたり、爆弾を落とされたりしたことによる死でしょうか。暴力と非暴力を分けたら、暴力的な死に方をする人は何%ぐらいでしょうか。

　6%、要するに 30 万人です。540 万のなかのごくわずかな人が、暴力的な死に方をしているのです。それ以外はほとんど病気だとか飢えだとかで死んでいます。

　これはほかのアフリカの紛争でも似たようなパターンです。中東だと逆転します。イラクの侵攻のときに 85% ぐらいが暴力で亡くなっていると思われています。ヨーロッパのコソボ紛争では、99% ぐらいが暴力的な死に方をしていて、ほとんど病気とか飢えで死んでいません。場所によって全然違います。何故なのでしょう。

　当然、紛争があれば人が撃たれるだけではなくて、物流だとか保健などの社会サービスがもちろん崩壊しますよね。スーパーに物を届けるトラックが来なくなります。そんなところを運転するわけにはいかない。薬だって届かない。医療従事者だって仕事に来ない。逃げているかもしれない。崩壊します。本当は治ることができる、本当はちょっとでもこれがあれば生きていけるのに、生きていけなくなってしまう。

そして、それだけではありません。武器をもった者同士だけが死ぬわけではなくて、一般市民もいろいろな理由で狙われたりします。狙われるから逃げる。では逃げたら安全か？　どうでしょう。シリアの人たちみたいに難民キャンプに逃げ込めば安全なのでしょうか。難民キャンプというのは、先ほども言いましたが、衛生状況がいいはずがない。何故なら何の施設も無いところに、いきなり10万人とか30万人が集まるわけです。皆がすごく近いところ、人口密度の高いところで住みだした状況なのです。

　でも難民キャンプに逃げ込んだほうが、まだましかもしれません。自分が狙われないところに逃げないといけないと考えたら、それは町に逃げるよりは誰もいないような山とか、ジャングルだとか砂漠に逃げます。人間に襲われないと思って逃げるのだけれども、今度はきれいな水が得られませんし、蚊に刺されてマラリアになるし、食べ物が足りません。決して安全ではないのです。

　それから、これが結構大きいと思います。注目・支援が少ないからこそ死者数が増えます。コンゴ民主共和国の紛争が知られなければ、当然援助だって集まらない。比較的に過去の紛争中にも日本政府のコンゴ民主共和国に対する援助は少ないのです。それは一般の人が知らなければ、困っている人に何かしてやっているぞという政治的なパフォーマンスにならないからです。誰も見ていない。援助が届かない。駅で募金活動をしても、誰もお金を入れない。コンゴで何が起きているか知らない。こういう問題があります。

コンゴ民主共和国ルブンバシ（Lubumbashi）

　では、もう少しそれを現場で見てみましょう。ルブンバシはコンゴ民主共和国で2番目に大きな町です。ちなみにコンゴ民主共和国は、西ヨーロッパと同じぐらいの面積があります。一つの国だけで、ドイツ、フランス、イタリア、イギリス、アイルランドなど、皆入ってしまいます。それぐらい大きい国です。ルブンバシは何百キロも紛争地から離れているところで紛争地ではありません。だけれども、そこに逃げ込んだ人たちがたくさんいました。

　難民キャンプが無く、さまざまなところに住んでいます。例えば、半分崩れ

ている魚を処理するような工場でしたが、倒産して誰も使っていないところに、国内避難民が逃げ込むのです。国内避難民というのは国境を越えていないので、難民ではないです。変な区別でしょうけれども、同じように紛争から逃げているけれども、国境を越えていないから国内避難民と言います。逃げ込んで誰も住んでいない、誰も使っていない倒産した会社にたくさんの人が住みだすわけです。当然衛生状態が悪いです。水はどこかで壊れたパイプから流れてくる水を取って、その工場のなかで何かビニールだけを張って、それを自分の部屋にしたりしている。子どもはもちろん感染症にかかったり、いろいろな寄生虫がおなかに入ったりしているわけです。決していい状況ではないのです。

　ここにいた人たちの話を聞いてみました。何百キロも離れている紛争地から逃げてきていて、誰に聞いても自分の夫がどこにいるか分からない。お母さんと子ども5人で逃げて、ここにたどり着いたのは子ども2人です。3人は途中で亡くなっています。恐い、襲われるかもしれない幹線道路では、移動ができないから、ジャングルのなか、山のなか、ずっとひたすら何百キロも歩いてきたのです。このようなことで、結局のところ暴力が原因だけれども、戦争による直接の暴力で死んでいるわけではなくて、戦争に関連する非暴力的な死に方をしている人たちが非常に多いわけです。

Lusaka市内（ザンビア）での医療の現状

　では紛争の話をいったん置いておきましょう。何故かというと、ザンビアは紛争を経験していません。「アフリカ＝紛争」というイメージをもたれているかもしれないけれども、アフリカの多くの国は別に紛争をしているわけではなく、普通に平和にやっていて、ザンビアはその一つです。だけれども貧困問題をやはり抱えています。

　その貧困というのは空からも見えます。貧困の境目を見ることができます。わりと普通に庭としてきれいに整備されている家がありますが、土地の所有権が誰になっているのか分からないところと分かれています。適当に場所を見つけ

ては建ててみる。小さいところに建ててみる。そういうような状況です。これが植民地時代から残っているわけです。元々土地を白人たちが独占をしていて、そこの労働者、メイド、建設などをする黒人の人たちに、とにかく適当にそこら辺で暮らしておけ、それでうちに働きに来いといった感じです。植民地支配は終わったけれども、そう簡単に社会は変わらないのです。

　ルサカ市は首都で、都会です。そこに、低所得者が住むような地域のなかに入っているクリニックがあります。やはり需要になかなか応えられないせいか、毎朝混み合っています。特に妊婦の方が多いけれども、たくさんの人がずっと並んでいるわけです。もちろんクリニックはいろいろと頑張ってはいます。しかし、やはり人も物が足りないのです。

　夜中に知り合いを、何かマラリアのような症状を発症しているから、病院に連れて行ったら、「ああ、これはマラリアだね」と薬を出そうとします。「ちょっと待って。診断？　体温をまだ測っていないのにマラリアって、体温計は？」「いや、無いんだよね」「えっ、無い？」「先週壊れちゃってさ」ということがありました。10万人ほどを診ているような都会のクリニックです。でもそんな状況でした。このような問題がどうしてもあります。

Lusakaでの結核治療の現状

　このとき、私はAMDAというNGOで働いていたのですが、ルサカで結核治療のサポート事業をやっていました。多くの発展途上国では結核がいったんはだいぶ減っていたのですが、かなり増加してしまっています。何故なのでしょうか。貧困状況は大して変っていないのに、何故結核が80年代、90年代から増え始めて、その前の70年代のときの5倍に増えるのでしょう。

　もう一つ、同じような時代にものすごく増えた病気、感染症とは何でしょう。エイズですね。何故？　どのように関連しているでしょう。

　答えは免疫力との関連です。免疫が落ちて、エイズで死ぬ人はいません。エイズは免疫力を落とすので、ほかのもっと簡単な病気で死んでしまいます。結核の治療はひたすら8ヵ月ぐらい薬を飲み続けることです。治療のポイント

は薬を飲み続けさせることです。これが最大のポイントでその薬が効くかどうかとか、難しい病気だという話ではありません。毎日とにかく薬を飲んでもらうことが最大のポイントです。

　では何故薬を飲むのを辞めてしまうのでしょうか。最初の数週間以内に症状は無くなってしまうので、ああ、もう元気になってきた、薬はもう要らないと思うのでしょう。しかし、もちろんそれではまだ菌を殺しきれていないのです。あるいはエイズにかかっていると、例えば喉が痛くなって、薬を飲むのがつらくなります。あるいはそういう薬を飲むと、おなかが余計すいてくるのです。でもお金が無い。食べ物が食べられないのに余計おなかがすいてくるというのが、それも苦しいのです。

　とにかくひたすら薬を飲ませる。飲ませるというのは結局のところどういうことかというと、直接その人が薬を飲んでいることを見届けることです。10万人が住んでいるようなところで、結核の患者が数百人いて、結核担当の看護師が1人。こんなところで、そんなことを誰ができるのでしょうか。「300人毎日来い。1人ずつ診るから」という状況です。患者たちだって仕事をしなければいけないし、することはいっぱいあるのに、毎日そうやって病院にやって来るということもできないし、診る人だって診れません。

　この治療をする人たちは、実は医療従事者ではないのです。ボランティアや治療サポーターが出してはいけないということになっているのに、薬を出してしまっています。そうしないと回らない。1人の看護師では全然診れないのです。

　いろいろな人が頑張っています。だけどほとんど無給です。見返りが何も無いのに、あれだけ周りの人のために頑張っているなんて本当にすごい人たちだなと思うのです。だけど長続きはしません。毎日ですよ。こうやって町のなかで「結核に気を付けようね」と衛生教育の芝居などをやったり、患者の家に行ったりして話をする。その生活環境はどうなのか、大丈夫なのか、ちゃんと食べていっているのかと、いろいろなサポートをするのです。

　だけど、やはり限界があります。訓練をさせて、そういうサポーターを育てるというようなプロジェクトだったのだけれども、やはり難しいです。無料でずっとそういうところで働いてもらうというのは、続かない、当然無茶な話です。

結局、結核というものは簡単に治療できるのに、お金と人が足りなくて、ちゃんとできない。そもそも病気にかかっている人たちが貧しすぎます。治療だけでは問題は取り除けず、全く解決できません。そのような問題がいっぱいあるわけです。

何ができるのか？

　では、何ができるのだろう。このような大きな話です。当然、ああ、たくさんの人が苦しんでいる。もう少しお金があれば、もう少し人が助けに行けば何とかなるという、チャリティ的な発想が出てきますね。また、人を救いにいかないとというボランティアです。では半年ボランティアへ行く、それはすごくいいことですし、それはもちろん役に立つことです。しかし、問題はもっと大きいです。我々が、全然関係の無い人が救いに行くのではなくて、場合によっては我々だって加害者かもしれないし、あるいは救いに行ったって、それが根本的な原因への対策にならないかもしれないのです。

　これを考えるとき、いつも僕の頭のなかに浮かんでくるのはこれです。ヒポクラテスの誓いです。これは西洋の国々の医療従事者が皆初日に学ぶようなものです。そこにまず出てくるのは「何よりも、害を与えてはならない」というものです。治療にあたって、何かをやってみるのはいいけれども、それで悪化したら最悪だから、それだったら何もしないほうがいい場合もある、ということでしょう。

　もう一つが、オーガスティン聖人という大昔の哲学者が残した言葉です。「慈善は、行われていない正義の代用物には決してならないのだ」。チャリティはいいのだけれども、そもそもの状況がフェアで正義がなければ、チャリティは全然状況を良くしない。要するにたくさんの人が貧困のまま、貧困がそのままになっているところへチャリティをちょっと入れるというのは、それは全然問題の解決にならないという話です。

政府開発援助（ODA） 各国の総収入の割合として

　もう少し説明していきたいと思います。では、そのチャリティの話ですが、国家レベルでいったらODA、国が出しているお金の話です。どうでしょう。世界の金持ちの国々はODAを頑張っているでしょうか。ODAを金持ちの国々が頑張っていると思う人は少ないですが、日本が頑張っていると思う人は多いですね。

　では純粋に金額で見ていきましょう。もちろん日本は経済力が大きいので、金額だけでいったら頑張っているように見えるのかもしれません。しかし要点は支払う能力で、要するにそれを見るために総収入との割合で比較します。例えば、ビル・ゲイツがやって来て1,000円を募金箱に入れるのと、我々が入れるのと、お金の使い方のレベルが全然違いますよね。だからお金を出す人の総収入の割合で見るのです。

　ODAは1970年代に国連の総会で決議を出して、皆が決めたのです。世界の貧困の問題を解決するには、金持ちの国々皆が自分の総収入の0.7％をODAに出せば、貧困は何とかなるかもしれないねというように、皆で約束をしました。皆さん、今の自分の総収入で0.7％ってどれぐらいか、ちょっと計算してみてください。自分のもっている、使っている毎月の収入の0.7％を、どこかの募金箱に毎月入れてくださいという話です。

　ほとんどの国はできていません。できているのがスウェーデン、ルクセンブルク、ノルウェー、デンマーク、そして最近イギリスがちょっと頑張って、何とかできるようになりました。肝心なのはアメリカと日本です。何故肝心かというと、一番お金をもっているからです。要するにこの2ヵ国が頑張ればまとまった金額になるわけです。自分の総収入の1％出しているといっても、ルクセンブルクの総収入の1％は、それほどの大きな金額にはなりません。本当に世界の貧困をどうにかしようと思えば、アメリカ、日本、ドイツあたりにはやはり頑張ってもらわないといけません。しかし一番肝心なアメリカと日本が0.2％以下です。要するに日本のODAを3倍にしても、約束どおりの目標に届きません。これが一つの問題なのかもしれません。

貧困国からの不法資本流出問題（外資系企業による脱税等）

しかしそれよりこの貧困問題に関わっている問題があります。完全にこれは医療の話から離れますが、要するに何故いろいろな国が貧困から脱出できないのか、というところとつながります。それは一言でいえば脱税です。脱税だけではないけれども、非常に大きな問題です。

いわゆる貧困国に入ってくるお金、要するに全世界の、先ほどの全部の国を合わせた ODA の金額と比較して、何倍も多いのが海外から入ってくる投資です。だけれども、この ODA と投資を合わせても、この不法資本流出というものには届きません（図2）。

ちなみに不法資本流出の6割ぐらいが外資系企業による脱税だそうです。それ以外は密輸入だとか、どこかの貧困国の政府関係者がお金を横領して、それを国外の銀行に預けるとか、そういうものが3割とか4割です。外資系企業による脱税の手口もいろいろあるけれど、それは置いておいて、とにかく結局のところは貧困国に入ってくるお金よりは、出ていくお金のほうが多いのです。しかも不法なもの、不法な手段で出ていくもののほうが多いわけです。

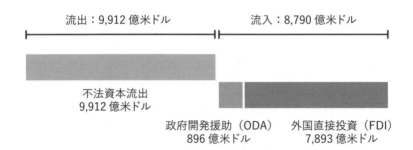

Illicit Financial Flows from Developing Countries 2003-2012（GFI 報告書）のデータを元に作成

図2　発展途上国からの不法資本流出総額（2012年推定）
GNV (Global News View：globalnews.org) から転載。

5-1　途上国や紛争地域における医療の現状をグローバルな視点から捉え、考える　　191

何よりも、害を与えてはならない

　この状況がある限り、ODA を増やしたところで、焼け石に水です。これがまさに、まず害を与えてはならないということです。ODA は増やさなくていいから、脱税を減らしたら、その国にお金が残ります。まさにヒポクラテスの誓いのポイントだと思います。

　結局のところ保健医療問題の背景に必ず出てくるのが、この貧困と格差です。貧困と格差があれば、体温計は買えないでしょうし人も雇えないでしょう。雇ったとしてもほとんど給料が出せないから、ちゃんと働かないし、病院が足りません。それはそうなるに決まっているでしょう。そうすると難民が出ても、そのケアは十分にできません。

　アフリカを例にとれば、先ほどの脱税などだけではなくて、それ以外にもいろいろなものがあります。普通の貿易や、投資、ODA などすべての収支を見たとき、意外な結果がでます。世界がアフリカにお金を出しているのではなくて、アフリカが世界にお金を出していることになるのです。入ってくるお金より出ていくお金のほうが多いわけだから、それは格差が増えるに決まっている。そもそも貧しいアフリカなのに、さらに入ってくるお金よりも多くのお金が出続けているのですから。それは合法的なものも不法なものも全部合わせて、お金が出ていっています。アフリカが世界を援助しているのです。

　しかも医療でいえば、結構、医療従事者も貢献してしまっているのです。ザンビアにいるお医者さんが、ザンビアに居残ってもらえる給料と、イギリスに行って働けばもらえる給料は全然違います。頭脳流出です。せっかくザンビアで育ってきた医師も看護師も、結局のところは自分の家族や自分の暮らしを考えてどんどん移住してしまいます。アフリカの国で英語圏の国は、英語圏の先進国に行ってしまいます。フランス語圏のアフリカの国の人たちは、フランスに行く。こちらの医療従事者がボランティアで行っても、逆の方向でアフリカの医療従事者が出ていく。

　さらに格差ですが、これは本当にすごいものです。2017 年の数字で一番金持ちの 8 人、ビル・ゲイツをはじめトップの 8 人がもっている財産は、世界の一番貧しい 36 億人、地球の人口の半分を合わせた財産と同じです。世

界の8人の財産＝貧しい人口の半分がもっている財産というのは想像を絶するでしょう。この格差のデータをここだけではなくて、ほかの授業でもこの3～4年ぐらい出しているけれども、毎年直さなければいけない。2015年は80人でした。今年で8人。格差はどんどん広がっています。この状況で医療をいくら頑張っても、問題は止められないでしょう。ちなみにトップ、世界の金持ち上位20％ぐらいが確か9割以上をもっているのです。我々もトップ20％に入りますよ。おそらくここにいる皆さんは、地球のトップ20％に入ると思います。

　援助というのは、ボランティアをしようとするのはすごくいいことで必要ですが、決して貧困が解決できるまでボランティアしちゃいけないという話をしているわけではありません。どちらも必要、どちらも重要なのだけれども、このチャリティのほうばかりにフォーカスしても駄目だと思います。やはり外資系企業による脱税問題を解決しない限り、貧困は無くせず、流出する一方です。

　皆さん、フェアトレードをご存じですか。フェアトレードとは「公平な貿易」ですね。フェアトレードのチョコレートやコーヒーを、売っているのを見かけると思います。これはコーヒーの豆をつくった人がフェアな収入を得たうえで売っているんだということですが、これはほとんど商品として売っていないですよね。しかもほとんどの人がフェアトレードといったときに、何か恵まれない人のためにいいことをしてやっているというような感覚で、買うでしょう。ちょっと高めだけど、人を助けるためにと。そんなことではないのです。要はそれ以外はアンフェアトレードになっているということです。皆が皆ではないけれども、でも貧困国との貿易ではアンフェアトレードが非常に多いです。

　日本でお米をつくっている人と、コートジボワールで米をつくっている人は、収入が全然違います。我々はフェアトレードで買う。それはフェアかどうかも非常に疑問が多く残るけれども、たとえフェアだとしても、それはいいこととしてやったのではなくて、我々が悪いことをするのをやめたということですよね。「これまでは搾取していたけれども、きょうだけちょっとこの高めなコーヒーを買って、きょうは搾取するのをやめよう、あしたはまたするけど」。要はそういうことです。フェアトレードというのは、「搾取するのをやめる」ということです。脱税とか違法性のあるものではなくて、これは合法的なものですが、やはり

貧困にものすごく貢献してしまっているわけです。そういう弱肉強食の経済システムになっているので、そうなってしまうのです。

　もう一つ紛争と絡めて、我々が考えなければいけないものがあります。紛争資源というものがありますね。ブラッド・ダイヤモンドとは、紛争地で取れたダイヤモンドで、そのダイヤモンドを売って武器を買います。あるいは石油も同じかもしれません。その紛争を助長させるような資源のことです。先ほどの世界一、最大の紛争地のコンゴ民主共和国も、ひょっとしたらこのマイクにも、このパソコンにもこのプロジェクターにもあるようなコンゴから来た鉱物資源が入っているのかもしれない。コンゴはいろいろなものをもっています。ダイヤモンドも金もコバルトもスズも、何でももっています。こういうところでも、我々はつながってしまっています。

何故対策に向かわないのか

　何故その対策に向かわないのでしょうか。そもそも今日、私がした話は、多くの人は知らない可能性が高いと思います。例えば外資系企業による脱税が、それほど大きなものになっていたこと、あるいはコンゴ民主共和国はそこまでひどい紛争だったのかというようなことは、ほとんど知られていません。その現実とイメージのギャップがどうしても大きいのです。

　この裏にある一つの大きな問題は、自国中心主義の壁です。自国中心主義なのか愛国心なのか、言い方はさまざまだけれども国際報道がとにかく非常に少ないのです。日本だと、国際報道が報道の1割もしくは1割以下です。我々の耳や目に入ってくる情報は、ほとんどは自分の国境線の壁でブロックされています。外からの情報はほとんど入ってこない。外を見るときに、どうしても我々はこれだけ頑張っているんだ、地球を救う日本人、世界を救う日本人という報道はあって、救ってばかりのようだけど、今年も日本のODAはこれだけ少なかったという報道はされていません。

　脱税の話も国内だったら出てくるかもしれないけれど、国際レベルではなかなか出てきません。そもそも外で起きていることはほとんど情報が入ってこ

ず、貧しければ報道されない。アメリカやヨーロッパの話題は何か起きれば報道されるけれども、貧しいところになればなかなか報道されません。報道されるとすれば、実際行っている人がすごく頑張っているという内容で、それは当然評価しなければなりません。だけど全体像が全然見えてこない。それが問題です。

グローバルな視野

　最後にグローバルな視野についてです。まず「グローバル」は「国際」にイコールではないです。国際というのは国家間の話ですよね。グローバルはもっとそれを超えたものです。国家・国境、その概念そのものを越えた意識・行動、これがグローバルです。日本とアメリカの関係、ブラジルとアンゴラの関係の話ではなく、地球レベルでの交流、意識、行動です。

　よくODAの話で、「オールジャパン」だとか「チームジャパン」だとか、日本の企業やNGOが日本政府と協力して、日本政府がODAを出して日本の企業が病院を建てて、日本の援助が入っていろいろと運営するパターンがよくあります。それがいわゆるオールジャパン、チームジャパン。これは決してグローバルという話ではない。国際かもしれないけれど、グローバルではありません。

　グローバルに保健医療を考えると、やはり世界に関する情報の問題です。それは報道の問題でもあり、教育の問題でもあり、情報が必要です。これだけの情報社会になって、せっかくインターネットというものがあるのに、なかなか情報が入ってきておらず古いままです。それとやはり自国への帰属心です。これに縛られない多様な視点、ちょっと自分の国籍や愛国心というものを置いておいて、ちょっとだけ頑張って客観的に物事を考えてみる。これはなかなかできないのだけれど、世界が実際にどうなっているのか、なるべく客観的に見てみることが必要です。

　最初に出していた死因について、HIV／エイズだとか下痢だとか、そのような感染症で100万人単位が亡くなっています。この格差を簡単に許さない

こととは、具体的にどういうことでしょう。とにかくまず意識の問題です。

　最後に、国際貢献だとかチャリティとか、こういう言葉はよく出てくるけれども、やはりこの不平等な世界のなかでチャリティだとか国際貢献というこの言葉が、どうしても引っかかります。問題は我々も一緒につくってしまっているのだから、一緒に解決していかなければいけないのではないでしょうか。我々が「寛大な心で恵まれない人たちのために何かをする」のではなくて、我々も問題に貢献しているので、問題の解決に貢献していきましょう、というような行動を結論としたいです。

5-2 ダイナミックに変貌するグローバルヘルス
―挑戦と機会―

中谷比呂樹

大阪大学大学院医学系研究科特定講座国際・未来医療学　特任教授／
慶應義塾大学グローバルリサーチインスティテュート（KGRI）　特任教授／WHO 執行理事／
国立国際医療研究センター　理事

はじめに

　国際保健というと、すぐに皆さんが思い浮かべるのはどんな人々でしょうか。
　野口英世博士は、ガーナへ黄熱病のワクチンの研究に行って研究の途中で亡くなりました。シュバイツァー博士はガボンで密林を切り開いて病院を開設し、ノーベル平和賞を受賞しています。
　1980 年に天然痘の撲滅宣言をしたときの WHO 執行理事の記念サインがあります。天然痘はたいへん重症な感染症で 40 〜 60％が亡くなる病気です。撲滅するにはワクチンによる予防が有効なので、流行地の田舎の村までワクチンを届けるプロジェクトがありました。その天然痘を撲滅したときの最後の WHO 天然痘根絶対策本部長を務めたのが、日本人の蟻田 功先生です。世界中から患者がいなくなり、ウイルスは現在米・ロの二つの研究所に封じ込められています。すべての仕事を終息された後、先生は日本に帰ってこられました。
　北里研究所の大村智先生が開発のきっかけをつくったイベルメクチンはアフリカの風土病、寄生虫によって起こる病気で目が見えなくなってしまう河川盲目症の特効薬です。WHO の正面玄関の前に、像があります。西アフリカの村々で 20 〜 30 年前まで子どもが大人を棒で引っ張っているのはよく見られた風景です。現在は大村先生のイベルメクチンの集団予防投薬によって、この病気は大変減少しました。
　このように、今までの国際保健というと、野口英世のように研究をするんだ。シュバイツァーのように医療をするんだ。こういうイメージが原型なので

すが、すごく国際保健の考え方は変わってきています。だからグローバル・ヘルスと言うようになっています。現在はつながりあう世界となっていて、世界がものすごく小さくなって、エボラやMARSが大問題になるわけです。何故なら、エボラの流行は実は25回目の大流行なのです。それまで24回あったのに、皆さん、知りませんでしたよね。アフリカの村で人が死んでいたのですが、今回の場合は世界がつながっていてものすごく広がってしまいました。アメリカやスペインにも飛び火したのです。アフリカの田舎で起こった感染症が一気に広がってしまう時代となったのです。

今までの国際保健の対象というと、マラリア、河川盲目症などで、これまで日本の医療関係者の必ずしも得意とする分野ではなかったのですが、今世界では似たような病気が起こるようになりました。これから皆さんが、医学部、歯学部、薬学部で学ぶことは日本にとっても国際保健にとっても同時に役立つことを勉強されるのです。多くの人にとってアフリカの国というと、貧しくて、汚くて、というイメージだと思いますが、行くとすごく驚くと思います。

何故なら、アフリカは貧しいと言いますが、多くの国で経済発展が進み、世界銀行の分類で「中進国」になっています。高速道路が通り、首都にビルが乱立し、若いパワーを感じます。

このように、途上国が徐々に中進国となると新しい市場が生まれて来るわけです。このように、皆さんが商社や製薬会社に入れば新しいマーケットとして出かけていくわけです。また、いろいろな新しい組織や手法が出て、「先進国」が上から目線で「途上国」を助けるというモデルが変わってきています。

今までは国際保健（インターナショナルヘルス）と言っていましたが、「ナショナル」という「国」だけではなくて、いろいろな分野の人が参加するものになってきたのです。

先ほど国際保健は変わってきたと言いましたが、国際援助から国際協力、そしてグローバルヘルスといったパラダイムの変化や世界の健康状況の今、さまざまなタレントが集まるダイナミックな分野になってきたこと、何故今、世界的視野が必要か、国際分野でのキャリアづくり、というポイントをお話してみたいと思います。

つながりあう世界

　世界中の飛行機が今どこで、何機飛んでいるかが分かるフライトレコーダーというスマートフォンのプログラムがあります。2014年8月17日 Central European Time（CET）で22時25分のアフリカの上空をみると、飛行機はほとんど飛んでません。通常はヨーロッパからアフリカへ行った飛行機が夜行便で帰ってくる時間です。このとき西アフリカではエボラが猛威を振るっていました。世界中で飛行機が飛んでいるのに、このように、世界の人口の15％、10億人が住んでいるアフリカが鎖国のようになってしまった。大きな感染症が起こると、このような社会全体への影響があるのです。

　アフリカの子どもでDPTといった基本的な予防接種を受けている子どもは何％いるでしょう。皆さんはもっと少ないと思うかもしれませんが80％です。子どもに予防接種をすると小さいうちに死ぬことがほとんど無くなって、平均寿命がとても上がるのです。今、世界は70歳くらいの平均寿命になっています。日本が70歳くらいの平均寿命になったのは今から何年前でしょう。40年くらい前、1970年です。逆にいえば今世界の平均寿命は日本の40年前の水準で、そのときの日本は経済が発展し、医療も拡大していった時期です。

　それが今、世界で再現されていると言って過言ではないでしょう。

世界の平均余命

　高齢化率の世界地図を見てみましょう。多くの国で高齢化が進み、中国もタイも続々と60歳以上人口が30％を超えるようになっていきます。

　中国の高齢化率は30％以上。率でも高齢者の絶対数でも大変だと思います。例えば介護について、これから日本は本格的な高齢化社会で、毎年、介護要員が7万人必要になると言われています。では海外からそういう人手を日本に招くことができるかといっても、中国がこんなに大高齢化社会になってきますから、日本に人が回ってきません。こういう時代になっていくのです。

　このように、今は、日本の高齢化が一番進んでいますが、ほかの国だって

どんどん高齢化しています。2050年、あなた方が社会の責任ある立場に立ったとき、高齢化した世界を目のあたりにするのです。

経済成長は急速に世界秩序を変える

低所得国を赤で示す世界地図では、2000年には、アジア、アフリカは皆真っ赤で低所得状態でした。今の貨幣価値でいうと、年間所得が1,000ドル。1日当たり、だいたい3ドルで暮らしている人たちです。3ドルといったら、だいたい400円です。

ところが2020年になると、中国も中進国になっている予測です。すでに世界第2位の経済大国になっていますが、それからアフリカの南のほうも、皆中進国になっています。アフリカの赤道に近いところは低所得国として残ります。例えば今は、比較的皆さんは貧しい国と思っているかもしれないモンゴルも、大きな資源が開発されたので、高所得になります。ですから世界は高所得化して、今貧しいと思っている国々も、いずれは有力な市場と

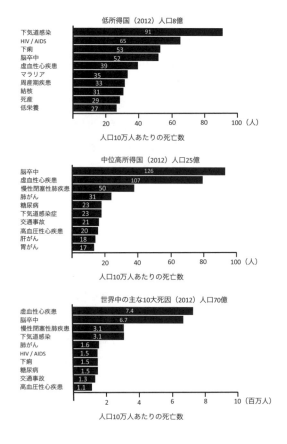

なることを意味しています。

　私たちの考えていたこれまでの国際保健は、超人的な人が研究をする、あるいは献身的な医療をする、あるいは国際機関がワクチンを届けるという医療の姿でした。私が最初にWHOに行った時代が、だいたい1990年、そのとき世界人口50億人で、そのうち6割が途上国にいたのです。それが今途上国は70億人のうち、だいたい13〜14％で9億人ぐらいです。こんな時代になってきたので、これまでの考え方を変えていかなければいけません。国の所得別に死因をみると、世界の死因は中進国の死因にひきずられて先進国（高所得国）すなわち我が国のそれに似かよっています。逆にいえば、日本の医療技術がダイレクトに世界で生きる時代となったのです。（図）

　2016年は日本の神戸でG7保健大臣会合（サミット）をやります。今まで日本は5回サミットをやっているのですが、それぞれ保健関係の成果を挙げています。2000年沖縄サミットでは、Global Fundという、エイズ、結核、マラリアに官民の資金を流す大きな組織をつくっています。それから2007年洞爺湖サミットでは保健システムが大切、それからユニバーサル・ヘルス・カバレッジと言うのですが、医療保険が大切だということを言ったわ

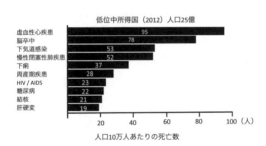
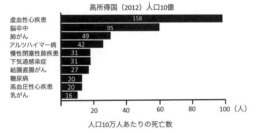

図　国の所得別死因順位
出典：中谷比呂樹「新たなグローバルヘルスのパラダイム」、保健の科学 58(2), p.81-85, 2016

けです。それで今回の神戸では何をするか。伊勢志摩では首相同士で非常におおまかな首脳宣言を出して頂いて、具体化は保健大臣会合でしますので、日本のリーダーシップに世界が期待しています。

9.11が変えた国際保健の方向性

　現在の世界の健康の状況についてです。少し重複するのですが、ここ15年ぐらい国際保健は潤沢な資金が回る分野でした。昔は国際保健や国際援助は、率直に言うとビジネスとして成り立たなかったので、あまり関心が寄せられなかったのですが、ビジネスとして魅力的な分野になっています。その大きな契機になったのが、9.11の同時多発テロでした。どんなことを世界が学んだかというと、テロを防止するためには何が問題なのかを突き詰めてみれば、貧困が原因ではないのか。貧困な人が世のなかの理不尽を感じて、これは西洋社会が世界を牛耳っているからいけないのではないかということからテロが起こった。そういう考えから貧困の原因となる感染症などを制圧しようという大きな動きが起こったのです。

　そのときたまたま国連では、ミレニアム開発目標（MDGs: Millennium Development Goals）が定められ、加盟国が一丸となって"21世紀を貧困の無い世界にしよう"とする時期であったので、それと合致して保健分野の資金がすごく伸びています。

　この伸びで見て頂きたいのは、政府援助機関に加えて民間企業、財団の援助が昔と比べてものすごく伸びていることです。ビル＆メリンダ・ゲイツ財団を例にとると、資金量は20億ドルぐらい。WHOの年間予算と同じだけの資金をゲイツ財団が出します。また、公益財団、政府、企業の資金をプールする官民ファンドも非常に伸びています。

　逆に言うと、こういうところで活躍する人は、医療関係者も多いですが、後で言いますが、実は文科系の人がとても多い。ですから文科系の方々にとっても関わりの深いもので、グローバルヘルスの仕事はドクターだけの世界ではなくなって動いているのです。

それでこうやってたくさん投資がされたので、マラリア、エイズ、結核、熱帯病では成果があって、今、エイズも結核もマラリアも死亡数、患者数がどんどん減っています。

死亡率と罹患率の推移と高齢者ケアシステムの展開

　平均寿命が70歳になって、高齢化もうんと進んで、そうするとどうなるかというと、2004～2030年のWHOの予測ですが、これからは、癌、心筋梗塞、脳卒中などが、だんだん増えてきます。

　ですから、WHOが職員を募集したとしても、今の日本からの応募はほとんどありませんし、それからまた応募しても採用されない。何故かというと、今までのWHOのポジションは、現場でマラリア対策の指揮をできる人ということですから、率直に言って、大阪大学の卒業生は応募しても勝てるわけがありません。これからはこのように疾病が変わりますから、国際的に皆さん方が出ていける機会がとても増えるのです。

　次に、これはDALYという、疾病調整年という考え方です。疾病を死亡数や率で見ると、意外と見落とされてしまう病気があります。例えば精神疾患は死にませんよね。こういう疾患は本当に大変で、医療や薬も要るのですが、そういうものが見落とされてしまう。2030年はどういう疾病負荷が多いか。一番多いのは、うつ病です。これは死なないけれども、仕事ができないなどの社会的な負荷がある。こういうことになるという意味では、日本で今ものすごく進んでいる、精神医学あるいは認知症の研究が役立つのではないかと思います。

　日本はとても高齢化しています。日本はこのように高齢化をしていて35％以上の人が65歳以上の社会となり、世界で日本が最も高齢化が進んでいますが、ほかのアジアの国、シンガポールだって、韓国だって追従してくるわけです。そうすると追従する国々は日本が経験しているような高齢者の医療・介護・福祉とそれらの費用の捻出といった課題に直面します。日本の場合、ゴールドプランと言いますが、高齢者のための施設を計画的に整備する計画を立て

ました。こういう計画の立て方自体が後続の国では大きな関心がもたれています。どのような経験を学ぶのか、失敗を避けるのか、アジアの多くの国々の保健政策リーダー、公衆衛生部門、あるいは社会経済の部門の人たちが関心をもつ分野です。

WHO の機能

WHO は、さまざまな能力のある人が集う分野という話題で、私がいた 2015 年 5 月までの WHO のことを話します。WHO は World Health Organization という国連組織の一つです。1948 年に設立されて 194 の加盟国があり、スイスのジュネーブに本部。職員はだいたい 7,500 人います。

7,500 人というのは、皆さんは多いと思うか、少ないと思うか分からないけれども、たぶん大阪大学の職員数より少ない程度ではないでしょうか。東大が 8,000 人ぐらい。それから私がもう一つ勤めている慶應大学が 4,000 人。現在この 7,500 人の事務局員を統括するのは Margaret Chan さん。私の上司だった方です。

WHO はよく誤解をされていて、エボラ出血熱が起こったときに、もっと医療チームを派遣しろ、というようなことを言われて、困ってしまいました。というのは、私たちの仕事の基本的な性格は、加盟国が自分一人ではできないようなことをやることなので、世界保健機関と言っていますが、実態を日本語で言うと、たぶん「世界保健省連合会事務局」というような役所です。

では何をやっているかというと、規範と基準の設定が最大の機能です。これは難しい言葉を使っているのですが、例えば医薬品の基準はこうあるべきだ、あるいはエイズの診断基準はこういう基準であるべきだ、治療を開始するときはこういう基準で、あるいは治療するのだったらこういうお薬を使うのが一番お勧めですという基準をつくる機関です。

それから技術支援と能力開発。これは、さまざまな国に、自分たちで企画ができるようにアドバイスをする機能です。そして、健康動向の把握とモニタリング。これは具体的にいえば、統計を取っています。例えば典型的な仕事

は、これは非常に地味な仕事ですが、私たちにとってはとても大切な仕事で、ICD-11 作成という作業をしています。ICD-11 は国際疾病分類第 11 版のことです。いろいろな国が死亡数を報告するときに、ばらばらに報告されては困ります。ですから心筋梗塞は ICD-11 によると数字は何番というようにして、皆同じコードで報告してもらうと、世界中で、心筋梗塞で死んでいる人は何人かということが分かります。このような業務が WHO の基本的な仕事になります。

事務局長は加盟国の厚生大臣の投票によって選挙で選ばれます。現在の Margaret Chan さんという事務局長は世界の厚生大臣が選んだ事務局長です。ですから、WHO の事務局長が言っていることであればやはり尊重しましょうと重んじられるところが WHO の強みになります。

WHO のスタッフのさまざまな専門分野

WHO の幹部にはいろいろな人がいます。まず事務局長、それから次長がいます。それから ADG（Assistant Director-General）というのですが、7 人います。私は ADG にいたのですが、私の後任は Winnie Mpanju さんというタンザニアの方です。

こういう人たちはどんな人たちなのでしょう。Marie-Paule Kieny さん。この人は生物学の専門家で、お医者さんではありません。ワクチンの専門です。彼女が最近やった仕事では、ギニアでエボラワクチンの実証試験に成功しています。お薬の効果を証明するときには、ダブルブラインド試験というのですが、一つのグループの人たちにはちゃんとしたお薬（この場合はワクチン）、もう一つには、ワクチンではなくて偽のお薬、食塩水を注射します。それによって、偏見無く、どちらが効いたか、効かないかが分かるわけです。ところがエボラは、まさに死ぬか、生きるかでしょう。プラセボと言いますが、食塩水を注射することが倫理的に許されるのか大変悩んで、それをブレークスルーするような方策を見つけた人です。

それから事務局長官房の 1 人 Natela Menabde さん。彼女は薬剤師で、今ニューヨーク事務所長をしています。

それから法律家グループです。国際保健の分野は法律家の活躍がとても多いです。例えば内部規制や知的財産の処理は法律家グループが担当します。それから公認会計士がいます。広報部長は、公衆衛生のコミュニケーションを専門にしていた方でした。WHO というと、お医者さんばかりの集まりかと思うと、このような多彩な人が入っているわけです。

　そして WHO の歴代の事務局長。日本人もいます。中嶋宏先生という 4 代目の事務局長さん。それから Halfdan Mahler さん。これは 3 代目の事務局長さんで、どこかで聞いたことがあると思いますけれども、プライマリ・ケアという概念をつくっています。この方とは、私は若いときに、すごく面白い思い出があります。彼は事務局長で日本を公式訪問して、そして国立循環器病研究センターを視察されるというので私が同行したのです。そうしたら、公衆衛生の分野だとすでにその時代から、たばこは良くないもので、循環器疾患には、特に良くないことが知られていました。ところが、厚生省と循環器病センター内に、たばこの自動販売機があったのです。それを見てマーラーさんはとても驚いていました。

　それから 6 代目の李鍾郁さん。この人は韓国の方で、ハンセン病の療養所から叩き上げの人で、奥さんは日本の方です。当時は、韓国の公務員は日本人と結婚すると辞職しなければならなかったのです。それで WHO に入って最終的に事務局長になりました。そして今の事務局長の Margaret Chan さんです。

　本部からはモンブランが見えます。モンブランはフランス語では「白い山」を意味します。夕方になると夕日がとてもきれいです。でも、11 月から 2 月までは毎日寒くて暗い。ですから私は、なるべく上司の人に会うとか、日本からお客さんが来ると、こういう時期に来てもらうのです。そうすると「いやあ、中谷さん、あなた大変だよね。苦労してるよね」ということになって、「いいところにいて、いいじゃない」と言われずに済みます。

WHOの事業計画

　WHOはいろいろな事業をしているのですが、やはり昔からの伝統で、感染症部門が非常に大きいです。それから非感染症。今はNCD（Non-communicable diseases）と言いますが、いわゆる高齢化にともなう病気のことです。ほか、生涯にわたる健康、保健システム、急性の感染症の制圧など、こういう五つぐらいの分野ごとに事業が行われています。

　皆さんが将来、国連に勤めるようなことを考える人もいるかもしれないので、どんなものかという話を続けます。先ほども申し上げたとおり、WHO職員数はだいたい7,500人ぐらい。そのうちProfessional and Higher Staffが2,000人ぐらい。これは国際的な選考で選ばれる方々です。加えて、技術職では、NPO（National Professional Officer）というカテゴリーがあります。この人は現地で採用される現地技官です。それから後事務職員が3,500人ぐらいいます。何故事務職員が多いかというと、例えばポリオ対策でワクチンを運ぶドライバーの人たちも入っているので、とても多いのです。

　たぶん皆さんが応募されるとしたら、Professional and Higher Staffというカテゴリーになります。枠は2,000人ぐらい。それに世界各国から応募してきますので、とても競争が激しいです。でも、競争は激しいですが、選考プロセスは非常にフェアです。

　先ほどWHO職員で、いろいろな背景の方がいると言いました。生物学の方もいれば、薬学の方もいれば、法律の人もいるという話をしたのですが、いろいろなタレントが集まるという話をします。

　まずHIVと結核とマラリアに資金を提供するGlobal Fundがあります。これは日本が主催したG7で、つくろうではないかと言ってつくられた組織ですが、資金量はとても大きいです。3年間でだいたい1兆円ぐらいの資金量があります。1兆円というと日本のODAの1年分で、これだけの資金が、エイズ、結核、マラリア分野に投じられます。

　そして、ものすごく面白い組織で、UNITAIDという組織があります。これは皆さん海外旅行をされると、知らず知らずに貢献をしています。このUNITAIDは、国際連帯税を財源としていて、航空機に乗ると自動的に付加さ

れます。ただ、これはすべての航空会社が入っているわけではありません。エールフランスは入っています。それからブリティッシュ・エアウェイズも入っています。エールフランスに乗ってヨーロッパに行くと、ビジネスクラスに乗ると 40 ユーロ、エコノミーに乗ると 10 ユーロ。このようなお金を UNTAID に集めて薬を一括購入します。そうすると安くなるのです。例えば結核の多剤耐性菌の迅速診断法があります。これの診断はとても難しくて、試薬が高価で 80 ドルしていました。それを組織が一括購入する交渉をして 10 ドル以下になりました。

　それから GAVI という組織があります。これはワクチンについて一括購入する組織です。また、研究開発に資金提供する組織。まさにゲイツ財団は基本的にこれをやっています。それから日本に GHIT（Global Health Innovative Technology）があります。これは日本政府と製薬企業とゲイツ財団が共同出資をしています。

　ほかに特定のプロダクトを研究開発する協同組合があります。それから現場で活躍する組織として有名な、国境なき医師団（MSF）、貧困撲滅の Oxfam などの組織があります。

　どのような人たちがやっているか横顔をみてみましょう。MSF の会長をしている Joanne Liu さんはカナダ人医師です。それから Mark Dybul さんは Global Fund の現在の事務局長です。彼は保健問題をライフワークにしているアメリカの外交官です。ドクター歴は長く、大学教授もしていますから、ヨーロッパふうに言うと、Ambassador, Professor, Doctor, Mark Dybul（アメリカの外交官、医師、医学研究者）のような感じの人です。

　そして、Oxfam の Barbara Stocking 男爵夫人。この人のバックグラウンドは薬学です。Lelio Marmora さんは UNITAID、国際連帯税で集めて使うという、その事務局長です。彼は知的財産専門の弁護士で、出身はアルゼンチンです。アルゼンチンは、私から見れば中進国なので ODA の対象で、先進国から援助をもらえないので、薬をどうやって安くするかということは、大きな問題です。そして彼はエイズの薬を安く提供することをずっと試みてきた人です。

　また、Jim Yong Kim さんは、今は世界銀行の総裁です。その前はダート

マス大学の総長、その前が WHO の私の前々任者を務めてこられました。そもそも彼が国際保健に関わった最初の仕事がボストンでエイズ救援の NGO を立ち上げたことでした。

このように、いろいろな人が活躍するのが国際保健の現場です。皆さんが将来を考えるときに、国際保健といったら、必ずしも現場に出るだけ、あるいは国連機関に入るというのではなくて、いろいろなオプションがあるということを考えて頂きたいと思います。

日本の組織と国連の相違

WHO や国連機関は先ほど申し上げたとおり、基本は役所です。ですから、外資系の役所というとたぶん一番分かりやすいと思います。その対比を表で

表　日本の組織と国連の相違

	日本	国連
組織の基本性格	組織によってさまざま	役所（さまざま。中央省庁的なところが多いが一部現業あり）
言語	日本語	多言語、主として英語
文化	単一。アウンの呼吸	マルチ。誤解を回避するために徹底した文書化
採用の基本理念	ヒトは育てるもの（人材） →職種といった括りで定期採用・将来性を評価（ポテンシャル採用）	ヒトは必要に応じて探るもの（人的資源） →仕事内容を公示して、空席時採用・ポスト毎に即戦力を期待（ポスト採用）
組織カルチャー	集団・組織・大部屋 →チームでのアウトプット	個人・個室 →組織の和より個人の業績。仕事は上司との契約
キャリア形成	永年勤続が前提。ある程度年功序列の内部昇任	ポスト毎に即戦力を採用。定期評価による契約更新。昇任にあたっては競争試験、即ち生き残るためには一生就職活動
昇任と評価	ジェネラリスト重視	専門性を重視
生活	原則的に家族と同居	国を離れて住むことを可能にする各種措置
待遇	課税。月々の給与は少ないがボーナス・退職金あり。社宅（官舎）など厚生サービスもあり	非課税で月々は高額。退職金なし。勤務地によっては本給以上の調整手当

示します。日本との違いは、もちろん言葉が違います。全部英語です。いろいろな国の人がいますから、基本的には文書の世界です。例えば会議をしますと必ず翌日には、こんなことを話して、こんな合意をしたという文書をつくります。

　ほかに違うのは、人材採用のあり方です。日本で人を採用するときには、なるべく手付かずな人を採用して自分の組織で育てようとします。国際社会では、むしろでき上がった人を、このポジションに採りたいという採り方をしています。ですから日本の方にとって一番分かりやすいのは、大学教授等の採用です。例えば大学の循環器内科の教授が空席になれば、循環器内科の教授の後任を選びます。WHOの場合、それは国際公募になります。この場合、いくら皆さんが応募しようと思っても、循環器内科の専門でなくて整形外科の先生だったら、循環器内科のポジションに応募しても駄目ということです。そういうことが、おそらく日本とは大きく異なるのです。

　処遇についてですが、女性にとっては、おそらく国際社会はとても働きやすいところだと思います。その理由は、幾つかあります。今、日本人は基本的にunderrepresentationというか、日本人をもっと採用したいというのが国際機関のスタンスですから、日本人というだけで1ポイントプラス、また女性登用をすすめていますから、日本人女性はさらにプラスとなります。

　また、ジュネーブでも、中級クラスくらいの職員になると、だいたいお手伝いさんが雇えるぐらいの条件ですから、女性にとっては日本より家事労働・子育てのストレスが小さいはずです。

　処遇も悪くありません。それはどのレベルを考えるかです。例えば医学部を出られて開業してベンツに乗りたいという人にとっては、あまり魅力が無いかもしれないけれども、大学に残られてPh.D.取得を目標にすることと比べて考えてみると、遜色ありません。

WHOの職位と求められる資質

　WHOだけではなく、国際社会は皆そうですけれども、だいたい身分的な

ランクがあります。WHOではDやPで表され、DはDirector、部長クラスで、専門職であればPというようなランクがあります。厚労省のような日本の役所でいう部長ぐらいになると、もちろんその分野の専門性があるに越したことはないのですが、公衆衛生の広範な知識、管理能力、政治的な配慮ができるとか、こういう因子が重視されます。

　例えて言えば、日本人の結核部長で、古知新さんという方がいます。古知さんは結核の専門家ではありません。彼が何故名を成したか。結核の専門家はそれまでは発想が凝り固まっていて、結核は胸部X線で撮って診断するものだと思っていたのですが、彼は結核の専門家ではないので、そういう先入観が全くない。結核は胸の病気で咳をするだろうというので途上国での結核の診断を、X線の検査抜きで、咳をした人の痰を、どこでもある顕微鏡で見て、結核菌が見つけられたら結核と診断しようという論理で考えはじめました。そして、節約された資金を重点的に治癒率の向上に振り向けるという結核対策の大レボリューションを起こしました。彼は専門性という意味では結核の専門家ではなかったけれども、こういう公衆衛生の広範な知識があり、また、情報発信力にも優れた方でありました。このような人が大部長になりました。

　ただし、WHOのP-5、厚労省のような日本の役所でいう企画官くらいになると、非常に専門的です。例えば結核の診断担当官のP-5というと、結核の診断のことに詳しくないと話にならない。それから公衆衛生の広範な知識もなくてはなりません。ただし管理能力などは部長がちゃんとやりますし、政治的な立ち回りは、部長やADGの仕事なので、無くても大丈夫。このような感じのキャリアになります。

自分にあったキャリアパスを

　皆さん方が将来国際的なキャリアを積まれるときに、幾つかキャリアパスを考えられたほうがよいと思います。一つは、WHOや国際機関の幹部、あるいは政治ポストを目指すということになると、幹部になるとどうしても政治的、管理的な仕事がありますから、どこかで管理経験を積んだほうがよいのです。

そのために、役所に入ることはとても理にかなった選択になります。

　私が日本で大変よいのではないかと思うのは、国際機関の技術的な中核職員になることです。例えばエボラが起こったときに、エボラのチームを率いて現場に行く。このような職員はとても大切です。今日本人では進藤奈邦子さんという人が大活躍をしていますが、そういう人になるのだったら、例えば国立感染症研究所の研究官は、行政と技術的な面と両方の業務ができるので、とてもよいキャリアになると思います。

　日本でこれから私がもっと頑張って支援したいと思っているのは、日本人が国内外で一流の研究者になり、審議会の委員になって、審議会を通して影響力をもつことです。WHOの指針をつくる委員会の委員長になる。別にWHO事務局員になるのではなくても、国際影響力を発揮できるのではないかと思います。それからもちろん国内外両方で診療するグローバルなお医者さんになる、医療技術関係の会社で企業人になることも国際保健にとって大切ではないかと思います。

まとめ

　少し駆け足でしたが、まとめです。国際協力は人のためならずというか、昔は一方的に援助をする活動でしたが、我々も、こういうつながり合った世界では自分たちの経験を皆さんと共有する、また向こうから学ぶ、それから、つながり合った世界で感染症が入ってくることを防ぐ、あるいは入ってきたときに対応する経験を積むことがとても大切だと思います。

　それから今、世界は中進国化していますから、私たちのもっている経験は、彼らがまさに今知りたいことです。だから、成功例、失敗例を一緒に共有していくことが大切なことだと思います。ですから、皆さん方は、これからさまざまな分野で発展をされていくと思いますけれども、国際的な視野をいつももたれて進まれたらよいのではないかと思います。私の最初の話をここで一応終えます。

中谷先生と田中剛先生*とのセッション

司会 中谷先生と現在遠隔講義でつながっている東京にいる田中先生に、国際保健についての質疑応答をする時間を取ります。田中先生、後輩に向けてのコメントなどをお願いします。

田中 平成10年に大阪大学医学部を卒業して、沖縄の具志川や大阪市の桃谷で小児科や救命救急科の研修をしていました。私は学生時代から国際保健の道に進みたいと思っていて、3年目の研修が終わる頃にアフガニスタンのNGOで少し仕事をしていたことがありましたが、やはりグローバル・ヘルスといいますか、さまざまな分野も関わりが必要だということが身にしみて、公衆衛生を実践し学ぶために厚生労働省に入りました。

　それからもうあっという間に15年ぐらい経っていますが、政策形成という分野が意外と面白くなってしまいました。この講義の一番初めに中谷先生から、こういう国際協力の分野は医療だけではなくて、さまざまなセクターが参加することで成り立つというお話があったと思います。

　先ほど、高齢化が国際保健でも非常に大きなトピックだという話がありました。エイジングというのは日本が世界の中でも先端をいっているところですけれども、今、国家予算の多くが社会保障に使われていて、医療や福祉、年金といったところに多くのお金が使われています。しかし若い人、つまり支える人間が少ない中でどのようにやっていけばいいのかが問題になっていて、医療だけでは高齢者を支えきれなくなっている状況です。

　今、厚生労働省が掲げている政策の一つに「地域包括ケア」があります。それは医療や福祉だけではなくて、住まいやまちづくりなど、介護が必要なお年寄りでもちゃんと地域で暮らしていけるような仕組みづくりをやっていくというものです。例えば皆が、足が悪くなったから病院に行って入院するということでは、あっという間に病院がパンクしてしまうわけです。そういう中で、コンパクトシティといったような、住みやすい地域を作り、よりいろいろな人たちが加わった枠組みを作らないと、日本の社会が成り立たなくなるという問

---

* 平成10年、大阪大学医学部卒。この講義当時、厚生労働省より内閣官房・国際感染症対策調整室に出向中。

題を、政府全体で考えています。そういった事を一つとっても、さまざまな専門家と議論しながら、厚生労働省は医療政策を考えているのです。

　そして後半に中谷先生からWHOについての話がありました。実は私も今、内閣官房というところで安倍総理のお手伝いをしていますが、その前はマニラにあるWHOのWestern Pacific Regional Office（西太平洋地域事務局）で、韓国人の申英秀（シンヨンス）という事務局長の下で仕事をしていました。

　私はどちらかというと現場に近いほうで働かせて欲しいという希望で、ジュネーブではないところで仕事をしていました。西太平洋地域事務局は非常に広いエリアをカバーしています。もちろん日本はこの中に入っていますけれども、モンゴルからニュージーランド、それから南太平洋の小さなフィジーとかバヌアツといった国々が担当です。

　これらの地域のなかには、中国やオーストラリアといった大国もありますが、サモアやパプアニューギニアといった小国も入っているエリアですので、さまざまな疾患が対象になります。私はずっと感染症の対策をやってきていますが、例えばアジアのほうであると、MARSや鳥インフルエンザの問題もあれば、南太平洋ではマラリアやフィラリア対策が必要となり、さまざまな対応が求められています。

　一方で、多くの途上国で、感染症に加え、日本が経験しているNCD、つまり糖尿病や高血圧といった非感染症疾患もあるのです。特に南太平洋の島々の方はアメリカ人並みに太った方が多くて、熱帯病と同時に、このようなNCDに悩まされています。

　もちろんお金や資源も限られているなかで、有効な策をどのように立案するかを考えなければいけません。同じ感染症対策やNCDといっても、日本とは医療体制も医師や看護師の質も、医療保険のしくみも全部違うわけで、そういう限られた医療資源のなかで、その国がどこまでできるか、何が一番人びとの健康につながるかということを一緒に知恵を出して、対策を考えます。保健省が我々のカウンターパートになるのですが、その衛生官僚の方々と一緒に政策をつくる。そのような仕事をこれまでやってきました。

司会　受講生の皆さん、行政機関、あるいは国際機関で働く意義など、どんな素朴な疑問でも質問をどうぞ。

会場の学生　医学科で将来医者になり、このまま日本で医療をして、日本人の方を助けると思うのですけれど、例えば WHO に入って日本の人を助ける代わりに、敢えて海外の人を助ける意義や理由というか、意味はどこにあるのでしょうか。

中谷　分かりました。それはなかなか難しい質問ですね。例えば目の前の患者さんを救うのは、お医者さんとして当然です。たぶん医学部の卒業生は大部分の人がそういう道に行くと思います。またそれが自然だと思いますよね。ただし、私が生きてきたのは、つながり合った社会では、いつ我々が助けられる立場になるか分からないではないか。そのときだけ、いつもほかの国は助けない、あるいはほかの人たちには何もしない、でも、助けてもらうときは助けてねというのは、ちょっとおかしいよね、という自然な気持ちもあることも分かるでしょう。大阪大学の医学部の定員 100 人のうちの数％の人は、こういう道へ行ったほうがよいのではないかと、私自身は思うのです。

　私の大学のクラスメイトでいうと 4 人、公衆衛生に入ったわけです。1 人は公衆衛生と近いけれども宇宙医学というか宇宙飛行士になった向井千秋さんという女性がいます。そういうちょっと違った分野に進むことは、たぶんとても強みになると思うのです。大阪大学は素晴らしい先輩をもっていて、今話をして頂いた田中さんもそうだし、江浪武志さん、谷村忠幸さんという先輩が WHO で活躍をしています。内外両方で活躍できる人材になったのです。

　是非国内だけではなくて、少なくとも人生のうち一時期を海外で過ごされることは、医療人としての人生も豊かになると思います。

田中　日本はここ 10 年、医師不足とずいぶん言われています。地域医療に人がいない、医療は崩壊していると言われているなかで、何故敢えて日本の医者や医療関係者が外に出なければいけないかという意味も質問にはあるかと思います。今、内閣官房で国際感染症対策という仕事をしているなかで、先ほどの中谷先生からの、「情けは人のためならず」という話がやはり出てきます。

　この感染症対策一つとっても、今は昔と違って、1 ～ 2 日という日数で国際的にあっという間に広がって、結局対策をするにしても、海外とのネットワークが無かったり、担当者が現地に行った経験が無いということでは非常に

致命的になっています。目まぐるしく変わる世界の流れを知らないことにより、対策が数日遅れるだけで、韓国のMARS対策にしても、数十億ドル単位の損失が出たと言われています。

このように、世界の保健問題は日本とも直結しているということが現実ですし、そういう意味では、日本の保健医療関係者がしっかり世界で活躍していくことが日本のためにもなると思っています。

会場の学生 非常に納得しました。ありがとうございました。

司会 では、実際に海外、途上国などで働くことを、ご家族、あるいは親御さんらが、すごく心配されているのではないかと思いますが、いかがですか。

田中 世界にはさまざまなところがありますが、私も学生時代から、それこそバックパックを担いで途上国を回っていた人間ですので、親は半分諦めていると思います。ただマニラに住んでいましたが、国際機関になりますと、ずいぶんセキュリティもしっかりしています。私が行きましたさまざまな出先でも、車などの移動手段は万全の対策がされていました。対策をしっかりとれば、不必要に怖がる必要はありません。

もちろん危ないエリアもありますけれども、そこに行くときはそれなりの防御をするとか、しっかり準備をすることで危機は回避できます。それも組織としても守ってくれますし、自分の心掛けもあります。自分が健康で安全でないと仕事はできませんので、安全確保は最低限必要な条件だと思います。

司会 中谷先生からいかがでしょう。先生はジュネーブですが、ご家族もいらっしゃいますし。

中谷 ジュネーブにいたのですけれども、私の担当はエイズ、結核、マラリアです。ですからだいたいアフリカに出張することが多いのです。そのためジュネーブにいる期間よりも、アフリカとかそのほかに滞在する期間が長かったです。

ただ、田中さんがおっしゃったとおり、そういう仕事を安全に遂行できるような、さまざまな手段が講じられています。私が最初にやったのはトレーニングで、いろいろなシミュレーションをされます。もしも拉致されて裸にされて夜中に放り出されたらどうするんだ、というシミュレーション、エクササイズをさせられるのです。後で試験があって、それに合格しないと出張へ行けないの

です。そういうトレーニングを受けたり対策をしたりしますので、そうそう怖いことは無い。

　次に、国内社会もそうですけれども、仕事ができるような環境を整えてくれる。それから結構ハイリスクとハイリターンで、驚いてしまうのですけれども、例えばそういう安全ではないところの処遇はとてもよいです。というのは、私は給料表をたまたま見ていたのですが、危険手当がとても大きい。ですから本部の事務局長、先ほどのトップの 10 人ぐらいよりも現場の P-5 ぐらいの人のほうが、お給料が高いのです。危険手当とか、なんとか手当がたくさん付いている。というので、結構悪い話ではないです。だからどうぞ、そんなに怖がることは無いと思います。

司会　どうでしょうか、皆さん。今のお話しを聞いて、とても危ないところでも行ってみようかなと思ったでしょうか。ほかに何か質問はあるでしょうか。

会場の学生　WHO に入りたいと思っているのですけれども、簡単ではないですか。何か経験が必要ですか？

中谷　たぶん若い人が一番入りやすいのは JPO という仕組みがあります。Junior Professional Officer というのですが、日本政府から派遣をされて、まず研修生のような感じで入ります。そうすると一生懸命働いているその部門で、この人は必要だと思って頂くと、それで正規のポジションに入れます。

　それで成功した人が何人かいて、先ほどの事務局長補（ADG）のなかで 1 人 Flavia さんというイタリア出身の ADG がいるのですが、彼女はイタリアからの JPO で始まって、それから世銀に行って、次は官民のパートナーシップの事務局長をやって、それから今 WHO の事務局長補になりました。ですからきっかけとして JPO から入るのは一つの方法です。

　ただし、JPO ルートはどこかで少し限界を感じるところがあって、上に行こうとすると、Master や Ph.D.（博士号）が必要なときがあります。それをクリアするのは、JPO ルートだとなかなか難しい。というのは、WHO は専門機関と称して各国の政府にアドバイスをしますから、例えば率直に言って、学士だけをもつ人がアドバイスをするのか、博士号を取った人がアドバイスするのか、それは意味があります。

司会　先生自身は卒後 2 年で厚労省に入省されて、学位はいつどこで取ら

れましたか。

中谷 私は慶應大学から論文で学位をもらいました。どこかの教室と関係をもっておいて、そこから取れるようにされたほうがよいと思います。

それから教室との関係があると、万が一のときの拠り所をもっておくという意味でよいです。WHOでは2年おきに評価があって、契約を延長されない場合もあります。それは「あなたのパフォーマンスが悪い」というのではなくて、仕事自体が無くなってしまうことがある。先の話にあったことを例にすると、天然痘撲滅が成り立ってしまうと、天然痘に関する仕事をしてきた人が一斉に失職するわけです。

司会 先ほどのお話に少し補足しますと、国際関連に限らず、国内の病院でも部長になろうと思うと案外学位が必要なときが出てきます。ですので、まだまだ先のことなので全く見通しが立っておられないと思いますけれど、やはり医局に属して大学院に行って学位を取るのが将来的にも賢い方法なのかなと私自身は考えています。

田中 学位についての話がありましたけれども、日本だと修士と博士は結構同じような感じでありますけれども、アメリカの大学院では特に、修士はプロフェッショナル的な意味で必要な専門性を身に付ける学位です。ですからWHOだとMaster of Public Healthとか、ほかの国際機関ではMaster of Public Administrationといったような、2年間の修士号などが求められます。そういった修士号は非常にコンパクトに職業人としてのプロフェッショナリズムを身に付けるコースですので、それがあると仕事上非常に役に立ちますし、実際リクルートのときにも有利になりますので、少し現場の経験を積んでから、そういった学位を取って、それでプラスにするのが一番の近道なのかなとは思います。僕も、CDCがキャンパス内にあるので選んだのですが、アメリカのアトランタにあるエモリー大学の大学院に行っています。

中谷 採用する立場からすると、海外の大学院で修士か博士号を取得している候補には魅力があります。外国語で仕事ができるのかという不安を採用者はもちます。そうすると海外の大学で取得した学位、MasterかPh.D.をもっていると、この人は言葉の読み書きができるという証明になるのです。

慶應大学は、ダブルディグリーを今非常に積極的に広めています。

Development study というのですが、開発関係の学部がありません。ですので、ジュネーブ大学と連携して、ジュネーブ大学の国際大学院を出ると、慶應大学の Master とジュネーブ大学の Master と両方が取得できるようにしようと思います。

　ダブルディグリーを是非お勧めしたいのは、学生さんにとってみれば、日本の大学に籍を置きながら海外の大学に、例えば夏などに半年行って単位をもらって、両方の大学から学位が出ると、先ほど話した海外で取得した学位をもつという意味で、とてもよいのではないかと思います。

司会　ほかに是非これだけは聞いておきたいという質問がありますか。最後の質問にします。

会場の学生　田中先生に質問です。先ほど高齢者の方で足の不自由な方が入院するような時代ではないという話があったと思うのですけれども、どのようなスパンで、どのようなまちづくりを厚生労働省の方は考えられているのでしょうか。

田中　先ほど地域包括ケアの話をしたと思いますけれども、これまでは、医療、介護のしくみ、それからまちづくりにしても、ばらばらに形成されてきたところがあります。今後は在宅訪問などのサービスの視点では住むところと、医療と介護が密接につながっていないと、結局は医療施設に入ったきりになってしまったりとか、実際、入院するにしてもベッドが足りなくてなったりしていく状況のなかで、少々介護が必要であっても高齢者がいきいきと暮らしていけるまちを、団塊の世代が後期高齢者になる 2025 年に向けてどうやってつくるかというところが一番の課題になっています。

　高齢者は病気があって当たり前です。足が悪くて当たり前だと思います。ただ高齢者が生活をしていくにあたっては、医療のこれだけが必要、介護はこれだけ必要、それから地域の支え合いが一定程度必要ということになります。ケアマネジメントという言い方をしますけれども、その人を中心に、そういう包括的な支援プランを作っていくということを、個々に合わせて当事者とを一緒に考えていこうということです。

　同時に、いきいきと暮らしていくためには、地域のつながりを無視してはいけないと思います。入院してしまったり施設に入ってしまったりというと、こ

れまで長らく生きてきた地域と完全に離れてしまいます。その段階で生きがい、仕事などが完全に途切れてしまう。ソーシャル・キャピタルという言い方をしますけれども、そういった地域の資源をいかに大切につなげ、活用していくかということを考えることも大切なのです。

司会 ありがとうございました。

更に一歩勉強したい方のための基本文献・資料リスト
文献
1. 長 有紀枝、『入門　人間の安全保障』（中公新書　2195）、2012
2. ポール・コリアー（著）、中谷 和男（翻訳）、『最底辺の10億人――最も貧しい国々のために本当になすべきことは何か？』、日経BP社、2008
3. ジェフリー　サックス（著）、鈴木 主税（翻訳）、『貧困の終焉――2025年までに世界を変える』、早川書房、2006
4. 赤阪清隆、『国際機関で見た――「世界のエリート」の正体』（中公新書ラクレ）、2014

論文
1. 中谷比呂樹、「新たなグローバル・ヘルスのパラダイム」保健の科学 2016、58(2): 81-85
2. 岡林広哲ら、「我が国の国際保健政策人材をいかに養成するか――厚生労働省懇談会ワーキンググループ報告書を読む」日本医事新報 2016、No. 4817: 20-22
3. Murray, C , Anderson, B et al; Assistance for health: trends and prospects, The Lancet, Volume 378, Issue 9785, Pages 8-10, 2 July2011

グローバルヘルスを鳥瞰する Youtube
1. Hans Rosling; 200 Countries, 200 Years, 4 Minutes, https://www.youtube.com/watch?v=jbkSRLYSojo（健康と経済発展の関係を4分で知る）

5-3 中国の医療の現状と課題
―中国での臨床経験から―

三島伸介
関西医科大学公衆衛生学講座　助教／
関西医科大学総合医療センター海外渡航者医療センター　副センター長

はじめに

　中華人民共和国が設立されたのは1949年です。平成26年（2014年）度の統計では129万人の日本人が海外に滞在しており、アジアには38万人。そのうち35.3%が中国に滞在しています。日本人が滞在している外国の都市上位50位のうち10都市は中国国内にあると言われています。

　海外に1ヵ月以上滞在する場合、半数以上の人が健康問題を経験するという報告があります。そして滞在先や帰国後に医療機関を受診した人は約8%。滞在先での入院が0.3%、現地では治療できず緊急出国というケースも0.05%ありました。また0.001%ですが、滞在先で死亡するケースもあります（なお、海外に滞在時の異文化への適応段階について述べている論文もあります。一つの指標になるので目を通して欲しいと思います）。

　海外滞在時に罹患する疾病の推定頻度が最も高いのは「旅行者下痢症」で、3〜8割が罹患します。病原微生物として多いのは、病因性大腸菌です。そのほか、そしてノロウイルス、アメーバ赤痢や細菌性赤痢、また重症化した腸チフスでも下痢は見られます。

　要注意なのがマラリアです。最近は予防内服薬があるため感染者は減っていますが、それでもなお多くの方が感染しています。全世界で毎年およそ100万人がマラリアで亡くなっています。感染者総数は毎年3億から5億人と推定されています。

　マラリアの次に多いのはA型肝炎です。海鮮・魚介類の摂食で感染し、感染源になる食品で一番多いのは生牡蠣です。3週間ほど経ってから下痢が始まり、徐々にひどくなります。熱が出ていないからと様子を見ていると1週

間ほどで黄疸が出始めます。

　A型肝炎に次ぐのが淋病です。行動規範のたがが緩くなった結果でしょう。その次は狂犬病リスクのある咬傷です。狂犬病は地球上、どこに行ってもリスクがあると思っておいてください。例外はニュージーランドだけです。

　次に多いB型肝炎の原因は、性交渉が4割、残りの6割が血液体液感染です。医療従事者は気をつけなくてはなりませんが、生きていたらいつかかるか分からないという側面もあり、ワクチン接種による予防が重要です。

中国の病院

　私たちが外国人として中国で病院にかかるとき、中国語ができないと大変です。大学病院やそれなりの規模の病院以外、英語が分かる人はなかなかいません。ただし北京には、少し日本語のできる中国人、あるいは日本人が勤務している外資系の医療機関があります。一方、普通の医療機関を受診するときは、保険会社にお願いして通訳を付けてもらうことが可能です。

　また医療費はきわめて高価です。例えば北京にある外国人対応のできる病院を熱発で受診し、脱水がひどいので1日入院した方は、30万円強を請求されたという事例もあります。ですから、海外医療保険は必須と思われます。

　中国の医療機関は基本的には国立ですが、最近、私立の施設も増えてきます。これらは三つの区分に分けられています。国家・省・市管轄、あるいは大学に付属する「三級病院」、それより小さい「二級病院」、病床をもたない「一級病院」です（表1）。加えて、これらの区分のなかでさらに、施設のレベルにより甲・乙・丙に分けられています。外国人が受診するのであれば、外国への留学経験のあるスタッフも多い三級病院がよいと思います。北京の三級病院はドイツの資本でつくられ、最先端の医療機器が整っているところもあります。

　私が長らく勤務していた三級甲病院である首都医科大学附属北京友誼医院という施設は、元々ソ連の赤十字病院でした。1日8,000人ほどの外来患者を診療し、病床数は1,256床です。英語の対応も可能です。専門医外来で

表1 中国における病院区分

外国人にとって：	安心できるかな	大丈夫かしら	少し不安…
	三級病院	二級病院	一級病院
病院区分	国家・省・市管轄或いは、大学の附属関連施設	市・県・区管轄一般に企業及びその職員向け	一般診療所（診所、門診部）
病院規模	一般に1000床以上	300〜500床	病床無し
医療及び衛生水準	標準或いはそれ以上	平均（前後）	やや低い
医療設備	よく整っている最新機器の導入	標準的	必要最小限の設備
診療科	全科中医科併設も	内科・外科・小児科・産婦人科	内科・外科

＊各施設のレベルによって、それぞれ更に甲・乙・丙に分けられる。

は、医師の職位に応じて診療費が異なります。1回7元（140円）から100元（2,000円）くらいまであります。また1日の受診できる患者数には制限があります。調剤は、最後は薬剤師が確認しますが、基本的に全自動化されています。

また私が心臓外科医として研修を行った中国医学科学院協和医学院阜外心血管病医院は、世界最大規模の心臓手術件数を誇る病院の一つと言われています。2013年の年間心臓手術件数は約12,000件でした。中国全土だけでなく、中東やアフリカからも患者さんがやってきます。

しかし、田舎の医療機関では風景が一変します。例えば陰圧室の無い病院もあり、感染コントロールも全くなっていません。舌圧子もアルコール漬けで使いまわされていたところもありました。

費用の比較も言っておきましょう。外資系診療所では初診料が8,000円から15,000円ほどかかります。地元資本3級甲病院の外国人外来なら6,000円程度です。

費用に関し日本と最も異なるのは、地元資本の病院では、すべて事前会計だという点です。ただし外資系診療所では後払いです。

薬の質も、医療機関により異なります。地元資本の診療所では、基本的に

中国産の薬剤を渡します。中国産薬剤はピンからキリまであります。ただし外国人向け診療所では、外国から仕入れているところもあり、少し安全かもしれません。

　私が北京の外資系診療所で診療した疾患は、呼吸器疾患が最も多く、ついで消化器疾患でした。また滞在中にメンタルヘルスに障害が出る方も少なからずいました。特に駐在員の奥さんたちは、狭い日本人コミュニティのなかで暮らすため、メンタル不調となる方が多かったです。

　一方、救急アシスタント業務を行っている保険会社の資料では、2008年の重大事故として、脳血管疾患が43例、心血管疾患が22例ありました。交通事故も少なくありません。

　また、白酒（バイジュウ）という、アルコール度数が43％から60％と非常に高い酒があるため、重篤な急性アルコール中毒例の経験もあります。

中国での受診

　さて中国で医療を受ける際の留意点ですが、まず、日本人スタッフのいる医療機関へ連絡します。救急車を利用する際は、場合によりますが200元くらいだったと記憶していますが、乗車前に要求されます。また海外旅行保障保険に入っていたとしても、初診日から半年以上経過した場合は保険適応外となります。また現地の診療所では、診察室にカーテンの仕切りがなく、プライバシーが保たれないこともあります。私の患者としての経験では、医師だと思って診てもらっていた人が、実は順番待ちの患者さんだったということがありました。処方された薬の受け取りですが、現地資本の病院だと値段が高めのことがあります。

　病院がどれほど保険に対応しているか確認する必要があります。そういう情報は旅行会社がもっていることが多いです。急性虫垂炎で手術が必要になると数十万から100万円かかることもあるので、保険対応の確認は非常に重要です。

　中国産の処方薬は、アンプルの強度が不揃いだったり、錠剤が容器内で

割れていたりすることがあります。処方する側としては、あまり勧められません。
　先程、舌圧子の使い回しの話をしましたが、鍼治療の針も使い回しされていることもあり、したがって、B型肝炎、C型肝炎など血液感染を起こす疾患への注意が必要となります。

中国の感染症

　2012年7月、中国衛生部が出した統計によれば、法定感染病で最も多かったのは肺結核とB型肝炎でした。いずれも全体の15%前後ですが、潜在的にはもっと多くの患者がいると思われます。ついで、梅毒、細菌性・アメーバ性赤痢、C型肝炎、淋病、AIDS、ブルセラ症、猩紅熱、腸チフス・パラチフスなどが上位を占めます。AIDSの発症例は全体の0.7%ですが死亡数は70.3%を占めているので注意が必要です（表2）。
　さてウイルス性肝炎はA型からH型くらいまであります。昨年、中国では世界に先駆けてE型肝炎ワクチンが作成されました。最も多いウイルス性肝炎はB型です。地球上に約3億5,000万のキャリアがいると言われており、

表2　中国法定伝染病（2012年7月）

疾患名	発病数		死亡数	
肺結核	117,359	15.3%	177	
B型肝炎	108,079	14.1%	48	
梅毒	39,497	5.2%	8	
細菌性・アメーバ性赤痢	30,896	4.0%	2	
C型肝炎	18,861	2.5%	15	
淋病	8,580	1.1%	0	
AIDS	5,552	0.7%	1,173	70.3%
ブルセラ症	4,964	0.6%	0	
猩紅熱	3,416	0.4%	1	
チフス・パラチフス	1,322	0.2%	1	
総数	766,108		1,669	

(中国衛生部2012年7月度統計)

そのうち1億5,000万から2億人は東アジア圏にいると言われています。そのため、中国に長期間滞在するにあたり気をつけなければなりません。

A型肝炎は海鮮・魚介類が感染源として有名ですが、患者は内陸部が一番多くなっています。A型肝炎ウイルスに感染すると、ウイルスは便とともに排泄されます。そのため、不衛生な状況下ではトイレの後、手の周りにA型肝炎ウイルスがつきがちです。料理人が感染していると大変です。B型肝炎は血液感染ですが、A型同様に内陸で多く見られます。

マラリアも少しですが、中国内で見られます。マラリアは蚊により媒介されますが、マラリアに特徴的な蚊は、羽がまだら模様のハマダラカ（羽斑蚊）です。腹部がプリっと上がっているのも特徴です。そのような蚊に吸血されたら、帰国後、私に連絡をください。

中国は広いので、海抜の高い地域もあります。チベットなどでは4,000～5,000m級です。そうなると高山病も出てきます。

中国医療の問題点

最後に中国の医療の問題点を幾つか指摘します。まず、医師の技術のばらつきが大きい。日本であればチーム医療によるバックアップがありますが、中国ではなかなかそうはいきません。

国民皆保険ではありません。自営業者のなかには無保険者もいます。また一定の医療機関に人が集中する傾向があります。1日外来患者数が限られているため、2日前から病院前でテント生活し、診療枠を確保することもあります。加えて、そのようにして確保した診療枠をダフ屋のように売る者も出てきています。

5-4 世界における日本型心血管内治療の現状と価値

角辻 暁
大阪大学大学院医学系研究科内科学講座　循環器内科学　教授

はじめに

　私は循環器内科の医師で心臓の血管の治療をしています。心臓の手術は胸をあけて治療する大きな手術のほかに心臓の血管のなかに入っていって血管のなかから治す治療というのがあって、今、これが日本型の医療のうち、世界で断トツのトップなのです。断トツのトップなので、日本のなかの私たちの仲間の先生や私を含めて数人くらいが、いろいろなところから招待されて治療をしにいくという形になっています。

　こういった日本が強い分野はそれほど多くありません。医療のなかではドイツの医学が日本に入ってきたり、医学の部分では欧米のほうが先端だったりしますので、欧米からきてもらって、教えてもらう形が普通ではないでしょうか。私たちの心血管内治療の分野というのは、私たちが海外へ行って教えてあげるのです。日本型医療というのはこういったポテンシャルをもっているということを、知ってください。これからいろいろな仕事をしていくときに、日本型何々というプレゼンスをもつように、心のなかにいれておいてください。それは世界に対して何か仕事をしようとしたときに、すごく役にたちます。私はそんなことをいっても、今52歳だから30年前の君たちくらいのときには、これっぽっちもそう思っていませんでした。今実際に海外にいくようになったら、そういうことが非常に大事だということが身にしみて分かるようになりました。

　はじめに私の紹介をさせてもらいますが、その後に心臓の病気について話します。私に話ができるのは結局心臓についてだけです。そのなかでも心臓の血管というのがあります。これは医学部ではない人も含めて、基本的なところだけですけれども、知っておいてもらったら家族の人が心臓の病気になっ

たときに、「こんなことを言っていたわ」と知識を思いだして使ってみてください。

　心臓の病気の全般的なことを話します。冠動脈疾患というのは、心臓のなかにある血管の病気です。心臓はずっと動いていますよね。寝ているときも動いていますし、死ぬまでずっと動いている。動いている体の組織は必ず酸素が必要です。酸素が少なくなってきたら動かなくなるし、さらに進めばその細胞が死んでしまいます。酸素、栄養分を心臓の筋肉に渡してあげている血管が、冠みたいに心臓のまわりに存在しているので冠動脈といいます。これが私の治療している心臓の血管です。冠動脈の治療の内容、そして日本型治療はどういうプラスがあるのかをお話します。

私の紹介

　でははじめに、私は今52歳です。一人前の医者になるのがだいたい30歳前ですから、25年間医者をしてきて、心臓の血管の手術をしています。

　この間の日曜日まで台湾にいました。明日の深夜便でシンガポールにいきます。シンガポールに一泊した後、アラブ首長国連邦のドバイにいきます。それからエジプトに行って、日本へ帰って北海道に行って、どこかに行った後、またエジプトに行って、ニューヨークの学会に行って、ブラジルに行って、また日本に帰ってきます。これが今から1ヵ月くらいの予定になっています。面白いでしょう。こんなことをしている医者はあまりいないですよ。商社の人より飛び回っていて、飛び回ったからこそ日本型の医療をより考えるチャンスがあります（図1）。

　今実は大阪大学では、皆で一つのチームになって、日本型医療を国際展開しようとしています。安倍内閣自体が日本型医療の国際展開、貢献、輸出というようなものを一つのキーワードにしています。それを地でいっていると思ってください。こういうことを皆でやろうとしているということは、私はすごいと思うし、私が今ここにいるのも、こういう考えのおかげです。

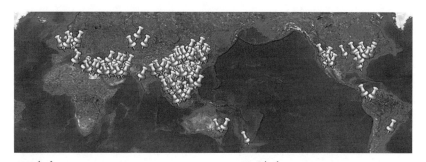

	2015 (29)		2016 (30)
January	China・Singapore	January	Taiwan・Singapore・UAE・Egypt
February	Egypt・USA	February	Egypt・Brazil
March	Hong Kong・USA・China・Thailand	March	Korea・Singapore
April	Kuwait・UAE・Korea	April	Kazakhstan・Philippines・Korea
May	Egypt・Switzerland・Egypt	May	Egypt・France・China
June	China・China	June	China・Sri Lanka・France
July	China	July	
August	Tunisia・Egypt	August	Australia・Egypt
September		September	Taiwan・Iran・Egypt
October	USA・China	October	China・USA
November	Taiwan・Kuwait・Egypt・UAE	November	China・Philippines・China
December	Singapore・Korea・Indonesia・China	December	Iran・Lebanon・UAE

図1　Invited Lecture & PCI Workshop Map
PCI：Percutaneous Coronary Intervention（冠動脈インターベンション）

心臓病のトレンド

　心臓の病気の真面目で、医学的な話をします。皆さんのなかにも先天性の病気をもっている人がいるかもしれないし、弁が悪くて実は手術したことがある人も1～2人いるかもしれない。でも多くは年をとってからなる病気です。生活習慣が西洋型になって、増えてきています。死因はもちろん癌が一番多いのですが、次にくるのは心臓です。昔は脳卒中、俗にいう脳出血が多かったのですけれども、だいぶ減ってきて今は心臓と癌です。

　人間最後は何かの原因で死ぬわけです。言い方として適切かどうか分りませんが、癌で死ぬならまあいいかと思います。癌というのは多くの場合時間をもって死にます。死ぬ準備ができます。もちろん若くて死ぬのは堪忍して欲しい。しかし心臓病が良くないのは、突然死ぬことがあることです。君たちのお父さん、お母さん、男女差があるのでお父さんのほうが多いと思いますが、叔父さんとか、昨日まで元気だった人がぽくっと死んでしまう。突然死です。

突然死は大変ですよ。皆さん考えてみてください。自分のお父さんが急に死んでしまったら収入はどうなりますか。学費は、家は、まだローンの途中の人もいるかもしれない。大変でしょう。ゆっくり準備してから死ぬのと、突然死なれるのとは大きな違いです。増えている病気であり、かつ、つらい病気だということを知っておいてください。

死因のうち心疾患と脳血管疾患をあわせたら、だいたい癌と同じくらいですが、癌との大きな違いは突然死だということです。心血管疾患における冠動脈疾患のような病気は実は日本だけではなくて、もちろん世界中でいっぱいあります。

心臓血管（冠動脈）

まず、心臓の血管と心臓というものを知っておいてください。CTという名前くらいは知っているかと思いますけれども、CTで撮った患者さんの心臓の血管を描出したモデルでみると、心臓は四つの部屋があり、その表面に血管があります。小学校で習ったと思いますけれども、ちょうどいい機会なので復習しておきます。

まず左手を目の前に出して、グーにして握り、その横に右手をかぶせるかたちです。これが心臓です。だいたいの心臓の大きさで、これを胸の真ん中に向けてください。だいたいこれがあなたの心臓そのものの大きさです。だいたい一緒です。こんな感じで心臓は胸の奥のほうに入っています。左が左心室です。右手のかぶせたもの、これが右心室になります。右心室の手前には右心房があって、左心室の手前に左心房があります。この四つの部屋のなかですごく重要なのは左心室です。

左心室がポンプのように伸びて縮んで全身に血を送っています。すごいでしょう。こんなに小さいのです。非常にうまくできています。先ほど言ったように動き続けるから酸素が必要です。

次は右手をグーにして、左手の親指、人差し指、中指三本を広げて出してください。左手の人差し指を、右手のげんこつの上に置いてください。これ

が左心室にいく血液を流す三本の血管の解剖的位置です。人差し指というのが自分の体の前のほうにあります。中指というのが横のほうにまわってきます。横にまわるから実はこれは左回旋枝と言います。この人差し指は前の下のほうにきます。左前下行枝です。親指が右冠動脈といって、右心室をぐるっとまわって下のほうに血を流します。

　突然死するというのは、いろいろな原因がありますが、多くが血管が急に詰まることです。血管が急に詰まってしまうと、その方は本当に「ウッ」といって亡くなります。最後は不整脈が起こるのですけれども、元々は「ウッ」となる原因は血管にあることが非常に多いです。心臓の筋肉のそのものの病気もありますが、私の専門から言えばやはり血管がつまって死んでしまうことが本当に多いです。

　血管というのは下の筋肉に対して、栄養を渡す場所はちゃんと決まっているんだけれども、どこか一本がつまったらほかのところが助けてくれるのかといったら、なかなかそうはなっていません。終末動脈（terminal artery）と言って、一応終りなのです。だから例えばこの人差し指が根っこのほうでつまってしまったら、心臓としては動かなくなってしまう。そうすると死んでしまいます。死んでしまうというのは言い過ぎかもしれませんが、かなり危ない状況になりますし、特に若者だったらすぐに不整脈になって死んでしまうことも多いのです。

　心臓の基礎的な部分は、このような感じと大きさで身体のなかのほうにあります。血管は実は三本あってその三本の血管の一本もしくは二本がつまると、心臓は本当に動かなくなってしまいます。心臓が動かなくなったら死にます。少しの間でも動いていなくて、血が脳にいかなかったら脳死になってしまいます。心臓をきっちり動かしていくというのはものすごく大事です。さっきも言ったように自分の親が突然死したら、どうなるのか考えてみたら分りますよね。そういう重要な臓器です。

冠動脈疾患って???

　血管造影検査という絵の具みたいなものを血管に流して写す検査でみると、

根元が太くて、枝分かれしつつ細くなっていくという血管はものすごく正常です。絵の具みたいなものは、造影剤といいますが、造影剤が見えなくなっているところは、血が流れる部分がものすごく細くなっているということです。こういうのを冠動脈の狭窄症と言って、これがあると歩くと胸が痛くなり、完全につまったら心臓の筋肉が死んでいく、心筋梗塞という病気になっていくわけです。

　この病気というのは、むしろ日本よりも海外の方が多いです。アジアの人と、特にアングロサクソンの人とでは、動脈硬化のなり方がかなり違います。アジアの方がよほど少ないです。アジアの人は血がとまりにくく、アングロサクソンの人は血がとまりやすく、そういうこともあって動脈硬化性疾患というのはより増えるのだと思います。

　例えば日本であったり中国であったり、アジアの患者さんが、血管を傷つけてしまって血がもれると、タンポナーデという危険な合併症になることがあるのです。しかし海外の欧米ではかなり破れて、血管の外に血がもれて危なくなってもあまり重篤感なく、お医者さんが手前で風船を膨らませてそのなかに留めておくと、「止まるかそんなもの」と思うような場合でも、アングロサクソンの人は止まります。狩猟民族は昔から危ないことがいっぱいで、血が流れ出て止まらないと死んでしまうので止まるのかもしれません。ただそのかわり動脈硬化になりやすい。詳しいことは言わないですけれども、そういう関係にあるのだから、アジアよりもアングロサクソンの方が、私たちがターゲットにしている心臓の血管の病気というのは多いのです。

　ロシアと中国も多いです。中国は人口が多いので、人口にひっぱられているということもありますけれども、東ヨーロッパ、中東、オーストラリアに、未だにかなり心臓の血管の病気で死ぬ人がいるというのが現状です。

虚心性心疾患の治療法

　次のキーワードは「低侵襲」です。心臓の血管が徐々に細くなってつまってきたら命が危ない病気になり、心臓自体がとまったら突然死してしまうので

すから、治療するのは当たり前です。

　その治療方法にはどんなものがあるのかというと、薬をのむ手もあります。それから大きく胸を開けて手術をするという手もあります。皮膚を切ったら胸骨という骨が出てきます。その骨を意図的に骨折させて開きます。そのなかに心嚢という心臓を入れた袋があるのです。それを開けていくとやっと心臓に到達します。バイパス手術と言って、血管の悪いところを迂回する違う血管をつなげてあげます。そうすると血が流れるので症状や予後よくなります、という手術です。いい治療で、昔はこれが主流でした。でも、これはかなり大掛かりです。切られるのは嫌じゃないですか。骨もかち割られて、後でその骨の部分の骨折痛が残る人もいます。ではなんとかこういうふうな治療を低侵襲でできないかといってでてきたのが、インターベンション治療、血管のなかから治せないかという治療方法です。外科手術ができないときには心臓の血管が悪くなって死んでいたのが、助けられるようになりました。

　病気が悪くなってきたときに、薬だけでは根本的に治せません。この血管のつまりを薬でうまく溶かしてあげて、血がもとどおりに流れるようになったら最高だと思います。私の仕事は無くなりますけれども、私自身もどうせこういう病気になると思いますので、そのときまでにはこういう薬ができていて欲しいなと思うくらいです。でも今のところは無理です。医学部の人はこれを覚えておいたら何かプラスになるかもしれないけれども、βブロッカーや硝酸薬という薬があるのです。こういう薬を使えば症状はよくなりますが、根本的な治療はできない。限界があります。

　血管の悪いところは大抵根っこなのです。これは面白いし重要なことなのですが、血液は大動脈から心臓の血管に入ります。その流れによるストレスは手前のほうが強いのです。だいたい手前に病気ができてきます。先のほうは病気の人でもきれいなままなのです。そうなると病気の先に血管をつなげて血が流れるようにしてあげたらいいというのが、バイパスグラフト術という手術で、それを行うことによって、症状もとれるし長期予後もよくなります。たださっきも言ったように、これは侵襲性が強い方法です。自分が患者だったら手術は受けたくないです。

冠動脈疾患の治療法（インターベンション治療）

　侵襲が少ない治療が私たちがやっている手術です。薬よりは痛いです。皆手首をさわったらどくどくしますよね。ここの手首に針を刺して、管を入れていきます。動脈にはものすごい勢いで血が流れています。手首の血管をぴゅっと切ったら1メートルくらいは血が飛んでいくといいます。そのくらいすごい勢いで流れているので、管だけ入れていたら血がどんどんでてきます。危ないですからここには一方弁と言って、入ってはいくけれども出てこない仕組みの道具を使います。これを手首の血管に刺して、動脈のなかをたどっていって、心臓のところまでいくわけです。心臓の血管も結局は大動脈から出ていますから、大動脈の根っこのほうからうまく心臓の血管のほうに管をひっかけて入っていくと、血管のなかから狭いところ、一番そこが病気だよというところにダイレクトにアプローチできるのです。

　手首からさした一方弁の管のなかに、長いストローみたいなものをいれて、さっきも言った血管の根っこにうまくひっかけます。次に管のなかから針金を通していって病気の部分を越えて針金を通します。そしてそこに風船をもっていって広げます。そうしたらさっきまで血が流れないように邪魔していたものが押しのけられて、きれいに血が流れるようになります。

　それだけだとまた狭くなって血の通りが悪くなってしまうので、ちゃんと血が流れるルートをキープするという治療器具をいれます。これをSTENT（ステント）といいます。風船の上にステントが乗せてあって、病気の部分にもっていったら膨らましてバルーンだけ縮めて脱気すればステントだけ血管のなかに残ります。

　しかもステントは、最初は金属だけだったのですけれども、それだと時間がたつとまた狭くなることがあるのでそういうことが起こらないように、薬を塗って入れるようになっています。

　ステントの素材もステンレスから今はニッケル系のもの、コバルトクロムという合金を使って生体適合性がよくて、血管の曲がりや動きに合わせられるような道具にしています。

　こんな精密なステントという治療の道具を患者さんの血管の一番狭いとこ

ろにもっていって広げて置いてきたら、患者さんはその先何年も胸が痛くなったり、血が足りなくなったりすることが無いというのが、私たちの血管内治療です。今までは欧米製がほとんどだったのですけれども、最近は日本のTERUMOという会社、いまや心筋シートですごく有名な会社ですけれども、そういった会社がいい医療器具をつくってくれています。

圧倒的な低侵襲治療

　いいステントを狭いところに留置して、風船だけ抜いていくと長年きれいに血が流れるという、これが血管内治療です。ステントはしっかり押し付けられていますので、まず動くことはありません。これだけのことをやっていますけれども、刺したのは右の手首一本です。終わったら抜いて刺した部位をおさえています。風船つきの、バンドみたいなものでおさえて止血しているだけなので手術が終わった患者さんは歩いて帰れます。心臓外科手術をした後はその日に歩いて帰れません。ステントを入れた患者さんは翌日退院できます。外科手術は翌日に退院はできないですよね。この患者さんは翌日の午後から事務仕事だったらいけますし、2〜3日したら普通に仕事にいけます。低侵襲ということは、ただ単に傷が小さいだけではなくて、いろいろな意味でのアクティビティーを保ちます。感染とか、高齢化するとどうしても抵抗力が弱ってきて、大きく傷をつけるとばい菌が入ってきて感染を起こすことがあるので、手術はうまくいっても、後の感染でトラブルが起こることがあります。しかしこの治療法ではまず無いです（図2）。

　いいことばかりいっていますけれども、悪いことももちろんあります。根本的に危ないのが、私たちは胸を開けずに、すべて血管のなかから低侵襲手術をしていますから、何かトラブル、破れたとか、つまったとかが起きたらどうするか。外科の先生だったら開けているから、すぐにその箇所を触って処置できます。血管内治療というのはものすごく低侵襲で素晴らしいと思うけれども、実際に手で触っていないということはすごく恐いです。道具はさっきみせたステント以外の針金一本にしても、管一つにしても、すごくよくなってきて

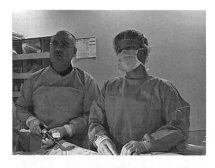
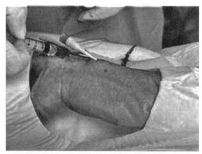
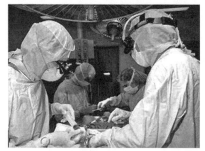
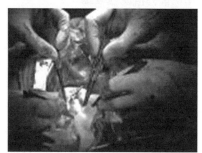

図2 血管内治療の様子

いるので、簡単な治療をやっているときにトラブルが起こることはまず無いのですけれども、それでもトラブルはゼロにはなりません。恐い治療をやっていることは間違いありません。そういうマイナスもあります。プラスマイナスを分ってもらえたらと思います。

　圧倒的な低侵襲かつ、バイパス手術と同じくらいの根本治療はできます。ただ何かトラブルが起こったときにはリスクがある、ということです。

　外科手術が必要になってくることもあります。逆にバイパス手術をしてもバイパスが閉塞して私たちが治すということもあって、両方ともがサポートを必要としているのが現実だと思います。

　血管内治療にもう一つマイナスがあって、放射線被曝です。放射線被曝はその放射線の質によるもので、私たちが使っているのは比較的エネルギーが低いのでほとんどの放射線は皮膚で吸収されます。そのため、おかしなことが皮膚にだけ起こってきます。長時間の治療や、古い治療器具での治療では放射線被曝量が本当に増えてしまって、皮膚潰瘍になり植皮しなくてはなら

ないこともあります。最近は大変減りましたが、まだあります。放射線量にはICRP勧告があって、だいたい何グレイ（Gy：放射線が与える　エネルギー量）でどんな皮膚障害が出てくるのかというのは決まっているので、それをしっかりチェックします。

　また、私たちの被曝に対しての真剣度が過去と比べると全く変わってきました。　機械の進歩と医者の教育で、将来、心血管の被曝において患者さんがトラブルを起こすことはまずほとんど無いくらいに抑えられるとは思います。

　リスクのある治療ですが、実はそこが逆にいえばチャンスなのです。いかに難しく低侵襲な治療でも、どの治療もふつうは簡単なものから始めます。腹腔鏡であったり、いろいろな内視鏡手術であったり、やさしく単純なものから始めているわけです。それからだんだん低侵襲でどこまでできるのか探りながら進みます。心臓も血管も同じことです。私たちのアドバンテージは、重症例にも安全かつ効果的に治療ができることです。これが今、外国でやっている日本型心血管内治療の一番の強みです。

突然死をすべて救えるのか

　単純症例の治療なら、おそらく君たちにもできます。君たちにもできることは外国の先生でもできますよね。そんなことは私たちのアドバンテージにはならない。先ほどの左手の3本の指のうち2本が完全につまっている症例も、つまっている部分に針金さえ通してあげれたら、治療ができるのです。私たちはできます。ただし、海外の先生はできません。ここに日本型医療が海外展開できるアドバンテージ、違いがあるのです。

　3本の血管の根っこの枝分かれのところの病気が進んでいれば海外だったら文句無くバイパス手術ですが、バイパスをすると危ない人もいるわけです。大きい手術はしないに越したことはありません。私たちだったら血管内治療で治してあげられます。

　はじめに紹介した左の人差し指で例えた血管がつまって、中指で示した血管がつまっています。親指の本管もものすごく細くなっている。あるいは左の

人差し指がつまっている、親指はつまりかけ。こんな人をいかにうまく治療するのか。

　こういう人を放っておいたらどんどん死んでいくというデータはたくさん出ています。つまっている血管があればあるほど、その後のトラブルを起こしやすいです。血管は流れてなんぼです。心臓の血管が1本しかなければ、その1本がつまったらすぐ死んでしまうから、神様は3本つくってくれているわけです。そのうちの1本がつまったということは、3本の命綱でずっとぶらさがっていた人が、1本切られてしまったということです。次またトラブルが起こったらどうすると、3本の命綱のうち2本切れたらたぶん落ちますよね。血管もだいたいそんなものです。どの血管でも2本つまったら死にます。

　閉塞血管というのはものすごく悪い状態で、つまった血管がある人は死ぬことが多いです。実は死んでしまうのは2回目の心臓のトラブルが起こったときなのです。1回はもちこたえます。

　実は私が助けられなかった人たちもいます。だいぶ昔の話なのですけれども、特に私にとっては一番ショックな症例で、患者さんは62歳でした。君たちのお父さんにこの年齢くらいの人はいるかもしれません。この患者さんは自営業で前日までは全く元気でした。この人が車を運転してきて、病院の救急外来の前に車を止めたまま、出てこなかった。守衛さんが注意しに行ったら「胸が痛くて動けない」と言って、看護師さんを連れて行ったときには心肺停止。息もしていないし、心臓も止まっている。急いで、カテーテル室という心臓の手術室に連れて行って、心臓の血管を見てみたら、人差し指、中指、親指の三本全部つまっていました。全部治療したのだけれども、脳の血管に血が行かなかった時間が長くて、この人は意識が戻らなかった。半年くらいはチューブで栄養を流していましたが、それが肺のほうにいってしまって誤嚥性肺炎で亡くなりました。

　もっとかわいそうなのは奥さんです。治療の途中で看護師さんに電話してもらって、私たちが手術している間に来てもらったら「先生なんとかして助けて」と。もっと衝撃的なのは、家は自営業なので「私はこの人がいないと明日からどうやって食べていったらいいのか分らない」と。まだ子どもに1人大学生がいて、その状態でいきなり働き手がいなくなって、いきなり収入が無くな

るのです。

　突然死の悲劇というのを、このときにまざまざと感じました。死ぬのはしかたがない。人間いつかは死ぬし、若いうちに死ぬのはかわいそうだけれど、年を取ったら死ぬのはしかたないと思うけれど、働き盛りの突然死というのは何とか無くせないかと。

異常死における心臓突然死をどう防ぐのか

　こうならないように、どうするのか。法医学の教授によると、だいたい今の日本で10万人に対して150人、原因不明で亡くなられる人たちがいます。死因がはっきりとは分らないので異常死といいます。1億2,000万人いたら、だいたい毎年20～30万人のわけの分からない死亡があって、そのうちの3分の2は病気、3分の1は事故とか自殺が入ってきて、病気のうち3分の2は心臓、その心臓のうち3分の1は血管だろうとその先生は言っていました。計算したら年間6万人くらいの死因が心血管による突然死となります。それって実は毎年、年に3回東日本大震災がきているのと同じです。東北の大震災のときの死者・行方不明者は2万人弱といわれています。君たちは全然知らないと思いますけれども、阪神・淡路大震災では6,500人死亡しています。毎月阪神大震災がきている、とてつもなく多い数です。その数をうまくやったら私たちは小さくしてあげられるかもしれない。

　けっこういっぱいつまっていた人でも血管のなかから治してあげたら、すごく元気になる人がたくさんいます。この突然死をぐんと減らせるかどうかは、血管がつまっているものをいかに早く見つけて治すかです。もちろん治すのにバイパス手術もあるけれども、より多くの人に受けてもらうためには、低侵襲でいきたい。それが世界中で望まれているという話になるわけです。

日本型医療のメリット、アドバンテージの違い

　日本型医療のメリット、アドバンテージの一番は閉塞疾患、閉塞冠動脈をもった重症の患者さんに対する安全かつ効果的な治療です。
　日本型は海外の医療となにが違うのでしょう。日本人はただ単に手が器用だからできるのかというと、そうではないのです。もちろん私たちは海外の特に欧米の人に比べたら、手先が器用に見えないこともない。一番の違いはたぶんお箸だと思います。だから中国とか台湾とか東南アジアの人のお箸を使う文化の人は、手先が私たちと同じように動くのです。では彼らができるのかといったらできません。何が違うのか。それはいかに冠動脈のことを知っているかということです。これが日本型心血管医療の大きな違いをつくっているのです。
　心臓の血管を輪切りにすると、内膜、内弾性板、中膜、外弾性板、外膜とあり、私たちはどこがどういう特性をもっているかを考えながら治療をしますが、海外の先生はこんなことを考えながら治療をしません。
　その血管の組織まで考えて治療をすると、頭のなかで自分が進めているワイヤーが血管のどの部分にいっているのかを考えながら治療することができます。これが違いです。
　何故それを考えるようになったのか。その鍵は画像情報なのです。
　先ほど示した造影剤を流して血管が狭くなったりつまったりしていることを診断する画像（血管造影）はどの国でも同じです。
　日本型医療の特色は、それ以外の画像情報を使うところにあります。血管造影だけなら内部がつまっていたら何も見えません。どっちにいったら針金がいい方向にいっているのか分らない。しかしCT情報があれば大丈夫だと分かる。もちろん100％ではなく、いろいろなことを考えないといけないのですけれども、こういう情報をもとに治療をするのが日本型医療のアドバンテージなのです。
　次に血管内超音波という、血管の輪切りをリアルタイムでみる機械があります。これを最初につくったのはアメリカ人です。しかしアメリカ人で治療する人は、自分の針金の位置が進めるべきところにいっているかどうか、これで

みて治療をしようという概念をもたなかった。私たちがこの概念をもった理由をうまく説明できないですが、今、日本の血管内治療で血管内超音波を使うのはすごくポピュラーです。ただ単に動脈硬化の程度をみるだけではなくて、いかに応用してうまく治療に使うか、です。再現性をもっていい治療をするために、針金の位置を超音波でみながら判断します。その針金の位置が、ちゃんと血管のなかのほうにあれば、動脈壁の中膜の位置というのは、超音波で黒と白で見える境目が外板というところなので、0.1～0.2ミリメートルまでが中膜ではないかと分かるわけです。そこまで考えてやったら、つまっている血管でも治せるのです。

　道具による部分もあります。日本はTERUMOという会社以外に、朝日インテックスという針金の会社があります。もともと橋などいろいろなところの工業用のワイヤーをつくっていた会社で医療分野に入ってきてから、非常にクオリティの高い針金をつくっています。それらをいち早く使えるメリットが日本の私たちにはあります。でも大部分の道具は海外の先生でも使えますから、道具のアドバンテージはそれほど大きくありません。手先のアドバンテージは欧米の人に比べたらあるのだけれども、ほかのアジアの先生と比べたら変わらないです。欧米の先生だって練習したらいくらでも手先は動きます。

　ではどう違うのか。実は頭のなかなのです。どこまで突き詰めて考えているか、それを実際の患者さんの治療にどう応用するのか。今の日本型医療はこういうことができている。彼らができないようなことを私たちはやっています。

予後と治療の要因

　そのときだけ治しても駄目なので、一応10年くらい予後追跡といって、患者さんが元気にしているのかを調べます。私がみている患者さんたちは治療時60～70歳なので、10年後にある程度の方が亡くなります。日本は厚生労働省がきっちりデータをとって生命表というのをつくってくれていますので、5年おきに完全生命表、それ以外にも簡易生命表というのがあって、死亡状況が分かります。

私が治療した患者さんたちのグループは、あれだけ心臓の血管が悪かったけど血管内治療をしてきっちり治せば、普通の人と同じように長生きはできます。患者さんたちの希望はいつも何かといえば「人並みに元気に、人並みに長生き」です。不老不死の薬をくれというような人はいません。80歳になってからフルマラソンを走りたいという人はまずいないです。皆病気になって苦しいときに治療に来ます。それを人並みに戻してあげるというのが私たちの役割で、心臓の血管がひどく悪い病気でも、血管内治療で治してあげられるのです。こういうことをやっていくというのが、日本型医療です。

　治療がうまくいくかどうかの要因（ファクター）には、大きく分けて3つあり、患者さんのファクター、薬や器具（デバイス）の道具系のファクター、使う人のファクターがあります。薬での治療では、ほとんどが患者さんと薬のファクターで決まってきます。薬はどのお医者さんが処方してもほとんど変わりません。どの薬を使うのか、飲んでいる患者さんが元々どういう病気なのかによってだいたい決まってくるのです。

　しかし外科系の治療はそうはいきません。癌になって手術をすることが決まったら、患者さんと家族はどのお医者さんに手術してもらえるのか、研修医にはされたくないと、皆思いますし聞くわけです。つまり医者ファクターがどれだけ大きいか分ります。私たちはここで今、違いをつくれる。ここが肝だと私は思っています。

海外での活動

　先ほども言ったように、どんどん海外展開の機会が増えてきて、現地のカテテル室（手術室）で自分がただ治療するだけではなく現地の先生に説明をしながら治療をしていきます。その治療に関して学会や講演会で話して、海外の先生の教育をします。本当は日本の先生がずっと一番でやっていくというのが日本型医療のいい姿なのかもしれませんが、やはり海外の先生は海外の先生で頭のなかさえ変えたら、デバイスの差がなければ誰でもできるので、そこを変えていければと思ってます。

ニュージーランド、インドにもエジプトにも行っています。近年、エジプトや中東は怖いと思っている人はたくさんいると思いますし、私も行くと言ったら家族が心配します。実際に行って聞いてみると、もちろんIS（Islamic State）の支配領域と危ない状況が無いわけではなく、場所にもよりますが基本的にはかなり大丈夫です。カイロの繁華街などに行くと無差別テロがどうしても起こるので、行動には注意していれば、危険に遭遇しないだろうと思います。

　イスラム教を毛嫌いするようなことだけはしないようにして頂きたい。違いはいっぱいありますけれども、むしろエジプトの人たちは愛すべき人たちです。

　バングラデシュは世界最貧国の一つといわれています。現在の風景は何十年か前の日本のような感じですし、交通渋滞がひどくて、ダッカの中心部では5キロ進むのに1時間かかることもあるくらいです。原因はルールの整理がなされていないことです。救急車がきたら怒って「こんなのが来るから渋滞がひどくなる」と言います。こういう文化的状況が変わってくるのには時間がかかると思いますが、人間はたくさんいます。バングラデシュやインドネシアはこの先絶対に発展します。経済レベルが上がれば心血管病は絶対に増えるので、私たちが行って治療をして血管内治療を伝えることには大きな意味があると思います。

　アラブ首長国連邦のドバイの横にシャールジャという国があります。首長国なので国が七つあるうちの一つのところへ毎年治療をしにいきます。中東や台湾、コロンビアではテレビ局がきました。

　南米のコロンビアのメデリンというのは、昔は麻薬で一番恐いところだといわれていたのですが、今は安全です。そこでまた治療をしてその内容を皆で話して、教えるということを、今私はしています。こういうところで、キーになってくるのが考え方です。完全につまっているところに、いかに針金を通してあげるのか、その大元は解剖学で、解剖学の情報を個々の患者さんにいかに適用するかは画像情報を使って応用し、頭のなかでその考え方と情報とをいれて治療をするともっとうまくいくよと、話をしています。

　私の立場では治療の内容というかたちでTERUMOや朝日インテックスといった日系の企業、医療機器メーカーと連携して日本型医療を売り込もうとし

ています。

　それは、治療に日本の経済がその後についてくるということですけれども、これは経済産業省も欲していることで、中東地域日本式心臓カテーテル治療の海外展開事業化実証事業として、予算をもらって活動したこともありました。いろいろな国でいろいろな先生と仲良くなれて、非常にいい関係です。やはり治療がうまくいき、しっかりシェアしていこうといった方針などを私が出すと、現地の先生方もすごく喜んでくれています。もっと嬉しいのは、いろいろな国で患者さんがとても喜んでくれることです。私の上の世代の先生が、最初に日本人として中国で血管内治療をひろめようと言った頃は、日本人に治療されるのは嫌だと言って、拒否された患者さんもいると聞いたこともありますが私は中国のどの地域でも治療をして嫌だと言われたことは無いですし、患者さんはとても喜んでくれます。日本の印象を少しでもよくできているかと個人的には思っています。

まとめ

　日本型医療の海外展開と、言うのは簡単なのですけれども、向こうだって日常的に医療をやっているのです。私たちの治療が向こうに受け入れられるためには、海外には無いアドバンテージが必要であるということです。海外には無いアドバンテージの一番は、頭でちゃんと考えて情報をしっかり取ってきて、それを患者さんに反映してあげることで、今私が言っているアドバンテージはそれです。君たちも今後どういう社会で外に出るか分らないし、自分がやっていることというのを深く追求して、ほかの人がもっていない優位性や違いをもったら君たちは日本から飛び出していろいろなことを成し遂げられるのではないかと思います。私はリタイアに近づいていっていますけれども、君たちはまだ実績はなくても可能性だけはいっぱいもっています。でも時間はそんなにいっぱいありませんからよく毎日を頑張って、是非「日本型〜」を世界にもっていってもらったらと思います。

5-5 紛争地域での医療支援の実際と課題について

渡瀬淳一郎

大阪赤十字病院　救急科部副部長・国際医療救援部副部長

はじめに

　お話をさせて頂くにあたって、一言だけ脱線しますけれども、30年前の大阪大学の学生だった当時、私は阪急岡町の末広荘というボロボロのアパートに住んでいまして、家賃が1万7,000円でした。1万7,000円でどんなスペックかと言いますと、四畳半でトイレは共同で風呂は無くて、30メートルくらい歩いたところに銭湯があり、110円でした。そういうスペックで待兼山の2年間を過ごしていました。きょうは家賃がどのくらいになっているのかなとみていたら、わりとまだ上がっていないのですね。3〜8万円、上を言えばきりがないのでしょうけれども。30年間であまり家賃が変わらないというのは、日本においてよかったのかどうか素朴な疑問はあるのですけれども、そういうようなわけで、きょうは、このような形で待兼山のある大阪大学豊中キャンパスに来ることができて非常に懐かしい気分です。

　皆さんに是非お伝えしたいのは、世界で何が起こっているのかということです。何が起きているのかということを、平和な日本の皆さんにお伝えして、ご理解頂けたらなというのが、主旨になります。

　内容は全然医学的ではなくて、専門性は全く問われない内容です。どなたにも何かしらもって帰ってもらえるような内容になると思います。

　そこで、私が経験したアフリカでの二つの国際支援をご紹介するのですけれども、そのなかで、国際支援はこんな感じなんだなと、きっかけみたいなものをもって頂けたらというのがタイトルに込めた思いです。今日、日本に住んでいる人で国際支援に全く関心が無い人というのは、あまりいらっしゃらないのではないかと思います。何故なら私たちは東日本大震災を経験して、災

害はとても人ごとではないわけです。皆が何らかの意識をもちながら日々暮らしていると思います。その支援にもいろいろあるんだというお話です。

皆さんは南スーダンの現状をご存知ですか？

では、まず、南スーダンで経験した国際支援のお話からはじめます。南スーダンでは、国際赤十字の飛行機で戦地から銃弾で負傷した患者さんを送ってきます。ここから担架に乗せて患者さんが野戦病院（フィールドホスピタル）に運び込まれてきます。この銃を禁止するマークの施設内には銃器を絶対にもち込んではいけないと昔から決まっていることで、これを見たら必ずどんな軍の兵士も銃を置いて入らなくてはなりません（図1）。これは国際法で決まっています。紛争地における赤十字の施設には必ずこのマークが示されています。

南スーダンの話を唐突にはじめたのですけれども、南スーダンは皆さんどんな状況かご存知でしょうか。なかにはご存知の方もいらっしゃるかもしれません。南スーダンはアフリカで最も新しく2011年に54番目に独立した国です。実はここにいたるまでにも本当にひどい内戦がずっと行われていたわけです。それはスーダンから独立するための戦いです。ここで、ちょっと話を変えますが、世界で最も戦争関連死が多かった国はどこか御存知ですか？　正解はコンゴ民主共和国です。コンゴといわれても日本人の私たちにはピンとこないと思います。例えばコソボであるとか中東であるとかそういうところはぱっとイメージがわくのですけれども、コンゴの戦争関連死が500万人を数えたというのです。これは銃弾に倒れた人が500万人という意味ではなく戦争によって住居を追われたり、飢餓に陥ったり、そういう悪影響も全部ひっくるめての影響で亡くなった人の数です。

そして、実は2番目にラ

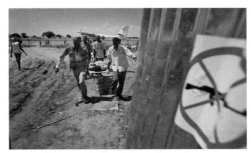

図1　野戦病院に運びこまれる負傷者

ンクしているのがスーダンなのです。この2011年のスーダンからの独立までに1970年代からずっと内戦が続いて250万人という、多くの血が流れました。そしてやっと独立したと思ったら、2年後にクーデターを起こしてしまうのです。今一番の有力民族がディンカ族ですけれども、ナンバー2の部族がヌエル族と言いまして、ヌエル族出身の副大統領がクーデターを企てたと言われています。ここからまた内戦が始まるのです。要はこの2年間だけ小康状態だったのに、そこからまた今度は独立した国のなかで部族同士の抗争が始まってしまったというのが現状です。

　それが起こった原因はいろいろあると思うのですけれども、そもそもの昔からの部族対立もそうでしょうが、何よりも今言われているのが原油です。南スーダンの北部一帯から原油が採れるので、そこの利権争いが一つの大きな原因になっています。それが2014年に起きて、200万人が国内外に避難している状況です。国内避難民も10万人を数えるというようなことで、未だに非常に悲惨な状況にあります。

　それにともなって性暴力被害も数々報告されていますし、少年兵の徴兵も未だに行われています。こういうことが起こるとどんどんすべてジリ貧になるわけです。国力という観点からいうと、今回非常にまずかったことが、原油の生産が唯一の稼ぎどころなのですけれどもそれもやめてしまったのです。そのために南スーダンポンドの貨幣価値が下落してしまって、今はハイパーインフレが起こっています。物価も上昇して治安も悪化して、それに加えて、降雨量増大にともなう農作物収穫量が低下して栄養不足になって、本当に弱り目に祟り目の状況です。

　そういう国ですので、日本の外務省がこの国の安全性をどのように位置付けているのかというと、外部省の危険情報においては真っ赤で、レベル4の退避勧告がでています。退避勧告というのは、行くな、その国内にいたら直ちに退避してくださいということです。首都のジュバだけがレベル3で、渡航中止勧告が出ています。

南スーダンの緊急人道支援の概要

　南スーダンの最新の状況は？　と言いますと、2016年1月24日付けのニュースで、日本でも流れていたのですけれども、残念ながら統一政府の実現のめどが立たない深刻な状況になっていると報道されています。ナンバー1の部族、ナンバー2の部族が全部融合した内閣をもう一度発足しようと画策していたのですけれども、いろいろな反対意見が続出して組閣ならずというニュースです。こういう状況に対して、今回私は赤十字のなかでもICRC、赤十字国際委員会という本国ジュネーブにある組織、こちらのミッションに参加してきました。

　このような非常にきつい状況のさなかに行われる支援を一般に「緊急人道支援」という名前で呼びます。緊急人道支援はどういう支援かというと、読んで字のごとくなのですけれども、緊急事態が発生し、生命が維持できないような状況下において、生命を維持しようと試み、苦しみを和らげ、個人の尊厳を守るための支援です。ざっくりというとそういう支援です。その内容を今からお話します。

　ICRCが南スーダンでどのように活動しているのかというと、首都のジュバに本部があり、全国に支部を設けています。医療関連施設については、ジュバにヘッドクォーター（司令部）があって、コドックとワートとマイウットに我々のフィールドホスピタル、病院施設があります。

　前線と言って戦争が実際に行われているところは、ユニティ州、アッパーナイル州、ジョングレイ州の三州で、ここで傷病者が発生してしまう。その患者さんの出身部族に応じて、上記の三つおよびジュバを含めた四つの野戦病院に傷病者が送られてきます。

　ここでICRC（赤十字国際委員会）について説明します。ICRCというのは赤十字のなかの一組織です。私は医者ですので、医療の活動をメインに説明するのですけれども、実はICRCにとって医療活動はさまざまな活動の一面にすぎず、実際の医療以外にも、ICRCは非常にたくさんの活動を行っています。ICRCが南スーダンに今どのくらいお金と資源を投下しているのかというと、ものすごい資源が投下されており、予算がこの1年間で約205億円です。この205億円という数字はICRCの総予算の約1割を占めていて、シ

リアに次ぐ投資額になっています。こういう悲惨な状況になったときに、いかに物もお金も費やさなければ、人びとの命を救えないのかということがこの数字で分かるかと思います。そういう国に対して全世界から 2,500 もの団体が活動しているのですが、日本人はというと 350 人の自衛隊員が国連の平和維持活動として入って頑張っておられます。そのほかには 65 名の日本人がいますが、大使館と JICA 関連の方だけとなっています。

　ICRC が南スーダンでどんなことをしているのか、私が説明する医療支援以外の部分を説明します。このような状況では、まず、生きていくために必要なものが足りないのです。ですから水や食料をまず供給しなくてはいけません。

　それから ICRC の特徴的な活動として、人道法の普及という、非常に重要な使命があります。戦争になったらどんな悪いことをしてもよいというわけではないのです。ちゃんと国際法にのっとった範囲内で戦いをしないといけない。それを知らない軍や武装グループなどに対して啓蒙活動するのが大事な仕事の一つです。ほかにもユニークな活動として離散家族の連絡回復支援は昔から知られています。これがどれだけ大事なことかは東日本大震災の際の混乱を思い起こして頂ければと思います。このようにさまざまなことを ICRC は行っています。

　皆さんのイメージ的にこのような活動をする医療団体といったら、もう一つ有名なのが、国境なき医師団という NGO です。国境なき医師団との大きな違いは、国境なき医師団は医療に特化している団体である一方、ICRC はこのようにさまざまな人道活動を行っている点にあります。

　食料の供給は、先ほどの予算を使ってたくさんの車を導入してやっています。しかし道路の状況が非常に悪いのと、戦況の観点から危険なところはフード・ドロッピングと言って、飛行機から食料を投下するしかありません。

　南スーダンはナイル川が流れる普段はのどかな場所なのですが、この地でさまざまな人道支援を行っています。フード・ドロップする食料は米や麦です。水も供給しています。作物を育て、収穫して次の食料に結びつけないといけないので、種も供給しています。赤十字の活動が効果的に行える理由の一つが、地元にも必ず赤十字がいることです。南スーダン Red Cross の人と共同してやっています。これが非常に大事なことなんじゃないかなと思います。

ということでざっくりと ICRC の活動内容をご覧頂きました。この後私が何をしてきたのかということをお話していこうと思います。

私の派遣概要

　私の今回の南スーダンの派遣期間は、2ヵ月間でした。2ヵ月というのはこの業界では比較的短いです。だいたい3ヵ月から半年くらい行くのが通常です。
　外科医として行ったのですけれども、例えばマイウットのフィールドホスピタルであればどんな人員構成かというと、外科医1名、麻酔科医1名、手術看護師2名、病棟看護師3名です。ここはマラリアがすごく多かったので内科医が1名、助産師1名。それから現地スタッフでは、看護師さんがいます。それからクリニカルオフィサーと言いまして、簡単な外来の診察とか投薬をすることを資格としてもっている、アフリカ特有かどうかは分からないけれども、そういう資格の方々で、簡単にいうと医者と看護師の中間みたいなスタッフの方がいます。医者の数が少なすぎるので、クリニカルオフィサーを育てないと医療がまわらないという事情があります。
　アフリカの南スーダンの田舎のフィールドホスピタルで、手術にドクター2人を用立てることはまず無理なので、手術看護師さんが助手をしてくれるのですが、これが大変なのです。看護師さんがよくないと言っているのではなくて、慣れていないのですね。助手が慣れていない手術ほど難しいものはないです。簡単な手術であっても難渋することがあります。器具も足りない物がいっぱいあって、そのなかでいかにやっていくのか工夫しなければなりません。普段と比べて手術の難易度は2段階、3段階上がる、そういうイメージです。
　2ヵ月間の私の勤務地は、首都のジュバとエチオピアとの国境に近いマイウットという村でした。マイウットへは ICRC の飛行機で行きました。ジュバは首都ですから政府勢力の本拠地です。一方マイウットは、反政府勢力の本拠地に近いのです。反政府勢力の本拠地で反政府勢力のほうの治療をして、首都では政府側のほうの治療をするという構造になっています。これは ICRC が中立ということを非常に大事にしている組織で、どちらかだけを治療するの

は、バランスが悪いわけですね。中立性を担保するためにこのような配慮がなされることがあります。

銃創の患者さんの治療

　首都ジュバの病院では主に銃創の患者さんの治療をしました。日本の病院では、銃で撃たれた傷は見ることはあまりないと思います。銃弾が体のなかをどう進むかについて、どのようなイメージをもっていますか。

　たいていまっすぐ進むと思っておられるでしょう。しかし、実際は銃弾の種類や周りの条件によってその進み方は非常にバラエティーに富んでいます。例えば、戦争でよく使われるライフル銃による銃弾は、体のなかで回転して動いていくという特性があります。ですから射入口のサイズが可愛らしいくても、なかの筋肉や骨などは、ずたずたに粉砕されてしまうのがライフル銃による銃創の大きな特徴です。なかには銃弾が反対側に抜けなかったものもあります。その場合に、射入口だけを見て可愛らしくてほったらかしにしていると、後でえらい目にあいます。なかは絶対にひどいことになっているので、一回がばっとあけて見にいかないといけない。

　射出口の筋肉が断裂している銃創に対してどんな手術をするのかというと、一回目はデブリードマンと言いまして、血流の無くなった組織を徹底的に除去する手術を行います。何故それをしないといけないのかというと、血流の無くなった組織をそのままにして縫うと、必ず感染をきたします。感染をきたすと治るまでに時間がかかります。一回目の手術でいかにこのような組織を取り除いて新鮮な傷にするのかが、戦傷外科の肝と言われていて、それを一生懸命やるわけです。

　それでは傷口に露出している筋肉が生きているのか死んでいるのかどうやって見分けるか、皆さん想像できますか。ずたずたに切れている筋肉の端があったとして、そこから鑷子（せっし）で順々につまんでいきます。すると、生きている筋肉は収縮します。死んだ筋肉は全然動きません。それもバッサバッサ切っていかないといけない。遠慮して色がよいからと残しておくと後で感染します。知識

と度胸が必要です。

　銃弾が入るときに服の破片がなかに迷入したということもあります。それもしっかりとっておかないといけない。一回目のデブリードマンが終わったら、日本でする治療と大きく違うのは絶対に傷口をとじないのです。とじずにガーゼをがばっとあてて、パッキングして、3〜4日目にもう一回あけるということをします。3〜4日目にあけたときに臭くなくてしっかり出血するような組織であれば、それはとじても大丈夫だろうと。むしろ出血しないような組織は、またもう一回デブリードマンをします。そういうことを繰り返しながら傷を治していくという流れになります。

　銃創症例のレントゲン写真では、大腿骨が銃弾で粉砕されて折れていることがあります。普段、骨折するときと違って厄介なのは、骨の破片がたくさん生じるのです。第3骨片と言いますけれども、ほかの骨膜と連続性の無い骨片というのは、これも絶対に感染源になります。ゴミみたいな小さい骨片まで全部取り除くことをしないと、後々、膿がわいてきます。このように骨折部に生じる感染は骨髄炎と言いますが、一度骨髄炎が生じてしまうと、治すには時間と費用がたくさんかかります。ですから1回目の手術でしっかりとした手術を行い、後々感染を起こさないようにすることが、とても大切です。

　では、ここで質問です。手術のとき体内に残っている銃弾を取るか取らないのか、どちらだと思いますか。こういう投げかけをしたら答えは大抵逆なので、取らないのが正解です。何故かというと、銃弾が感染源になることはほとんど無いのです。デブリードマンの際中にもし術野に銃弾があればもちろん取りますけれども、わざわざ探して取りに行くことはしないというのが鉄則になっています。ただし例外事項があって、大血管の近くに銃弾がとどまっている場合です。例えば脚であれば大腿動脈であるとか、大事な血管の近くにある場合は、後々穴をあけて大出血することがありえますので、その場合は摘出するという決まりがあります。

仕事環境

　ICRCで仕事をする環境はどんな感じかと言いますと、世界各国から来た外科医や麻酔科医、手術看護師、理学療法士などいろいろな方と一緒に仕事します。

　私がいたときはイタリアの外科医、ドイツ、日本、カナダの麻酔科医、ドイツ、ヨルダン、フィンランドの看護師、などICRCは、ジュネーブに本部があるのでアジア地域よりも、ヨーロッパから来る方がとても多いです。フランス人、ドイツ人、イタリア人、ポルトガル人など、多くの人は、母国語が英語ではないのです。皆お国訛りの英語をスラスラしゃべりながら仕事をしていきます。いろいろな訛りの英語を聞き取るのは大変でしたが、もちろん私も訛っているわけなので、それはお互い様、一生懸命英語に食らいついていきます。

　次にセキュリティです。南スーダンのようなところで働くには、自分のセキュリティを確保するのがものすごく大事です。ですから、セキュリティに関するブリーフィングは東京、ジュネーブ、南スーダンの3ヵ所で受けました。多大な時間を使ってセキュリティをいかに守るべきかを徹底的に教え込まれます。

　具体的には日中でも2人以上で歩きます。1人で歩いては絶対に駄目なのです。門限は夜9～10時でちゃんとあります。それをやぶるようだとそれで仕事をする資格なしと烙印をおされてしまうくらいです。そういうセキュリティに関するルールをしっかり守ることで、ICRCの活動を安全に行うことができるのだなと私は実感しました。世の中にはいろいろなNGOがあるのですけれども、ICRCのレベルまでセキュリティのことを慎重に取り扱っている団体は少ないのではないかと思います。

　それから予防接種についてですが、アフリカで必要とされるワクチンは全部打っています。黄熱病はもちろんですけれども、それ以外も全部打っています。そのうえでマラリアの予防薬も飲んでいます。そうするとマラリアにはかからず済んで、後残るはたまにかかる下痢症状です。こればかりはなる人はなって、なると著しく体力を消耗しますので、フィールドホスピタルで働いていても、下痢になったら、首都のジュバのホテルに戻って静養しなさいという処置が行われます。

反政府勢力の牙城での医療

　これまでのお話は、ジュバでどんな仕事をしていたのかですけれども、もう一つ田舎のほうの反政府勢力の牙城、マイウット（Maiwut）ではどんな医療が展開されたのかというお話です。マイウットでは元々プライマリー・ヘルス・ケア・センターだったところを、ICRC が借り上げて、赤十字マークをつけて運営しています。乾季の病棟内は暑すぎて、日中はいられないので、元気な人はベッドごと担ぎ出して外の木陰で涼んでいます。そのくらい暑いです。ものすごく暑いので、日中はファンをまわしたところで熱い風をかきまわすだけで、何の足しにもなりません。そこにいるだけで病人になってしまうくらい非常に悪い環境です。病棟のベッドには、マラリア対策としてモスキート・ネットが絶対に必要です。

　マイウットの、フィールドホスピタルでの 1 日は、午前中に廻診をして午後から手術、もしくは 1 日中、手術をしていました。1 日に 5 〜 8 件くらいの手術をします。多くは銃創ですが、手足にたまった膿を出す手術のような途上国でよく行われる手術もしました。手術のかたわら、現地の看護師さんの方に応急処置の仕方について講義もします。彼らもまだ覚えたてで一生懸命に聞いてくれてすごく熱心でした（図 2）。

　私たちの宿舎は、既存の建物をお借りしていました。そこに、つくったシャワールームと言っても空間があるだけで、シャワールームでバケツの水をかぶるだけです。ここはナイル川の流域ではないので水がものすごく貴重で、遠くの井戸からローカルスタッフの方が 1 日に何十回も水を運んできてくれます。シャワーに使われる水はこのバケツの半分までと決まっています。水が大変に貴重です。トイレは、ボッチャン便

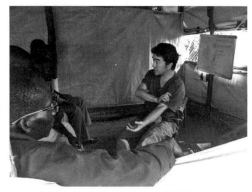

図 2　看護師に救急医療の講義をする著者（南スーダンにて）

所（汲み取り式）で、蓋をあけると蚊がぶわっと出てきて大変なことになります。食事は地元のスタッフがつくってくれました。

　このあたりの土地はものすごく平和で、人もウシも、ウマもヤギも、イヌもネコもダチョウまで皆同じスピードで歩いています。反政府勢力のお膝元すぎて非常に平和だということです。前線は別の場所にあるのです。人びとは親しみ深く、通りを歩いていたら皆さんが挨拶してくれます。現地語で「Hello」のことを「マーレー」というのですけれども、大人も子どもも皆「マーレー」と挨拶をしてくれます。非常によいところです。

　夜は満天の星空です。ホタルも飛んでいたりして、虫の音も聞こえて本当にのどかなところでした。そんなのどかなところなのですけれども、残念ながら銃創の方がときおり前線から運ばれてきてしまうのです。

戦傷外科について思ったこと

　今回の戦場外科において、わたしが経験した症例で、体のどの部位に銃弾を受けているのか統計をとったら、上肢と下肢が圧倒的に多くなりました。これは何故だと思いますか。正解は、病院に運ばれるまで、もたないからなのです。前線からフィールドホスピタルまで来るのに1〜2日かかるので、日本の救急車のように、銃弾を頭や胸やお腹に受けたからといっても、すぐに病院に行くということができません。ですから、そのような致命傷を受けた人は途中で亡くなってしまい、命に関係無い手足の怪我にとどまった方が、多く運ばれてくるのです。では手足だったら大丈夫かといったらそうではなくて、先ほど示したように、傷を治すのはものすごく大変なのです。

　最後に戦傷外科について思ったことをお伝えします。戦場外科は特殊な技術と経験が必要です。でも、外科医で経験を積んだ人であれば誰でも対応ができます。要は日本で外科医としてちゃんと一人前になっておく必要があります。欲をいえばもちろん整形外科医としてのスキルや、形成外科のアイデアをもっていると非常に有用です。また、フィールドでは帝王切開もする必要があります。ですから外科と名のつくものに満遍なく知識をもっておく必要があ

ります。

　これは私が強調したいことですけれども、戦傷外科の世界で非常にしんどいなと思ったことは、先が見えないことでした。戦争というのはいつ終わるのか分からないのです。これが自然災害との大きな違いで、自然災害はインパクトが大きいですが、復旧のために前を向く日が近い将来きます。しかし残念ながら戦争というのはそれが終わらない限りは負傷者が減らないということなのです。このあたりが精神的にしんどいです。来る日も来る日も銃創患者が運ばれてきます。戦争さえ終わればこの患者さんたちはいないはずだし、苦しまなくても済んだはずなのにと思わずにはいられませんでした。

　そして戦地で一発、銃弾を体に撃ち込むのは、多分簡単だと思います。しかしそれを治すのは非常に大変だということを、お分かり頂けましたでしょうか。緊急人道支援における戦傷外科という支援について説明しました。

復興支援

　次に私が去年経験したもう一つの支援のかたち、復興支援についてお話します。ウガンダ北部医療支援事業は日本赤十字社とウガンダ赤十字社による2国間事業です。ウガンダは先にお話した南スーダンの南隣の国です。この事業地に行くまでにカンパラから約580キロメートルを車で9時間かけていきます。私たちが支援に入ったカロンゴ村にあるカロンゴ病院は、地域人口約80万人に唯一の病院で、ここで4ヵ月間外科医として医療支援を経験しました。

　都会から田舎へずっと向かって行く道すがらの風景は南スーダンとそんなに変わりません。大きな違いは、この国は南スーダンと違い、戦争が終わっているということです。実は、南スーダンでは風景の写真を撮ることすらセキュリティの観点から禁止されていました。でも、ウガンダでは風景の写真は何の問題も無く撮ることができました。要は平和なのです。アフリカの病院がどんな感じか御説明します。

　病院の中庭にはマンゴーの木があり、シーズンになるととれたてのマンゴー

フルーツがすごく美味しいです。患者さんも家族も回診が終わったら一目散に木陰でくつろぐような感じで、病棟なんかよりも外のほうが気持ちよいに決まっています。

　患者さんには必ず、付き添いが必要なのですが、付き添いの人は大抵お父さんが入院したらその奥さんですけれども、そうすると洗濯するわご飯はつくるわ全部します。もし奥さんに小さい子どもがいたら子どもも全部連れてきます。家族総出で入院しないといけない。御家族の待機用のスペースは別にあります。

　ご飯をつくるといっても火しかありませんから、竈で食事をつくります。食事の仕度にどれだけ時間がかかるのかという話です。あるお嬢さんが石臼でピーナッツペーストをつくっていましたが、お父さんに食べさせてあげると言っていました。手術室の室温は30度あります。手術をすると汗だくになります。私は太っているので、よいダイエットになって、4ヵ月で9キロ痩せました。

　女優の石原さとみさんがアフリカに行ったときの紀行番組をNHKで2015年12月28日の夜10時から放送していたのですが、見た方はいらっしゃいますか。彼女は私たち日赤が入っていたカロンゴ病院に取材に来てくださったのです。そのときに彼女は日赤のユニフォームを着て患者さんの手当てをしているのですけれども、ポーズではなくて、ガーゼ交換の介助についてもらいました。彼女は女優でなければ本当に看護師になりたかったと思っていた方で、どうせ行くからには何かしたいということを前々から言われていました。その前に「風に立つライオン」という映画で看護師の役をしていたので、包帯もさっさと巻いていました。とても上手でした。

カロンゴに医療支援が入った経緯と支援

　この病院はそもそもどういう病院かというと、Giuseppe Ambrosoli先生といってイタリア人の外科医が1957年にひらいた病院です。アルベルト・シュバイツァーみたいな方なのでしょうね。そこから30年間このカロンゴの地にとどまって、この病院を少しずつ大きくされました。そこに日赤が医療支援に

入ったということです。

　何故このカロンゴ病院に日赤が医療支援に入ったのかという経緯ですが、ここも今でこそ平和ですが、最近まで20年間にわたって内戦をやっていたのです。「神の抵抗軍」による反政府運動です（1987 – 2008）。この内戦のせいで医療インフラも疲弊してしまって、元々潜在的な医師不足もあって、日赤が入ることになりました。日赤がこの6年間ずっとここで医療支援を続けています。

　2003年内戦当時、アンブロソリ先生と同郷のイタリア系の医師たちが病院に入っていました。国内避難民キャンプに皆は反政府軍からの攻撃を避けるために隠遁していたのですけれども、それでも危ないというので、当時は毎晩夜になると病院のなかに避難をするということをしないといけなかったのです。ですから、当時、彼らはナイトコミューター（夜の通勤者）と呼ばれていました。何故ことさらに夜に避難をしていたかというと、反政府軍が住居を襲って少年を誘拐して少年兵にしたりとか、子どもたちや女性を誘拐して性的な奴隷にしたりそういう活動が夜に行われることが多かったそうなのです。だから、毎晩、病院に避難をしていたのです。このような経験をした人が今看護師さんになって病院で働くなどしています。

　ということで医療状況も惨憺たるものです。外科医は全国で人口が3,000万人に対して専門医が50人しかいません。これは日本の200分の1です。いかに少ないのかお分かり頂けると思います。こういう状況なので日赤の事業が入ったのです。現地における医療レベルの改善と、外科医を何とか育成したいと6年間やってきました。のべ30人を越える現地医師に外科の技術を指導した結果、ようやく1人の地元医師が外科専門医となりカロンゴ病院に赴任することとなり、目標を達成して事業を終了することとなりました。

　この事業で私が主にやったことは、オビヨ君という26歳の、医者になって2年目のほやほやの彼に一生懸命外科の手術技術を教えることでした。因みにウガンダの医者は全員1年目に帝王切開ができるようになります。将来内科を目指す医師も全員です。何故かというと、赤ちゃんがものすごくたくさん産まれるからです。医者たるもの帝王切開ができなかったら仕事にならないので全員帝王切開ができることを求められるのです。ですけれども、外科の

大手術はできないので、そこをしっかりと教えます。このように復興支援では現地の方に一生懸命教えるということをしながらやっていきます。

二つの事業を経験して思ったこと

　最後のまとめに入ります。二つの事業を経験して私が思ったことです。まず一つ目ですが、リリーさんといって、私の身の回りの世話をしてくださったお手伝いさんがいました。食事をつくってくれたり、洗濯をしてくれたり、部屋の掃除をしてくれた方です。すごくよい方でお家に招待してくれました。旦那さんのシルベスターさんと子どもが4人くらいいて食事をご馳走になったのです。どんな住居かと言いますと、電気もガスも水道も全部無い、そういうところです。水は朝5時にリリーさんが遠くの井戸まで汲みに行きます。毎朝石油缶二缶分もって帰ってくるのが目標です。煮炊きは竈の台所があって、そこで料理をつくります。冷蔵庫はもちろんありませんから、日持ちさせることはできません。生きていくために多大な時間を要する環境です。

　そういうところで精一杯のご馳走を頂いたのですけれども、食後にシルベスターさんと小屋のなかで、2人で椅子に座って談笑していたときのことです。あるときのこと、さーっととてもよい風が小屋のなかに入ってきました。そのときにシルベスターさんが「何て気持ちがよい。私は幸せだな」と誰にいうこともなくつぶやいたのです。私は思いました。こんなかすかな自然の恩恵に喜びを感じられる彼らは本当に幸せだなあと。

　私が何を言いたいのかというと、彼らの普段の生活をみていて私が思ったことは、不便なんですけれども、全然不憫ではないのです。彼らは家族の結びつきがものすごく強くて、食事のときもいつも家族皆で食べて、電気が無いから真っ暗ですけれども、ずっと家族としゃべって寝て、とてもシンプルな生活をしています。ひるがえって物質に恵まれた私たちの生活は本当にどうなのかということです。便利になったことで余った時間をだらだらとネットサーフィンに使ったり、ひどい人はネットでこそこそ他人を攻撃してみたり。このような生活は決して幸せではないですから、彼らが必ずしも日本のように物質

的に恵まれた生活になる必要は全然無いと思いました。彼らのほうがよほど幸せではないかと思うことも多々ありました。

　では、何故ここに支援が必要なのかというと、一度病気になったり、怪我をしたときに対する体制があまりにもお粗末なのです。簡単な怪我や病気でどんどん人が死んでしまう。若くしてどんどん人が死んでしまう。そこがこういう国の問題だと私は思います。現地に行ったことでイメージとして、どこから見ても不憫という感じが自分のなかで払拭できたのは、大きな収穫だったと思います。その一方で日本だったら助けられる命をたくさん失いましたし、そのあたりで自分にやれることはもっとないのかなと悔しい思いも何度となくしました。

　二つの事業を経験して思ったもう一点です。ウガンダの復興支援の同僚との記念写真で私の周りに写っているのは、皆現地の方なのです。復興支援のときにはこういう地元の人と一緒に一生懸命に仕事をしました。一方、私が帰るときに送別会に集まってくださった南スーダンの同僚との記念写真に写っているのは、国籍はさまざまですが皆外国人です。どういうことかざっくり言うと、復興支援では地元の人の一人立ちのために地元の人と共に行う支援ですが緊急人道支援のときとなると地元の人びとには余力が無いため、外国人がメインでやることが多いという傾向があると思います。支援にはいろいろなやり方があるし、いろいろなタイプがあります。同じ医療支援でも全然違います。

　まとめますと、私はどちらも赤十字の事業で行ったのですが、南スーダンとウガンダは事業母体がまず違います。南スーダンは ICRC ですけれども、ウガンダ・カロンゴは日本赤十字社と地元のウガンダ赤十字社の二国間事業です。支援内容が南スーダンでは緊急人道支援であるのに対して、ウガンダは復興支援だというのには大きな違いがありました。背景として、戦争がまだ行われているのか終わった後なのか、ということも大きな違いです。

　そうすると支援の意義もおのずと異なります。ここが肝ですが、だいたい支援というのは事業目標を決めるのが決まりなのです。目標なしにお金を使いまくって後に何も残らなかったら意味が無いので、ちゃんと目標をたてて、そのミッションが終わったときに検証をして、ちゃんとお金をかけただけの成果のある支援だったのかどうかの検証作業が行われるのが当たり前です。そう

いう意味合いで、カロンゴの復興支援では北部ウガンダ医療の改善と外科専門医育成という目標が掲げられて、幸いにして地元の先生が外科の専門医になることを志して、4年間首都の病院で勉強して、ちゃんとこの秋にこの病院に戻ってきたのです。「これからここで働きます」と言ってくださっているので、この春で日赤はこの事業から撤退します。そういうような分かりやすい目標を掲げます。

　ところが人道支援というのは説明したとおり、その場に今死にそうな人がいる。食べなくて死ぬ人がいる。水が飲めなくて死ぬ人がいる。怪我をして死ぬ人がいる。そんな状況に対してとにかくお金をじゃぶじゃぶ使っても命を助けるというタイプの支援です。ですから目標の立てようがない。強いて言えば人命救助が目標です。これが人道支援の大義です。

　医療内容は、今回の場合、かたや戦傷外科とかたや途上国の典型的な外科でした。スタッフもさっきの写真をみせたとおりで、復興支援の場合は当然ローカルの顔がみえてくるのですけれども、ICRCの場合は火事場すぎて、ローカルと協調している間がないわけです。まずは人の命を救わないといけないので、外国から入ってきた人同士でプロに徹して早く仕事をする。そういう感じでやらざるをえない。何故かというと戦争状態で地元の医療資源はがたがたなのです。例えば南スーダンで外科の専門医は全国で7人しかいません。そのうち4人が陸軍病院の外科医です。一般の外科医というのは3人しかいないような状況で、復興支援のような何か後に残すような事業など考える余裕が全く無いのです。

　このように、緊急人道支援と復興支援は同じ支援でも、その中身や考え方は異なります。このことは主に緊急人道支援を担当しているICRCの代表と復興支援を担当しているIFRCの代表の言葉を引用すると、明確に違いとなって現われます。

　ICRCの総裁が言っていることはこういうことです。

> 「私たちは、現場の短期的ニーズに迅速かつ的確に対応しつつ、崩壊してしまった国の社会的基盤をどうサポートしていくのか、この両方をいかに実現していくのか考えていきます」

後半部分は後につなげることですけれども、ICRC の主眼は、やはり前半なのです。現場の人道支援をまずしっかりするのが私たちですというメッセージです。

　それにひきかえ、IFRC、国際赤十字赤新月社連盟と言います。こちらはどちらかというと、開発復興支援を旨としています。そうすると、おっしゃることもこのようになります。

> 「ただ支援を行うだけが仕事だったころと、同じような考え方や態度では絶対に駄目です。それぞれの世界が、どんな小さなことでも自分たちの暮らしに関わる決定には能動的に参加し、成長を遂げる手助けをするのが、今の主な仕事です」

　ということで、同じ赤十字でも全然守備範囲が違うことがお分かり頂けると思います。

まとめ

　本当に最後になります。今回のお話をまとめてグラフにすると、縦軸にその国の人びとの物質的な生活の質、QOL（quality of life）で軸をとり、横軸に時間経過をとって、戦争前と戦争中と戦争後の、その国の生活の質を示すことができます。SPHERE STANDARD（スフィア・スタンダード）というのは人間が尊厳的な暮らしをしていく最低限必要とされる１日に必要な水の量や食べ物のカロリー、そういう基準のことです。私たちが支援をするときには、その環境が SPHERE STANDARD を満たしていない場合は、まずその基準を満たすように支援を行っていきます。

　仮にその国が普段は SPHERE STANDARD をかろうじて上回っているような状況だとしましょう。戦争中になりますとこれが下がってしまいます。食べ物も無い、飲み物も無い、住居からも追われたとき、QOL が落ちるわけです。このように、圧倒的に量が足りない状況の際に行われるのが、緊急人道支援

です。このような支援を受けそれに対して復興支援というのは、量は少しずつ足りてきたので、次は質をよくしていきましょうという時期に行われる支援です。

　このように支援をする際に、もとのレベルと同じところまで戻ったらよしとするのではなくて、戻ったからにはもう少し良くしようよということで、さらに頑張るというのを、最初からプランニングしながらやるのが今の支援のあり方で、このポリシーを Build Back Better という言葉で表しています。

　日本という国は本当に幸せな国で、量ということで求める必要はほとんどなくなりました。皆さんの医療は質を改善していくことのみに邁進しているのが、今の先進国の医療の状況と考えています。しかし質だけを追求していけばよいような世界というのは、世界人口のざっくりといって3分の1くらいにとどまっていて、残りの3分の2の世界の人たちというのは、まだまだ量が足らなくてあがいている最中なのです。

　そして、これに費やされるお金はというと、富める3分の1の人に費やされるお金のほうがはるかに多く、貧しい3分の2の人に費やされているお金のほうがずっと少ないというのが、今の世界の現状です。この現状を、きょうの話の流れもあわせて今一度、考えて頂ければ幸いです。

　私は大阪赤十字病院の国際医療救援部というセクションにいます。部室みたいな部屋もありますので、是非ご興味のある方は遊びにきて頂けたらと思います。お聞き頂きありがとうございました。

第6部

国際・未来共生社会に向けての
課題と取り組み

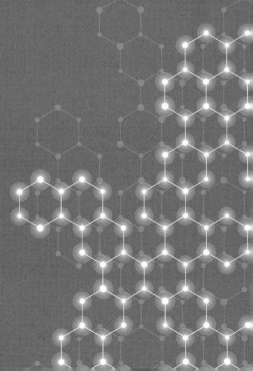

6-1 クリニックにおける新しい取り組みと医療の現状と課題

堀 信一
医療法人龍志会IGTクリニック　院長

「癌難民」はどこで治療できるのか

　一般的に、癌が再発したらどういうことになるでしょうか。標準治療ではこれ以上治療できないの一言で終わってしまいます。それでも元気な人はいっぱいいます。そういう人たちが「癌難民」という新しい言葉で呼ばれるようになって、別の治療法を探して、日本中の病院を走りまわっているのです。

　そういう人たちが救いを求めてゲートタワーIGTクリニックに来ます。新しい治療法が何かあるはずで、徹底的に癌を叩くのではなく、なるべく楽に長生きできる方法があるはずです。ここではそういった治療法を提示しています。それを実現するためには、低侵襲性治療・局所治療で、癌で問題になっているところだけに対応し、なるべく楽に長生きしようという考えです。それが一つの癌治療の形だと思います。

　低侵襲性治療は、10～20年前から研究されていますが、実際の臨床ではさまざまな問題があります。私は以前、りんくう総合医療センター、関西国際空港の対岸にできた関空支援組織としての病院で働いていました。そこで血管内治療に取り組みたかったのですが、院長からの許可が得られませんでした。そういった病院を個人の力で変えて行くことは難しいと感じました。そこで、自己責任で新しい病院をつくることにしました。りんくうタウンにあるゲートタワービルの11階に新しい施設をオープンしたのです。自分たちが思うように治療をできるような場所をつくろうということで、この12年間頑張ってきました。

　2002年に開業し、13年になります。血管内治療を中心に診療しています。医療施設は19床を超えると病院、19床以下は有床診療所という枠組みです

が、我々は有床診療所です。保険診療をしているので、金持ち相手専門に仕事をしているわけではありませんが、さまざまな最新設備を設置しています。

　普通のオフィスビルなので、病院らしいものはつくらないことにしました。患者さんが来院されたときに、緊張しない雰囲気のデザインにしました。4床1室の部屋に入ると分かりますが、病床毎にプライバシーを確保するような工夫をしています。別料金が必要ですが、個室も設置しています。全室オーシャンビューで、関西国際空港が見えます。一般的な病院は都市部に建設されていることが多く、例えば「窓を開けたら高速道路」では、安心できないでしょう。窓から見える景色がよい環境は、医療施設にとても大事なことだと思います。

肝動脈塞栓術

　私の専門は血管内治療です。例えば肝臓のなかに癌があったとします。今までは、全身化学療法あるいは、放射線治療、手術などで治療してきました。しかし、最近は、マイクロカテーテルを、癌を養う血管の近くまで誘導し、そこから薬を流し、癌にだけ薬が届くようにしています。そして、薬が流されないように入り口を塞ぐと、さらに効果があります。これが血管内治療、動脈塞栓術というものです。ただ、癌を養う血管だけを塞ぐのは非常に難しい技術でしたが、それができるような時代になりました。技術そのものは1982年の大阪市立大学の山田龍作先生らによって考案されました。現在、肝臓癌の治療として、世界的にスタンダードなものであり、第一に選択されるべき治療となっています。日本が最も進んでおり、世界で一番と自慢ができる医療技術です。こういう技術をもって我々は診療しています。

　この血管内治療技術は治療侵襲が少ない、痛くない、時間があまりかからない、2泊3日でできる、治療効果がとても高い、というメリットがあり、ほかの治療と組み合わせることも可能です。手術は、放射線治療と組み合わせて初めて治療効果を得ることができますが、この治療法はどの治療とも組み合わせることができます。すばらしい治療法に思えますが、実はそれほど普及していないのです。

日本でこれを専門にする医者は 200 人ぐらいしかいません。ときどき行う医者は 2,000 人ぐらいいますが、それほど一般化していません。一般化しない理由は、高額な医療機器が必要、保険の償還価格が安すぎる、手技がそれほど簡単でない、エビデンスが乏しい、偉い先生がそんな治療は聞いたことが無いと言うので採用できない、などです。また、術者が被曝するという問題もあります。実際は、職業被曝としての限度以内には収まりますが、医者が放射線を浴びて患者を治療するという仕組みなので、敬遠する医師も多くなります。このようにさまざまな問題を抱えていることも事実です。

動脈塞栓術に必要な設備と技術

　動脈塞栓術をもっと一般化するためにどうしたらよいのか。いつも考えながら仕事をしています。その一つの解決策が、施設を集約化することでした。集約化によって収益性は高まり、技術が向上することで、患者さんの受ける恩恵も大きくなります。集約化によって患者さんを集めると同時に、全国から医師を招き、専門医を育てるといった取り組みを行っています。
　それにはどういう設備、機器が必要か。血管内治療の三種の神器と私は言っていますが、「血管造影装置」「マイクロカテーテル」「血流を止める道具」の3つが必要です。
　当院の血管内治療専用装置は、血管造影装置と CT スキャナを組み合わせて、我が国で開発されたものです。装置自体は「X 線機器のガラパゴス」と、現在は言われているような器械です。しかし、10 〜 20 年後には、世界中で販売されるようになればと思っています。
　一方、マイクロカテーテルはとても細い管が必要です。どんなに曲がりくねった血管のなかでも問題無く通る物でなくてはなりません。1 回使ったら終わりですが、1 本いくらすると思いますか。太さは 1mm 以下、長さは 1m ぐらいの管が 4 〜 5 万円です。特殊なものは 10 万円ぐらいします。それを使い捨てにしますから、医療費は高くなってしまいます。
　マイクロカテーテルの材料はハイテク素材が使用されています。日本製が

一番性能よく、世界中で販売されています。1本4万円くらいですから、1本売れば日本は1万円ぐらいもうかると考えて、外国に販売し、利益を回収できればと思います。こういう装置を使って何ができるかを示します。

ある症例です。乳癌をうまく治療できずに進行し、癌が皮膚を突き破り出血しました。そこに感染を起こし、膿で異臭を放つようになりました。なおかつ、癌は本体のなかなので見えませんが、感染部位は、自分でも見えるところで患者さんを非常に苦しめます。CT撮影すると、腫瘍が肺から胸壁に突き抜けているのが分かりました。

この症例に血管造影装置でカテーテルを挿入して病変部に造影剤を流すと、腫瘍が染まってきます。血管を映すことで病気を描出できるのです。これは、昔は血管造影検査と呼ぶ検査でした。今はこの技術を使って腫瘍につながる血管1本を治療すればよいのです。マイクロカテーテルは遠隔操作しますので、かなりのトレーニングが必要になります。腫瘍血管に到達したかどうかを、造影剤を入れて確認するのです。腫瘍が全部染まれば、薬剤を流します。

これまで、こういった癌は治療困難と言われていました。この症例も大きな癌センターから送られてきた患者さんです。当院で抗癌剤を選択し、血管内治療を行った結果、1ヵ月後に腫瘍が縮小しました。2〜3ヵ月後にさらに縮小し、出血も止まり、傷も治り、異臭もしなくなり、普通にお風呂にも入れるようになったのです。我々はこのように、これまで治療できないと言われていた患者さんを治療しているのです。

次に注入した薬剤が流出しないようにするためには、塞栓材料が必要です。正常組織を傷つけない素材でなくてはなりません。癌は消滅できても周囲の組織が損傷されたのでは意味がありません。そういう素材を探しました。球状塞栓物質である、HepaSphere™ は、現在世界中で使用されている塞栓物質です。実は、これはりんくうタウンから世界に広がった材料です。大阪発の材料で、私が大阪大学講師のときに研究を始めた材料が世界中で使われています。学会でほかの先生方が発表したときに、下に"Developed in Japan by Dr. Hori"と書いてあります。これが証拠です。私どもの施設でつくったものです。

1mmの血管を塞ぐには1mmの材料が必要です。50μmであれば50μmの

材料です。単純なことですが、この材料を開発するのに24年かかりました。

　これは面白い材料です。高吸水性ポリマーと言われる、水を吸って大きくなる全く毒性の無いものです。丸い粒状で抗癌剤を吸い込んで、腫瘍部位に運ばれて、抗癌剤を放出するという性質をもっています。

　注射器のなかに抗癌剤を含んだポリマーが入っているときは、液体のように見えますが、拡大すると粒状のポリマーなのです。昔の抗癌剤は粉や液体でした。現在では、粒状のポリマーに含ませて、腫瘍組織に直接送り込むことができるのです。ここ数年の進歩です。基礎技術がはるかに進歩したことで可能になりました。

　2013年4月から数社から塞栓物質が売り出されました。しかし、この新しい治療法は、設備機器があって、マイクロカテーテルがあって、塞栓物質が入手できるからといって誰でもできるわけではありません。こういった技術を広めるためには、組織をセンター化し、トレーニングする必要があるのです。

ゲートタワーIGTクリニックにおける癌治療

　この10年間で我々の施設は、癌の血管内治療の件数が日本で一番多い施設になりました。国立がん研究センターを抜いて、大阪大学医学部附属病院の3倍ぐらいの患者さんを治療しています。日本の癌の血管内治療のセンターとなっています。センター化したことで我々はどのような治療をしているかを紹介しておきます。オンリーワンの癌治療ということでほかの施設ではできないような治療を展開しています。

　大きな肝細胞癌の症例です。普通は手術しかないと言われていますが、この症例は、カテーテル治療だけで、2年1ヵ月後に、癌は小さくなりました。次の患者さんは肺癌が多発していて、東京の国立がん研究センターで手術も放射線治療も不可能と言われていました。腫瘍が縮小すれば、放射線治療も可能ということで、私どもの施設で血管内治療を行い、4ヵ月後には腫瘍は縮小しました。その後、国立がん研究センターに送り返し、放射線治療によって寛解が得られたのです。

このように、これまでがん研究センター、大学病院、国立病院でないと治療できないと言われた癌の治療が、こういった施設で可能になったのです。これが大きな進歩につながっていると思います。新しい治療法が開発されても、癌センターなどですぐに導入する事は難しいのが現状です。制度をすべて整え直す必要があります。しかし、癌患者さんは一刻の猶予も無い人ばかりです。

　乳癌の患者さんの例です。10日で腫瘍が拡大しました。進行の早い癌があります。そのときに治験薬ができるまで待っていたら患者さんは死んでしまいます。さらに1ヵ月で大きくなり、皮膚から飛び出して出血しています。この患者さんを治療するには、臨機応変に治療できる施設が必要になります。そこで、当院で血管内治療を施行したところ、2ヵ月後には腫瘍は消失しました。このように大きな病院で治療できない患者さんを小さなクリニックで治療できる時代になったのです。

　中国から来た肺癌患者さんの例です。術前CT画像で最近では開胸術で見るよりも鮮明な立体画像が得られるようになっていました。気管支造影すると、腫瘍血管が分かり、ここを治療すれば手術しなくても治癒する可能性があります。さらにこの人はリンパ節転移がありました。リンパ節転移の血管も術前のCTで同定されています。その血管も同時に血管内治療を施行しました。1ヵ月後の検査で明らかな腫瘍縮小が確認されました。

　この人が中国から来られた理由は、中国にも治療する施設はあるが、あまりにも人口が多すぎて、その施設で治療を受けるのに1、2ヵ月も待たないといけないからということでした。

　このような事情などで我々のクリニックでも国際診療が始まっています。もう1人、中国から来られた患者さんの例です。本来スポンジのような肺がつぶれて、塊になっています。その原因は、肺に空気を送る気管支が癌で塞がれてしまったからです。肺が機能しなくなった状態です。この患者さんは医師でした。自分が知っている限り、血管内治療しか治療法はないと考え、我々のクリニックに来られました。癌に直径1mmのカテーテルを入れ、癌にだけ抗癌剤を入れて、癌の栄養血管を探し出し、血管内治療で塞ぎました。1ヵ月後には完全に治っていました。そういうことができる時代になったということ

です。

　我々はこのような基礎技術を使い、毎日の診療をしています。直径1mmの血管のなかに遠隔操作でマイクロカテーテルを入れることが、いかに難しいことか分かって頂けると思います。そういった技術が必要です。医療現場にはさまざまな仕事があります。抗癌剤を全身投与する仕事、手先で勝負する仕事、いろいろあります。癌治療と言っても十把ひとからげにできないことを覚えておいてください。

　40歳で肺のなかに大きな腫瘍ができた患者さんの例です。顔が腫れ、口があまり開かなくなって、呼吸も苦しくなりました。東京の国立がん研究センター、がん研究会有明病院、東京大学医学部附属病院、どこを受診しても、余命1～2週間と言われました。その方が当院で血管内治療を受けて、4ヵ月後、7ヵ月後と腫瘍は縮小しました。

　この人は何年か前に亡くなられたので、皆さんはもう覚えていないかもしれませんが、流通評論家でテレビによく出ていた金子哲雄さんです。独特のしゃべり方で、テレビによく出ていました。この人が、我々のクリニックに来られて、治療を続けました。亡くなる前に『僕の死に方』（小学館）という本を書いています。私のところに電話をしてきて「やっとこんな本ができた」と言われてから2日後に亡くなりました。思い出の患者さんです。「死んでからも東京タワーから電波を発し続けるからがんばって」と言って亡くなられました。

複数の治療法が必要な癌治療

　我々はゲートタワーの11階で長く診療してきました。しかし、11階で治療できる病気ばかりではありません。癌は一つの治療法だけでは、なかなか治癒しません。さまざまな治療法を導入しないと成績は向上しないのです。

　我々にできる範囲内でということで、最近、「りんくう出島医療プロジェクト」というものを立ち上げ、診療しています。出島とは皆さんが考えている出島です。長崎の出島です。日本が鎖国していても、出島だけは外国に開いていた窓でした。日本から出ていくことはできませんが、オランダ人が来て、外国

の知恵が入ってきた場所です。私たちは出島という名前にそんな意味を込め、外国からのさまざまな知恵の一つの集合場所にしようという気持ちで立ち上げました。

　最近行っているのは、温熱治療を血管内治療に組み合わせる方法です。大きな癌が胃にできた人の例です。リンパ節転移があって、なおかつ肝臓転移があります。ステージIVです。普通は絶対に手を出さない、抗癌剤を入れても効かないのでBSC（Best Supportive Care）となります。治療を一切しないで、痛みやほかの症状に対応するホスピスへ行ってくださいと言われた患者さんです。しかし、本人は元気です。末期癌でも元気な人は沢山いらっしゃいます。元気な状態を1年でも2年でも、1日でも2日でも延ばすことができたら立派な医療です。私たちはそこを目指しています。完全に癌を克服することよりも、病気がそれ以上ひどくならないようにする、楽に長生きすることを目指すのは一つの立派な医療になると思っています。

　この方は、肝臓の転移は完治しました。内視鏡で胃癌を見ると、胃の4分の1周が白く癌に冒されていました。普通はこうなると手術もしないし、何もしないのですが、私どものクリニックでは3ヵ月で1cmまで縮小しました。癌が縮小すれば、手術ができます。このような新しい治療が始まりつつあります。

医療にも問題があることを常に考えてほしい

　この10年で癌治療は、ここまで進歩しました。10〜30年後、君たちが癌年齢に達する頃には、今よりももっとよい治療が広がっている可能性もあります。約束はできませんが。科学技術の進歩にともなって治療成績もどんどん向上しています。私どもは治療成績が向上するように癌治療としての動脈塞栓術を行いながら、自分たちの13年の経験を踏まえて医療者としてどんなことができるのかを考え始めています。ここから先が今回の本題です。

　医者として何ができるのか、さらに治療効果を高めるためには何をすべきかと考えています。そして、医療の改革に自分たちの技術をもっと役立てないかと考えています。先ほど、オンリーワンと言いましたが、自分たちしかでき

ないことは実は悲しいことです。オンリーワンは格好よく見えますが、自分たちの技術が世の中に広がらず、結局自分たちが亡くなったら誰も後を継がないのでは、意味が無いと考えています。オンリーワンではない世界をつくろうと考えています。

それが「りんくう出島医療プロジェクト」です（図1）。外国からのいろいろな知識を吸収し、消化したものを今度は、世界中に発信するのです。そういうことを目指したプロジェクトです。前段階として、現在私たちが抱えている問題を整理してみます。

日本の国民皆保険制度は世界に冠たる制度と言われます。政治家は日本の医療制度を守れと言いますし、医師会は絶対に守らなければならないと言います。選挙になると、保険制度をもっと充実させると言うとだいたい通ります。でも、本当にそうなのでしょうか。日本の医療の質は世界一と言いますが、本当に世界一でしょうか。日本の医者は器用でまじめと言いますが、本当にそうでしょうか。実は、これらは我々日本人が自己評価した結果に過ぎないのです。

自己評価で制度をつくる、そんなばかげたことはありません。私どもは自

```
Best One の治療展開 ：治療成績は一番
                    快適さも一番      ⎫
                    安心度も一番      ⎬ 普遍化できないか
                                     ⎭

がん医療のテーマパーク ：楽しい滞在環境
                      もう一度来たい環境 ⎫ 医療のパラダイムシフト
                      癒しの環境        ⎭

安定した経営環境 ：高度の集約化
                高度の国際化   ⎫ 医療経営のモデルに
                高度の戦略性   ⎭

産業としての医療 ：地域経済への貢献
                医療機器開発   ⎫ 豊かな社会の構築
                外貨獲得      ⎭
```

図1　りんくう出島医療プロジェクト

分たちが何者であるかをもっと知らなければなりません。日本の医療の本質は福祉だと思います。日本の医療は統制経済です。ということは、社会のルールのなかで存在している産業と医療は違うということです。自分で値段を決められません。福祉というと儲けてはならないのです。

では、日本の医療の解決すべき問題は何か。まず現状を認識する必要があります。我々が行っている医療のどこに問題があるのか。誰が費用負担者なのか。病気になれば自分たちでお金を払います。保険料も支払っています。国民皆保険ですが、自分たちでお金を払っています。

実際にお金を払っていて、得をする人は誰なのかです。お金を払って、病気になって治療をしてもらって得をするのは患者さんであるべきです。しかし、今の日本の制度はそうはなっていません。益を得ているのは一部の医者、製薬会社、健康保険制度のなかでビジネスをしている人たちなのであり、必ずしも患者さんが益を得ているわけではないのです。その点が重要です。

自分たちの払ったお金が、自分たちを幸せにするようなシステムになっているのかを考えなければならないと思います。このような事は、そのほかにも沢山あります。このように問題がたくさんあることを考えてください。日本の医療の質は世界一、日本の医者は器用、日本で診療してもらったら幸せになる、そういって安心するのでなく、日本の医療は変えていかなければならないのです。君たちの時代では、ほとんどの癌は治るかもしれません。そのときに何が待っているかです。君たちの平均寿命が90歳、100歳になるでしょう。寿命が延びることは、本当に幸せなのかを考え直す必要があると思います。

大学で授業を受けている皆さんは今20歳ぐらいですが、今後の20年、30年を見据えると医療の問題はあなた方の問題なのです。これから行政に関わる人たちも出てくるでしょう。医療に関わる人も出てくるでしょう。常に考え続けて頂きたい。私どもの施設も含め、医療はいろいろな問題をもっています。

医療と経営を切り分ける、制度改革を行う、医者の偏在を正す、資金を潤沢にもつ、医療規制を無くすなど、いろいろな問題、解決すべきことがあると思います。そういうことを一つひとつ挙げると、医療は公的機関で行うべきものではないような気がします。

もちろん公的機関で行うべきものもあります。しかし、あまりにも公的機関だけでやっていると効率が悪すぎます。また、日本の医療を救うためには医療鎖国、「外国人の医者は絶対日本で働いてはならない」という考え方から自分たちを解き放たないと先に進まないと思います。

さらに、既存の施設と有機的連携が必要です。一つの病院に行き、検査をします。次の病院に行くとまた検査をされます。病院間で情報を共有していないのです。情報を共有すると病院が儲からなくなるから共有しないのです。そういう制度から解き放たれないと次に進まないと思います。そのなかで革新的な治療法が生まれるはずです。新しい治療法を発見しよう、開発しようとすると、制度から変えなければならないと思います。

癌患者が生きる治療施設をつくるために

このようなことを模索しながらりんくう出島医療プロジェクトを立ち上げたのです。これまでのように、「ここに来たら癌を全部治す」「徹底的に治療をする」というコンセプトでなく、癌に悩んでいる患者さんが来たら何とか生きていける道を見つけ出してあげる。そういった安心できるような施設を創りたいと思いました。そのためには世界を知る必要があると考えました。

まず出かけたのが台湾です。台湾は小さな国ですが、小さいだけに医療教育システムが日本ほど確立していません。台湾だけでは、なかなか勉強できないということで、台湾の先生方はアメリカ、ヨーロッパに行って勉強をします。その結果、台湾のドクターは英語がペラペラになり、国際感覚を身につけて帰ってきます。台湾の医者は日本の医者に比べるとはるかに国際化しています。

国際化するということはさまざまな知識を有した医者が多くいるということです。ですから、国が小さいから教育制度が弱いという考え方は当てはまらないのです。

そういうことを教えてくれたのが、台湾の国をつくったと言われる李登輝さんです。李登輝さんにいろいろ教えられ、病院を見学させてもらいました。今までに台湾、中国、韓国、タイ、香港、マレーシア、米国の病院をいろいろ

見て、どういうシステムが日本に合っているのかを勉強し、りんくう出島プロジェクトを進めています。

2014年9月に李登輝さんは日本に1週間ほど滞在されました。最初に来られた日に李登輝さんから食事のお誘いがありました。李登輝さんのご家族、奥さん、娘さんたちと3時間談笑させて頂きましたが、とても勉強になりました。私の2014年の一番の自慢です。

そのなかに医療の話題がありました。かつて、李登輝さんは、心臓のステント留置術を受けるために来日しました。日本のステント技術が一番ということで来日されたのです。ある病院で治療をしてもらったのですが「ここの部分だけ治して」と言ったそうです。その日本の先生は日本で一番有名なカテーテルの先生です。

李登輝さんがステント留置術を行うということで、日本中の専門の先生がその病院に集まりました。そして、李登輝さんの心臓血管をそれぞれが評価して、当初は3本のステントと考えられていましたが、最終的には11本のステントが留置されてしまいました。これは良かったのでしょうか、過剰診療ではないでしょうか。

有名な方だから仕方ないというのは構いませんが、デシジョン（決定）をするのは誰だったのかです。医療現場では皆の意見を聞いても、よい方向には行かないのです。専門の医師が専門の立場でベストと思うことを行うのが本当の医療です。日本はどうなっているのかと言われました。実は11本ものステント留置は、ギネスものだったらしく、俺は11本入っていると自慢していました。幸いなことに5年経っても再発していませんから、結果としてはよかったのかもしれません。そんなことをおっしゃっていました。

全体の医療のシステムで誰かがデシジョンメーカーになる必要があります。デシジョンメーカーは、いかに多くのことを勉強し、いかに世の中が分かっていて、いかに医療が分かっているかが重要です。もし、医療を志すのであれば、世界でトップのデシジョンを行えるまで極める必要があります。すべての人がそうはなれませんが、少なくとも何かの専門家になる人たちはそういう意気込みで勉強して欲しいと思います。

このように医療はさまざまな問題を含んでいます。私どもの診療は経済産業

省に認めてもらい、国際医療交流調査研究事業に加えてもらっています。このように政府のサポートもありますが、補助金は一切ありません。すべて自分たちでリスクを負って事業を展開しています。2012年には海外で11回講演を行いました。外国で講演すると同時に、海外の情報を収集しています。この13年間で私たちは、ほかの施設では行えないような肺癌の治療を行ってきました。米国で *Embolization Therapy*（塞栓療法）という本が出版されていますが、肺癌の部分は、私が書かせて頂きました。

外国人の患者と医師の受け入れ

　メディカルツーリズムという言葉を新聞やテレビで目にします。人間ドックを日本で行って、その後は観光旅行、なるべく日本にお金を落としてもらうというツアーの意味で使われています。そんな安易な考え方に医療を使って欲しくないものです。
　私たちが外国人を治療するのであれば、日本でしかできない治療を提供するべきです。そして、その医療を国際展開することは、外国人の診療技術を向上させるだけでなく、日本の医療の底上げを図ることにもつながります。これが本当のメディカルツーリズムであると思います。
　外国人が日本に来てよかったと思ってもらえる条件はたくさんあります。その条件を満たさないと、私たちは自信をもって外国人を治療できないと思います。自分たちの技術がほかよりも優れていれば、自信をもって来てくださいと言えます。日本が嫌いな人に来てもらっても成績は向上しません。いろいろな問題があります。そういう問題を解決する場所が必要です（図2）。
　その場所を日本で探しました。私は大阪に長く住んでいるので大阪をずいぶん探しました。新大阪駅の前にしようか、大阪駅の前の梅田のあたりにしようかといろいろ考えました。結局見つけ出したのがりんくうタウンでした。りんくうタウンは目の前に関空があって、世界中の人が集まります。今はまだ、それほど施設はありませんが、橋を渡れば、広大な土地が拡がっています。まだ場所は沢山あります。ホテルも建設され、アクセスもよく、さらに利権構

医療技術が最高水準	日本国・日本文化への信頼
・自国にはない医療技術 ・治療成績が優れている ・医療関連技術のへの信頼	・命を預ける不安がない ・日本人が共有する文化への信頼 ・自国と日本の政治関係
ビザの発給が簡単	快適な療養環境
・渡航手続きが敏速簡単	・療養環境が良い ・家族の付き添い ・退屈しない
意思疎通に問題なし	
・通訳の対応	
自国の医療施設との連携	交通の便がよい
・緊急時の対応 ・併存疾患の対応	・国際ハブ空港から直ぐ近く ・直ぐに帰れる地理的条件
納得できる診療費用	宿泊施設の確保
・国際標準より低額	・患者と家族のホテル

図2 訪日医療が成り立つ条件

造が無いのです。皆さんもこれから社会に出ると分かると思いますが、古い社会、完成された社会ほど利権構造が存在します。何か新しいことを始めても利権構造のなかでの仕事しかできません。ここは埋めた土地なので、誰の利権もありません。そこで診療しようということです。

同じようなことに目をつけた人たちが多くいます。ゲートタワー IGT クリニックもそうですし、りんくう総合医療センター、大阪府立大学の獣医臨床センターもそうです。ここは日本で一番設備が整った動物病院です。動物病院に隣接して動物実験施設があります。いろいろな実験をできる装置がそろっていて、動物実験で世界一級の施設です。

そういうことで、りんくうタウンは医療には結構向いているところと感じ始めています。2011年12月、まだ民主党政権だった時代、民主党が崩壊する直前ですが、そのときに指定を受けたのが地域活性型特区です。残念ながら、政権が民主党でなくなったので有名無実になってしまいました。自民党の時代になってから国家戦略特区ができ、そのなかに組み入れられました。外国人医師の研修受け入れということが認められました。大阪大学医学部附属病

院は特区として混合診療をしてもよい、移植の医療を進めてよい、iPS 細胞等を研究してもよいということになっています。我々も特区の恩恵をこれから受けようとしているのですが、一筋縄でいくものではありません。

　これまで、のべ 73 人の外国人に血管内治療を行ってきました。中国、台湾、韓国、インドネシア、米国、オランダです。何と言っても中国が一番多いです。中国は近く、札幌と関空、関空と上海の距離はほとんど同じです。日帰りで来る人もいるぐらいの距離です。

　中国は肝細胞癌が多いと言われていましたが、実は肺癌も多いのです。決して PM2.5 の影響ではないと思います。PM2.5 の影響が表れるのは 20 年後だと思います。皆さんも中国へ旅行に行って、1〜2ヵ月いても癌になるとはあまり心配しないでください。あそこに 20 年いると、癌になる確率は日本にいるよりも 1.2 倍高くなるぐらいです。それぐらいなので今大騒ぎするほどのものではありません。

　この十数年間でいろいろ改善されましたが、今でも問題なのが、ビザの発給が簡単ではないことです。メディカルビザをもらわないと中国人は日本に来られないのですが、メディカルビザを発行してもらうのに 1ヵ月以上かかります。日本の外務省のいやがらせとしか思えないのですが、ビザをもらうのに時間がかかっている間に患者さんが死んでしまったことは結構あります。

　法律的なことを解決しないと外国人の受け入れは難しいのです。また、我々の治療を受けた後、どのようにすればよいのかを患者さんに説明する必要もあります。患者さんの国の病院と連携する必要がありますが、社会制度、言葉、医師の考え方の違いがあって、上手く連携できないという問題もあります。

　このような事を解決するための方法を考えています。せっかく訪日するのであれば、日本が中国よりも滞在しやすい場所を提供する必要があります。現在、大阪ではホテル予約が難しくなっています。中国や韓国、台湾からの観光客で一杯です。病気の人を受け入れられないのが現状です。

　この問題を解決すべくりんくう出島医療プロジェクトで取り組んでいますが、一筋縄ではいきません。それでも、現在、関空の対岸に 6,000㎡ の土地を確保して、そこに私どものクリニックとほかの連携クリニックが入って診療してみようと考えています。

新しい国際医療施設計画

　いろいろな問題があって、それを解決するためにはどうしたらよいのか、いろいろな人たちと話し合いました。4年かかりました。やっと見つけ出した企業がロート製薬です。皆さんも目薬でよくご存じの会社です。そこの幹部の人と意見の一致をみて、新しい制度をつくろうということでプロジェクトがスタートしました。

　民間の資本と運営による安定経営をやっと達成できるようになりました。私たちはいろいろなことを目指しています。とにかく諦めない癌治療を行い、治療精度が世界一の場所をつくり、国際医療を目指しています。外国人患者を受け入れるだけでなく、外国人医師のトレーニングも含め、世界中に発信できるクリニックをつくろうと思います。19床の有床診療所ですが、そういうものをつくる計画にしました。

　しかし、世の中はどんどん動いています。設計図を書いている間に東京オリンピック・パラリンピックが決まり、建築費が計画の1.5倍まで跳ね上がりました。16億円でつくろうとしていたのですが、24億円かかることになったのです。私たちには東京オリンピック・パラリンピックが大迷惑です。お金は無限にあるわけではないので、事業を縮小してスタートすることになりました。

　4月21日がこの事業のスタートの日でした。ゲートタワービルのすぐ横で工事がスタートしました。少し変わったデザインで人目を引くような形の建物をつくって、まず医療施設をスタートさせたいと思います。

　医療施設だけでは今話してきたことを実現できるわけではありません。医療施設と共に必要なことは患者さんがそこにいて、快適に過ごすことができる施設です。その目的のためにメディカルホテルという概念があります。患者さんに快適に過ごしてもらえるような環境をつくろうとしています。

　オンリーワンの治療を何とか普遍化したいと思います。そして、病院に行って楽しく過ごせる方法はきっとあると思います。そういうことを追求すれば、言い過ぎかもしれませんが、癌医療のテーマパークができるのでないかと思います。そういう新しい概念は医療のパラダイムシフトにならないかと思います。とにかく不安というのでなく、病気になったらあそこへ行って楽しく過ごせ

るようになるということが実現できるかもしれません。

経済統制が日本の医療の世界では公然と行われており、利益率がとても低く抑えられています。よい医療をしようと思っても設備投資も制約があります。皆さんが世界一の治療を受けたいと思っても、日本では保険制度で決められた医療以上の治療をやってはいけないことになっています。医療は自由でないのです。ベストの治療を受けたくても、かなえられることではないわけです。

皆さんは希望はあるでしょう。それをかなえると、われもわれもと皆が期待してしまうでしょう。そうすると、そのような受けられない人たちが出てきます。常にそういう問題を考え、システムをつくっていきたいと思います。それはそんなに簡単でないですが、何とか解決しなければならない問題かと思います。

もう一つの側面として、命の値段は皆が一緒と思っているでしょうが、そうでないと思います。1年で死んでもかまわないと思っている人、子どもを育てている人、家族全員を支えている人、例えば90歳の人の命と今子どもを育てている人の命の値段は違うと思います。社会のなかで暮らしている人たちの命の重みに差をつけると言うと怒られると思うでしょうが、どこに重点を置いて診療するべきかを考えなければなりません。今の医療制度は90歳のおばあさんと、25歳で子どもが3人いる人が同じ扱いです。そうでない世界が何かの形でできないかと思います。

簡単ではありませんが、そうしないと医療はますます高価なものになりますし、かけなくてよいところにお金がかかり、本当にお金をかけなければならないところにお金が回らない、そんなことにもなってしまうと思います。難しい問題です。

経営に関しては今も大変な苦労をしています。何とかうまく解決し、医療経営のモデルができないかと考えます。医療を産業として成立させないと福祉だけでは衰退するばかりです。日本の福祉のお金は40兆円ぐらいありますが、どんどん減っていきます。君たちの時代になればもっと減るし、年金もほとんどもらえない時代が来ると思います。そうなると医療を小さくするしかないわけです。そうならないために、豊かな社会の構築のためにも新しい医療の産業化が必要だと思います。そういう命題をいろいろ頭に入れ、本当に私たちがやらなければならないことは何かをよく考えながら事業を進めています。

その最たるものが医療技術者のトレーニングです。医者のトレーニングだけではありません。医者だけではできないことがいっぱいあります。放射線診療技師と言われる人たち、大きな器械を管理する工学者、看護師、事務の人たちが一体とならないと話は進みません。ちゃんとした医療ができないわけです。いくら医者を叩き上げて、立派な設備をつくっても、システムができていなければ医療はできません。そういうことができるものを、まずこの施設でやりたいと思います。できるかどうかは分かりませんが、そんなことを考えながらやっています。

　IGTクリニックの役割はいろいろあるし、これからの未来に何をしなければいけないのかを考えなければなりません。それから、医療を産業化し、普通の人にもっと医療のありがたさを享受してもらえるような時代をつくるべく、今後も頑張りたいと思います。

おわりに

　2002年に開業したときにこんな機械にならないかと思って描いた絵があります。昔は箱形の大型テレビ、200～300kgのものを天井からぶら下げていたのが、今は液晶パネルになって、細かい画像まで描出できます。現在は血管造影とCTが別々になっていますが、将来は血管造影とCT装置が一緒になって、もっとコンパクトで、安価な装置が開発されるかもしれません。今は患者さんは痛いと言いますが、ビデオを見ながら、漫画を読みながら手術を受けられる時代もきっと来ると思います。私たちの医療はテクノロジーとともに生きています。自分たちの鍛錬だけで生きているわけではない。医者の知恵だけで生きているわけではなく、世の中に存在しているいろいろなテクノロジーを使いながら進歩している。そんなことを感じています。

　「1人で見る夢は夢に終わるが、仲間で見る夢は現実になる」と考え、いろいろな人たちと多く協力しています。これは私が言った言葉でなく、オノ・ヨーコの言葉です。将来を若い人たちと一緒に考え、新しい医療を提供していきたいと思っています。

6-2 医療通訳士の必要性と重要性
―言葉と文化の壁をこえて―

中村安秀
大阪大学大学院人間科学研究科　グローバル人間学　教授

国際的人流の活発化と医療「文化」の違い

　現在、日本には多くの外国人が定住しています。2014年時点で192ヵ国から約212万人が定住し、総人口の1.7%にも達しています。多い順に、中国、韓国・朝鮮、フィリピン、ブラジル、ベトナム、台湾。加えて、訪日外国人も急速に増えています。2014年は1,360万人、2015年は1,974万人。多い順に、中国、韓国、台湾、香港、アメリカ。大阪も現在では人気都市で、観光客が増えています。また2011年、「医療滞在ビザ」の運用が始まり、病気療養のための来日が可能になりました。

　2011年東日本大震災の際、医療に関する貴重な教訓を得ることができました。日本の救助隊を含め20数ヵ国が集まり、1,000人以上の救助隊が来日しました。最大規模はイスラエル国防軍の医療チームでした。南三陸町では6棟のプレハブ診療棟で60名のスタッフが勤務していました。また、帰国時には持参した医療機器はすべて南三陸町に寄付され、町は救助隊のプレハブを仮設診療所として1年間使用することができました。このように、厚生労働省は、特例として外国人医師団に医療行為を認めました。

　イスラエルの医療チームには、ヘブライ語、英語、日本語ができる通訳士が常駐していました。しかしこれだけでは不十分だったのです。その地域の医療情報を外国人医療従事者に伝える、また医療従事者からの指示を地元に伝える「医療コーディネーター」も必要だったのです。医学は確かに全世界共通です。しかし同一の疾患でも、それに対するケアは、国、土地により異なってくるのです。医療というものは文化なのです。

　そういう背景を考慮して、在日外国人の保健医療に求められる課題を整理

すると、主要なものは、1）言葉、会話などの「コミュニケーション」、2）在留資格、保険やお金などの「権利と経済」、3）文化、宗教、習慣などの「異文化理解」さらに、4）「多文化多民族社会のあり方」、の4点になります。また同時に私たちの社会のあり方を知ることにもなります。

コミュニケーション・ギャップとタブー

では、実際にはどんな注意が大切でしょうか。まず、やさしい日本語を使うことが大事です。注意点は「主語と述語をはっきり言う」と「数字は必ず書く」ということです。医学部や歯学部では、日本語教育がなされていません。したがって、医師の話す日本語は分かりづらくなっています。注意する必要があります。

また、多言語による表示も必要になります。つまり病院内の表示や問診表を多言語化する。日本語以外に最低でも英語、中国語、ハングルでの表示が必要だと思います。

さらに母子健康手帳や病院内文書、各種健診案内などの多言語化も必要

多言語医療問診票（国際交流ハーティ港南台、かながわ国際交流財団）
http://www.kifjp.org/medical/ 内科、眼科、小児科など11の診療科に対応した問診票がダウンロードできる。英語はもとより、ポルトガル語、ロシア語、タイ語など18言語に対応。
外国人向け多言語説明資料（日本医療教育財団：厚生労働省）
http://www.mhlw.go.jp/stf/seisakunitsuite/bunya/0000056789.html 院内でよく使われる同意書（手術、麻酔、CT検査など）や高額医療費制度や出産一時金など。英語・中国語・ポルトガル語・スペイン語版。
予防接種予診票（予防接種リサーチセンター）
「予防接種と子どもの健康 2014」と予診票がダウンロードできる。本文は、英語、韓国語、中国語、ポルトガル語、フィリピン語の5カ国。予診票は、それに加えて、タイ語、アラビア語など14言語に対応している。
外国語版母子健康手帳（母子衛生研究会）
日本語と併記された母子健康手帳。有料で入手可能。（9カ国：英語、ハングル、中国語、タイ語、インドネシア語、タガログ語、ポルトガル語、スペイン語）

図1　外国語での診療に役立つ冊子・ウェブサイト

です。母子健康手帳は現在、日本語と外国語併記の8ヵ国語でつくられています。しかし、外国人の権利など考慮するとプロフェッショナルな医療通訳士も必要になります。

このような外国語での診療に役立つ冊子やウェブサイトが沢山ありますので、興味があれば参考にしてください（図1）。

このように留意しても生ずるコミュニケーション・ギャップがあります。単に言葉が通じないだけではなく、日本の医療従事者の医療的常識と、在日外国人の医療定期常識にずれがあるからなのです。また患者の背景にある文化が日本と異なる点にも注意が必要です。例えば、頭を撫でる、左手での握手はタブーなどです。しかし事前にタブーをすべて知る事は不可能です。そのため外国人と接する際は、「これは失礼になっていないか」を気にしながら物事を進める必要があります。イスラム教の「ハラルミート」にも留意する必要があります。

医療通訳士の重要性

次に医療通訳士の必要性について考えてみます。ブラジルからの労働者が多い愛知県小牧市では、ポルトガル語通訳者を導入後、外国人の乳児健診受診率が倍以上増え、8割に及びました。通訳者が受け取る料金は年間60万円のみです。行政はこのようなサービスに投資すべきです。

同じく外国人の労働者が多い群馬県で医師会を通じ、外国人を診る医師が言葉に困ったときの対処法を調べると、「身振り・手振りや筆談」が68.4%、「通訳可能な知人を同伴してもらう」が67.1%を占め、通訳を依頼するのは8%に満たなかったのです。

身振りなどでは細かい情報をやり取りできず、知人による通訳は医療用語が正確に伝わらない、また勤務先が手配した通訳がいると患者が症状を正直に話さないなどの弊害があります。従って医療通訳士が必要となるのです。

なお、医療通訳士に医師が最も求める能力を調べると、診断・治療・投薬方針の通訳と患者さんの病歴聴取でした。

社会福祉に興味のある方もいるでしょうから、外国人家庭における虐待の実情のデータを示しておきます。全国児童相談所 164 施設から 1,111 例の子どもの虐待が挙げられました。外国人の虐待事例の相談においても身振り手振りが使われているということで、こういった分野でも通訳者が重要になってくると思われます。

次に、保健医療通訳者を社会に定着させるべく、現在行っている取り組みについて述べます。

まず、そのような通訳者を社会に導入する目的は、1）日本人と同等水準の保健医療福祉サービスの提供、2）健康で文化的な生活を営むための基本的人権の保障、3）訪日観光客などに対する安全と安心の確保です。そのためには、病歴、主訴、診断告知、治療方針などの正確な説明ができ、インフォームドコンセントを取れるプロフェッショナルな通訳者が必要になります。マニュアルやパンフレットだけでは不十分なのです。

諸外国の実例を見ると、米国のボストンメディカルセンターでは、受付で「日本語サービス」を指さすと、青電話で通訳者とつないでくれるようになっています。また、医療通訳士を 15 名雇用し、常に対応できるようなシステムになっていました。カリフォルニア大学サンフランシスコ校では TV 電話通訳システムを活用しています。シアトルにはスペイン人が多いので、医療通訳士も常勤スタッフとして雇用しスペイン語に対応し、そのほかの言語は、医療通訳派遣会社と契約し対応しています。

医療通訳士に対する報酬や身分保障

そのようななか、日本では 2009 年、医療通訳士協議会（JAMI）が設立されました。発起人は日本医師会、全国自治体病院協議会、全国公私病院連盟などの医療団体に加え、全国各地の NGO や NPO、大学などに属する研究者たちです。

設立の主たる目的は、日本語のできない外国人に対する、日本人と同水準の医療の提供、並びに医療通訳士に対する適正な報酬・身分を保障する

制度の整備、医療通訳技術向上のための活動です。倫理規程において、医療通訳士を「すべての人々がことばや文化の違いを超えて、必要とされる医療サービスを受けられるようにコミュニケーションの支援を行う専門職」と位置づけています。

現在、医療通訳士は、日本人だけでなく外国人もおり、また医療職のみに限らず、非医療職も含まれています。

フルタイムの医療通訳士を日本で最初に採用した国立病院は三重大学医学部附属病院です。外来や入院の診療だけでなく、手術室内の通訳も担当しています。その後、医療通訳士を採用する医療機関は増えています。現在、医療通訳士として働いている人の経歴、バックグラウンドは土地により異なりますが、東海地方の病院にフルタイムで勤務する医療通訳士では、在日外国人が最多です。日本人では、海外青年協力隊のような国際協力経験者や、元商社マンなどの在留経験者がパートタイムで活躍しています。

一方、医療通訳士からの不満や要望もあります。医療従事者に対する不満や要望としては、専門用語の説明の不足、診察時間の短さ、医師のしゃべり方などです。医療機関に対しては、待合室のプライベート性、外国語パンフレットの少なさ、通訳者の休憩などとなっています。

医療通訳に今後必要なるのは EBM（Evidence based medicine, 根拠に基づく医療）です（図2）。外国人住民の国籍別の知見や国内での外国人患者の動向などを調査する必要があります。さらに、医療通訳士採用による満足度やコストの変化、通訳の正確さの検証、成功例と失敗例の検証などの

外国人住民に関する知見
・国籍別の人口動態や疾病別死亡率 ・言語別の医療情報の入手方法、医療へのアクセス
保健医療機関における外国人患者の現状分析
・国籍別・出身国別患者数（通院・入院別、手術件数） ・出身国別の医療サービスに関する満足度
医療通訳士に関する知見
・医療通訳サービスに対する満足度 ・医療通訳サービス導入によるコスト分析 ・通訳の正確さの検証 ・医療通訳士活用の事例報告（成功例と失敗例）

図2　外国人診療・医療通訳に関する Evidence-based Medicine（EBM）を充実させること

科学的知見を集積して解析する必要があります。これらの研究の場として、大学が大いに期待されています。行政サイドもこれらのデータが必要だとの認識をもっています。

医療通訳士をめぐる問題提起

医療の国際展開が急速に進みつつあり、日本型医療をどのように海外展開するかが課題となっています。内閣府が2013年につくった日本医療研究開発機構は「海外展開促進」を機能の一つの柱とし、経産省と連携のMedical Excellence Japan（2011年設立）も医療サービスのパッケージ輸出を目指しています。

一方、国内に向けては「外国人患者受け入れのための病院用マニュアル」が公開され、厚労省による外国人患者受け入れ医療機関認証制度（JMIP）も制定されています。2014年には、同じく厚労省による日本医療教育財団で医療通訳育成カリキュラムが組まれ、外国人患者向け説明資料の標準化が進められています。また日本国内10ヵ所の拠点病院に医療通訳や医療コーディネーターを配置し、効果測定などのデータ分析を計画しています。大阪大学医学部附属病院もそのなかの一つですが、行政と協力しつつ、こちらからも積極的に提言していくつもりです。一例が外国人当事者の参加です。日本における外国人医療サービスを考えるならば、彼らの意見は重要だと考えています。

最後に、医療通訳士をめぐる問題提起をしておきます。

我が国の保険制度は患者を階層化することなく医療サービスを提供してきました。その理念は在住外国人にも適応されるべきです。そのために医療通訳システムを確立し、外国人が活用できる制度を設計する必要があります。

医療通訳の費用は患者負担にすべきではなく、保険償還できるような方向で考えるべきです。加えて、聴覚障害者を包括する必要もあります。3ヵ月以上日本にいる外国人は日本の国民健康保険に加入していますので、被保険者が医療通訳士を使った場合、保険から償還されるべきではないかと考えて

います。例えば臨床心理士に対して給料を支払うのは病院ですが、それは指導料が償還されるからです。医療通訳士も同じような仕組みにし、メディカル・ツーリズムで来日した患者からは、通訳費を追加で請求するような仕組みを考えています。

　また、希少言語の医療通訳サービスをあまねく提供できるよう、テレビ電話などを用いたIT化も必要と考えています。

6-3 医療通訳とは何か？ いかに養成していくか？

林田雅至
大阪大学COデザインセンター　教授

はじめに

　現在のグローバリゼーションは大航海時代の海外進出（図1）に似ています。それにともない、通訳と翻訳（能力）の規格化（国際基準の設定）が必要となりました。「日本にそういうものはあるか」との問い合わせを受けるのですが、そのような基準はありません。確かに通訳者はいます。1960年代から東京と大阪の2ヵ所で国際会議通訳の養成が始まりました。大阪では1990年代に、海遊館のための人材派遣会社が設立され、通訳者の育成を始めた

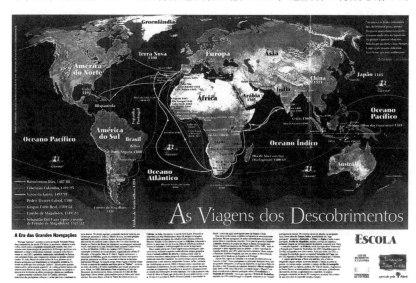

図1　グローバリゼーションのメルカトル図法世界地図≒大航海時代の海外進出地図
ユダヤ・イタリア系ブラジル人の教育財団発行初等教育教員向け指導手引冊子 Nova Escola（118号附録絵地図, 1998年）

のが3番目になります。4番目の会社は2006年の設立で、2015年の医学会総会の事務局を任されている会社です。現在、これら民間4団体が存在するものの、公的な認証制度の設立には至っていません。

Hygieneを「衛生」と訳した長與專齋(ながよせんさい)(1838〜1902)という人は「自愛心」に基づき「命を衛る」という立場、そして個人の自立、個人主義の誕生を医学の立場から意識させようとしました。そのような個々人が集まって、一つの公衆となる。そこから「公衆衛生」(パブリック・ヘルス)が生まれたと言われています。

この「自愛心」とは「自己愛」とは全く意味が異なります。「自愛心」はアダム・スミスが著した『国富論』(1776)にも出てきます。クラフトマンシップのルーツに「自愛心」があるとし、それをもつよう勧めました。そうすれば、例えばパン職人が最高級のパンをつくれば、売れることにより利益は上がり、それにより腕も磨かれてさらに優れたパンをつくるようになる。私はこれを「指先で紡ぐ資本主義」と呼んでいます。

さて長與專齋は、明治政府の国家衛生局初代局長になり、上下水道のインフラ整備をしました。またコミュニティのなかからリーダーを選び、不測の事態に際してはそのリーダーのもと、コミュニティ全体で自分たちの衛生を守っていこうという「地方衛生官制度」をつくりました、しかし明治以前にそのようなシステムがなかったため、なかなかうまくいかず、明治19年、コレラが大流行すると、そのような悠長なシステムでは対応できぬとして「地方衛生官制度」は頓挫し、そのまま今日に至ります。

日本人は外国人に弱い―外国人の割合が圧倒的に低いゆえ―

「日本人は外国人に弱い」とよく言われます。言語学的に「マイノリティの最低人数」を考えてみると「2人」になります。1人だとコミュニケーションが図れなくなり、死語化していきます。ポピュレーションの5%から15%が使っていれば、その言語は延命すると言われています。

日本における外国人在住比率は、全国規模で1.7%、大阪は少し前までは

2.2%、現在は2%程度と考えられています。外国人に対して調査したところ、大阪府が多言語情報窓口を開設していることはほとんど8割くらいの人には知られていませんでした。次に「困っていること」を尋ねると、圧倒的に「医療」が多くなっていました。次いで「教育」です。

19歳からでも間に合う「音韻ループ」構築

「音韻ループ」とは音楽で言うところの絶対音感です。私は「絶対語感」と言い換えています。母語は10歳から12歳くらいで形成されます。母語形成以前は情報に対し受動的（passive inductive）ですが、その後はアクティブに情報を発する、あるいは自由に推論できるようになります（active deductive）。

外国語学部で語学習得に費やす実習時間は、総数で675時間、自習1,350時間を加えると、2,000時間を超える学習時間となります。一方、日本の中高で英語学習に費やすのは1,885時間です。外国語学習時間が2,000時間を超えると、母語形成時と同様に、受動から能動への変化が生ずると言われています。ただし適性による個人差があり、2,000時間以上学習した全員にそのような変化が見られるわけではなく、言語の学習は音楽にちかく、そのなかで化けるのは5%、多く見積もっても15%程度です。日本人が英語を苦手とするのは、中高でこの2,000時間の壁を超えないためです。音楽の世界ではもっと厳しいと思いますので、それを考えるとよい数字なのでしょうが、やはり耳の良さやセンスが非常に関わってくるということになります。それでも中等教育で6年間も学習し、2,000時間を割り込んではいますが、何故できないかというと、あと少しのところにあるわけです（表1）。

欧州では20を超える言語に関し、その能力を6段階に評価する検定試験が行われています。下からAが初級、Bが中級、Cが上級です。下から3つ目のB1から4つ目のB2の間に非常に大きな分水嶺があり、ここを超えると先述の受動から能動への変化が生じますが、やはりその割合は概ね5%前後になっているのです。

表1　数量根拠に基づく「外国語学習」を考える

	授業時間	自由時間（大学設置基準など）	修了単位要件 総学習時間数	留学による学習4,800時間加算（1日16時間言語シャワー×300日）
日本の外国語学部系（4年間）：1コマ≒2h	900	1,800	2,700	7,500
上記実態：1コマ=1.5h	675	1,350	2,025	6,825
ロシア旧東欧圏東洋学部日本語学科（5年間）	2,250	4,500	6,750（言語習得基準参照値）	留学なし
欧州CEFR言語検定試験（上級）ALTE - The Association of Langage Testers of Europa（現在27言語）	900	1,800	2,700	7,500 CEFR: Common European Freamwork of Reference for Languages（ヨーロッパ言語共通参照枠）
ドイツへの移民に課される「社会的統合（言語学習）CEFR中級	600	1,200	1,800	6,600（みなし留学）IATE: http://iate.europa.eu/iatediff/SearchByQueryLoad.do;jsessionid=9ea7991c30d776f4a7804d384e8db3b3bcf605605863.e3iLbNeKc38Ke3eKaNiLaN0Lb40?method=load
小学校〜大学までの英語学習	736.4	1,472.8	2,209.2	7,009.2
中等教育課程（英語）	628.4	1,256.8	1,885.2	6,685.20
日本の大学英文科（4年間）	900 675	1,800 1,350	2,700 2,025	9,385.2(+6,685.2) 8,710.2(+6,685.2)

　現在、厚労省の医療通訳の教育を大阪大学で行っていますが、30時間ほどで医療知識、語学技術の習得、その後病院実習でトータル112時間のプログラムになっています。その受講資格には足切り語学試験があり、資格は「B2以上」となっています。さまざまなところで医療通訳の講座を開催しておりますが、これまでこのような選抜がありませんでした。「B1」以下では、非常に厳しい言葉で言いますと、いくら医療英語を教育してもざるになってしまい、人間ですから知識はつくものの、インタラクティブな発話につながりません。

　大人になっても、active deductiveな段階になると、類推が効くようになり

ます。

　大阪府の取り組みで「おおさかグローバル塾」というコースがあります。高校生に対し、英語、米語、それぞれ48名ずつのコースに分け、9ヵ月間、週末を活用して英語の特訓をしています。するとそのなかから active deductive に変容する生徒が出てきまして、外国の大学に進んだ生徒もいます。それらの生徒にアンケートをとると、やはり学習時間が2,000時間を超えてきていました。彼らは非常に流ちょうに話せるようになるのですが、日本の高校生はもうちょっとやったらできる、というのが証明されたわけです。

　通訳・翻訳に肝要なのは contextual sensitivity（文脈を汲み取る感受性）です。医療通訳の場合、自他ともに尊重する「自愛心」をもとにした「衛生」の観点から、患者さんの気持ちになり、contextual sensitivity を発揮する必要があります。

フィンランド教育省認定のコミュニティ通訳制度
──── ヨーナス・キリシ（2013年フィンランド教育省コミュニティー通訳公的認証資格取得者[*]）

フィンランドのコミュニティ通訳とは
　コミュニティ通訳とは、公的サービス提供者と外国人居住者の間で行われる、国（フィンランド）が提供する通訳です。大きく四つに大別され、医療通訳、入国管理通訳、行政通訳・相談通訳、そして司法通訳があります。欧州では現在、難民が多いため、入国管理通訳の重要性が高まっています。

　コミュニティ通訳は国によるサービスなので、法律上の根拠もあります。なかでも重要なものとして、行政法26条の「行政側が国の公用語がわからない個人に対して、何らかの行政手続を始めた場合、通訳を手配しなければならない」、また医療通訳に関しては患者法3条「治療を提供する際、患者の母国語、文化的背景および個人的なニーズを可能な限り考慮されなければならない」と同5条「医療提供者が患者の言葉を話せない場合、通訳を可能

---

[*] 2015年度大阪大学大学院医学系研究科 国際・未来医療学講座主催、一般社団法人 臨床医工情報学コンソーシアム関西共催「大阪大学医療通訳養成コース」：修了・国際認証資格も取得。

な限りにおいて手配しなければならない」が挙げられます。

　コミュニティ通訳を必要とするのはもちろん滞在外国人です。フィンランドの人口は550万人弱と大阪府よりも少ないですが、外国籍所有者は総人口の4％に当たる22万人弱です。ちなみに日本にいる外国籍所有者は210万人。これは総人口の1.6％に相当します。グローバル化にともない、この数字はさらに増えるでしょう。フィンランドにいる外国籍で最も多いのはエストニア、ついでロシアです。ソマリアやタイ、イラクなどもありますが、すべて移民です。こういった移民が多いこともあってコミュニティ通訳の必要性が高まったとも言えます。ちなみに、日本人は約1,000名滞在しています。

　次に、通訳の費用ですが、行政サイドから発生した手続きの場合、行政が通訳を手配し、費用も負担します。一方、移住者サイドから発生した手続きの場合、移住者が手配して払うのが原則です。しかし、医療通訳は、行政による手配・支払いも可能となっています。本来、移住者から手続きを起こすべきサービスの存在が知られていない、あるいは通訳に支払うべき費用を負担する公的サービスが活用されていない場合などがあります。

　翻って日本を見ると、行政側は通訳の必要を認めながら、予算が無いので費用負担ができない、適切な通訳を探せないという問題などがあり、外国籍住民側にも、民間通訳サービスの存在を知らない、知っていても利用料を払えないなどの問題があります。

　加えて医療通訳では、患者サイドに「プライベートに関わる話を知られる」という心理的障壁があったり、通訳側はボランティアも多く、「専門用語に通じていない」という問題が生じたりしています。

フィンランドにおける通訳資格

　フィンランドで通訳の資格を取るには大学などの教育機関と検定制度があります。主要言語は教育機関での取得、日本語など欧州における少数言語は検定制度となっています。検定制度ではまず「基礎検定」を取って数年働き、専門性を高めたいならば「専門検定」を取ります。コミュニティ通訳は専門検定の一つです。さらにその上に、司法通訳などの「特別専門検定」があります。

コミュニティ通訳専門検定は1998年に設立されました。主に外国人対象に提供される職業訓練です。目的は、通訳品質の向上に加え、通訳者の移住促進化もあります。フィンランド社会への統合強化に加え、同胞への励みにもなる事を期待しています。取得するにはポートフォリオ提出と筆記試験、加えて模擬通訳試験に通らなければなりません。ポートフォリオには通訳歴に加え、それに対する自己評価を記します。目安として3年間の勤務経験が必要とされています。

医療現場の国際化における外国人サポート
―――― 藤野美香（医療系「メディカ出版」クロスコンテンツ事業部門、責任者、ディレクター）

多言語問診票アプリケーション Medi Pass
　私たちはMedi Passというアプリケーションの開発・普及に携わっています。外国人医療を支援する、多言語問診票アプリケーションです。
　このアプリの目的は「言葉の通じない傷病者の状況を、誰もが、いつでも、どこでも、迅速かつ正確に医療者に伝え、正しい診断・治療へとつなぎ、重症化を防ぐ」ことにあります。日本医師会の調査では、70%の医師が「英語で対応可」と回答したとありますが、あくまでも自己申告の結果で眉唾です。
　このアプリの開発には、先程お話された林田雅至先生、そして富山大学医学部教授で危機管理医学の奥寺敬先生にご協力頂いています。
　東京都の舛添要一前知事は、ロシア・ソチ五輪視察後、東京オリンピック開催に向け「言葉のバリアーをどうするか、片言でよいから東京都民が英語をしゃべれるくらいになればと思う」とコメントされましたが、片言では医療通訳はできませんし、もちろん英語以外の言語には対応できません。
　奥寺先生は長野オリンピックの医療救護責任者で、Medi Passをご覧になった際「長野五輪で、このアプリがあったらよかったのに」と仰ってくださいました。
　1998年の長野オリンピックでは延べ7,700人の救護スタッフが動員されましたが、ほとんどが学生ボランティアでした。そして英語以外の言語はボランティア通訳に頼らざるを得なかったそうです。

Medi Pass は 2015 年、第 23 回世界スカウトジャンボリー（7.28—8.8）の医療・救護所で採用されました。162ヵ国から 3 万 3,000 人が参加し、不調や傷病の 4,000 名がジャンボリー・ホスピタルを受診しました。Medi Pass はそこでトリアージに利用されました。東京オリンピックではこの比にならない数で外国人が来日します。

日本で急増する外国人の受診に対応するアプリ
　2015 年の日本臨床救急医学会シンポジウムにおいて、昭和大学江東豊洲病院における外国人診療の諸問題が報告されました。タワーマンションを爆買いした中国人が急増しており、約1万人が登録されているそうです。医療機関を受診するにも言葉ができずに苦労しています。また、扶養家族 10 人ほどが、日本の健康保険を使い、保険診療を受けているそうです。
　私たちが外国へ行ったときもそうですが、現地の言葉ができないと医療機関にはかかれません。
　とにかくそのような状態において豊洲病院では Medi Pass を採用しました。結果は、2016 年の学会で報告予定です。
　現在、救急外来を外国人が受診すると、大抵、受付はパニックになります。英語のできる先生を呼ぼうにも、別の処置中だったりします。
　このような実態を背景に、国は「外国人患者受け入れ医療機関認証制度」を立ち上げたのですが、思ったように広がっていません。業を煮やした東京都は、都立8病院に対し、オリンピックまでに認証をとるよう要請しました。
　これとは別に国際医療福祉大学の構想も進んでいます。千葉県成田市に設立し、英語による医学部教育を積極的に導入し、英語による診療が可能なレベルまで教育する予定です。加えて第二外国語として、国際社会で使用頻度の高い言語のほか、アジアやアラブ諸国の言語についても学習の機会を提供するとされています。そして東京オリンピックに対応するだけでなく、その後も国際的に発展できる病院を設置し、最先端の医療を提供すると言います。医師やメディカルスタッフは外国語が堪能であり、10ヵ国語程度に対応できる外国人カウンターを充実させるということです。海外富裕層を取り込もうという目論見が透けてみえます。

しかし 2012 年の調査では、日本の医療機関を受診する外国人の 98% は外国籍住民です。2014 年の政府統計では、在留外国人で最も多いのは中国人、次いで韓国・朝鮮、フィリピン、ブラジル、ベトナムという順番です。近年、ベトナム人が増えています。
　夜間救急搬送されてきた女児に付き添っていたブラジル人の父親が、医師とコミュニケーションをうまく取れず、暴言を吐くに至るという事例がありました。このような不必要な軋轢（あつれき）を避けるためにも Medi Pass のようなアプリが必要と考えています。
　Medi Pass は日本語と、スペイン語＋英語、ポルトガル語＋英語、中国語＋英語、ロシア語＋英語でやり取りができます。3,000 語からなる医学専門辞書、カルテとして用いるほか、指差しで問診が取れるチェック式記入シート機能も付いています。また、検査や治療内容、支払い方法についても指差しで説明のうえ、確認できるようになっています。また代表的な疾患名には日本語で簡単な説明が添えられています。医療通訳者がいる場合、追加の説明が可能です。
　医療機関だけでなく、在留外国人にもダウンロードしてもらい、事前情報を入れておいて欲しいと考えています。

6-4 地域中核病院における医療通訳の現状と課題

南谷かおり
大阪大学大学院医学系研究科特定講座　国際・未来医療学　特任准教授

日本人旅行者における海外での疾病治療

　まず、このなかで海外旅行に行ったことがある人は手を挙げてください。結構いますね。では、そのなかで病気になって医療機関を受診したことがある人。やはりいますね。どうでしたか。おそらくいろいろ日本とは事情が違ったのではないでしょうか。外国で病気になると言葉が通じなかったりいろいろ苦労したりします。

　外国で病気になったときに言葉の問題はどうするか、医療費は、海外旅行保険には加入しているか、などさまざまな問題があります。では外国で医療機関を受診された方は、海外旅行保険には加入していましたか。海外に行く場合に、海外旅行保険に入って行く人、手を挙げてください。意外と少ないですね。大部分は海外旅行保険に入っていかなかったということですね。

　一方、クレジットカードにも海外保険の補償が付いています。クレジットカード会社のほうは営業トークで、例えばこれに入ったら保険料は支払わなくて結構ですよ、クレジットカードに加入するだけで最高 5,000 万円の海外保険がつきますよ、というふうに誘ってきます。そう聞くと補償されている気になりませんか？　でも落とし穴があってこれは傷害保険で、死亡したときや後遺障害が残ったときの保険なので、使えるのはよほどひどい傷害のときだけです。では、ちょっとした治療や救援に家族が駆けつけなければならなくなったときはどうでしょうか。アメリカン・エキスプレス・カードは、よいカードなのですが、こういった場合、加入していても治療費は最高 200 万円くらいです。つまり海外における疾病治療などは普通のクレジットカード付帯の保険は低く設定されており、一般的な海外旅行保険のほうが手厚いのです。

統計的に見ると、海外旅行での保険金支払いの約75%は治療や救援に関わる費用です。海外では救急車は有料だと知っていましたか。ロサンゼルスやサンフランシスコでは救急車に乗ったら距離にもよりますが、8～20万円請求されます。さらに、ニューヨークのマンハッタンの病院では1日の入院費が、部屋代だけで10万円から数十万円かかります。払えますか、皆さん。ニューヨークでの初診料は150～300ドルです。例えば上腕骨骨折の手術で1日入院しただけで180万円です。貧血による入院（2日入院、保存療法施行）で240万円、急性虫垂炎で入院し、手術後腹膜炎を併発した場合（8日入院）で840万円というのが実際にありました。こういう金額を自費で皆さん払えますか。また、保険の加入証明書が無かったり、もち合わせがなかったりした場合は、治療してもらえないこともあります。だからそういうとき、まずお金を見せてください。現金がなかったら、支払い能力が無いとみなされて、治療できませんと言われることもあります。実は日本の公的保険も申請すれば払い戻しも可能ですが、医療費の金額は日本を基準としているため、海外での虫垂炎で840万円かかっても32万円しか戻りません。

外国人旅行者の日本における医療

　逆の状況の話ですが、今日本にたくさん外国人が来ています。皆さんは最近その辺でたくさんのツーリストをみていると思いますが、日本は積極的に外国人旅行者を呼び込んでいます。2003年にビジット・ジャパン・キャンペーンが始まり、外国人旅行者は急増してきました。そして2014年には訪日外国人旅行者数が1,300万人を超えました。また、日本には研修や就労目的で来ている外国人もいて、減った地域もありますが全体では増えています。日本にいる外国人人口で多いのは順に、中国、韓国、ブラジルだったのですが最近フィリピンが多くなりブラジルをぬきました。ブラジル、ペルー、アメリカの順位あたりにタイやベトナムが入ってきました。つまり最近はアジア諸国からたくさん来日するようになりました。
　では外国人旅行者が医療機関を受診したときにはどうでしょうか。日本語

が読めないので行く場所が分かりません。皆さんが外国に行ったときもそうですね。例えば韓国に行ったのであればハングルが読めなければ行先も分かりませんし、受付で言葉も通じません。医療保険に加入していないと全部自費になるので医療費全額を自分が立替払いしなければなりません。医療費の相場も分かりません。日本人も海外の医療費の相場は知りません。おそらく相場は全然違うと思いますが、外国人旅行者も同じです。また、何科を受診すればよいのかも分かりません。国によっては同じ病気でも診る科が違うこともあります。問診票が読めない、書けないということで、症状を伝えることもできません。医師の説明が理解できない、薬が処方されたとしても、薬の飲み方も効能も分からず不満を抱えています。救急車の呼び方も知らないし無料であるということも知りません。

　これは日本国内の話ですが、あるアメリカ人の大学生が交通事故で自転車と衝突して足を骨折しました。足を骨折したけれども電車に乗って病院に来た例がありました。留学生でお金がなく、救急車を呼ぶと高額のお金を要求されると思ったのです。また、出産や手術になると不安なので日本では出産せずに自分の国に帰ることもあります。

りんくう総合医療センターにおける国際外来

　りんくう総合医療センターは、関西空港から電車で一駅のところに位置しています。この病院には救命センター、母子医療センターがあり365日24時間体制で患者さんを受け入れています。また、全国3ヵ所しかない特定感染指定医療機関の一つでもあります。最近、エボラ出血熱が流行っていましたが、この病院がニュースに出たと思います。そういった海外からの感染症をここで食い止めようという施設でもあります。また、昔から立地的に外国人が多く、さまざまな問題点を克服してきたという経緯があります。2006年4月に国際外来を開設して医療通訳を病院に導入しました。

　国際外来のあゆみですが2006年開設当初は、英語医療通訳者7名と、私がポルトガル語を担当して対応を始めました。その後、スペイン語を話す

看護師が来て、元中国人医師が来てと、医療通訳者は急速に増えていきました。また、最近、コーディネーター4名を採用し、これだけで英語、スペイン語、中国語、フィリピン語、マレー語に対応可能となりました。

ここで何故ポルトガル語の対応しているかと言いますと、公用語がポルトガル語であるブラジルは日本の国土の23倍の広さで、サンパウロ州は、日本が入ってしまうくらいの大きさです。私は、エスピリトサント州のビトリア市というところに父親の仕事の関係で11歳のときから行っておりました。きれいな海岸のある所で現地で高校・大学医学部を卒業して最終医師免許を取りました。2014年にワールドカップが開催されましたのでブラジルも有名になりました。その後、リオデジャネイロの病院と大阪大学の放射線科でレジデントをしました。リオデジャネイロの病院では、さまざまな国の人と一緒に働いていました。

りんくう総合医療センターの医療通訳者は医療通訳、メディエーター、外国人サポーターというレベル分けをしています。サポーターが最初の段階で、いわゆる見習いです。医療通訳者は1人でも診察室で十分通訳ができる人です。医療通訳者とメディエーター、もしくはサポーターがペアになって動くようにしています。今まで病院で通訳してきた件数ですが、最初の年はやはり認知度も低く、100件に満たない数でした。それが漸増し、最近ではタガログ語、中国語が増えてきました。また、特徴としては、スペイン語とポルトガル語が通じるということで、他院ではなかなか対応できないため、遠くからも患者さんがいらっしゃいます。17歳のブラジル人の妊婦さんが奈良県の病院で診てもらっていましたが、最初の妊娠で言葉が通じず不安なので、車で1時間半かかりますが、当院に通って、出産されたという例もあります。

通訳業務は、総合受付に、その日はどの言語の通訳が在籍するかを掲示しておきます。そして受付時に質問票の記入を手伝います。診察時も医療通訳が付き添います。支払いも自動支払機は日本語表示のみなので、手伝います。重要なのは、薬剤師さんによる処方薬の説明も通訳すること、また、診断書やインフォームド・コンセント、クリニカルパスなどの重要事項は、口頭で伝えるだけでなく、翻訳された書類を作成して手渡していることです。

当院の受診者を国籍別に見ると、さまざまな国の人が受診しています。例

えばアンティグア・バーブーダはどこにある国か知っている人いますか。行ったことがある人はいますか。これは中米、カリブ海にある国です。ではレソト王国はどこにあるか知っている人はいますか。南アフリカの真ん中にある別な国なのです。私も知りませんでした。この国の人が病院に来て初めて知ったのです。このようにいろいろな国から日本へ来ているわけです。

　厚生労働省は、外国人患者の円滑な受け入れを図るために外国人患者受け入れ医療機関認証制度を策定しました。当院は、これにいち早く応募して、国内で初めて認証された3病院のうちの一つとなりました。現在では全国で8病院が認証されています。

医療通訳について

　では医療通訳というのは、誰が通訳をするのかということをお話します。
　外国人が医療機関を訪れ言葉が通じない場合、医師は誰か通訳を連れてきてくださいと言います。そうすると、家族や知り合い、会社の担当者など、日本語が通じる知り合いを連れてきます。また、日本に引っ越してきた外国人家族では、子どものほうが言葉を覚えるのが早いので、親が話せなくても子どもが日本語を話せるからと学校を休ませて自分の診察につれて来る親がいます。親が癌だった場合には、癌の告知を子どもがしなければならないのです。皆さんはできますか。英語ができるからといって、お母さんに癌であることを本人に直接言えますか。もっとひどいケースでは、子どもが親の中絶の通訳をさせられていたことがありました。何度も何度も親が中絶するのです。それをその子が通訳していて、ある日その子は別の人に「うちのお母さんは、僕の弟や妹を何度も殺しているんだ」と言ったのです。だから分かっているのです。でもそのことで親を非難するわけにはいかない。だけどその子にとってはトラウマになっていたわけです。そういう精神的負担を負わせているのです。
　またあるときは、友達に通訳してもらいました。ところがこの友達が別の友達にその人の秘密をもらしてしまいました。どうでしょう。中絶したことを通訳がコミュニティのなかで別の人に話してしまったら、本人の立場が無くなってし

まいます。ですから、友達や知り合いに医療通訳を頼むのは、好ましくありません。秘密が守れそうなのは、先ほどのように家族が通訳をする場合ですが、例えば外科医が自分の家族に執刀できるかどうかというと、これはあまり望ましくないありません。何故なら患者が家族となると動揺しいろいろな事を考えるので冷静に手術が行えません。そうすると執刀はほかの人に任せたほうがよいのです。

　医療通訳に重要なのは、医療用語を正確に理解して忠実に訳せるかということです。これは一番の問題です。りんくう総合医療センターは空港に近いので、外国人患者さんが来る場合、ツアーコンダクターや航空会社の人が通訳として同行することも多く、その場合、言語は上手なのですが、病気の話になると途端に訳せなくなります。それは単語を知らないからです。日本語の単語は分かっても、該当する言語での単語が分からない、また、日本語でさえも分からない医学用語もあります。そういった通訳では、単語だけが抜けていくので、歯抜け状態の文章になり、全く何を言っているか分からない状況になります。そういう人が通訳に入っても結局通じないということです。

　医療通訳の特徴は両言語で交互逐次通訳する、つまり先生に日本語で通訳をして患者さんには別の外国語で話すわけです。毎回交互に繰り返しているうちに、先生に対して外国語を話して外国人に対して日本語を話すなど、そういうことが起こったりします。また、シナリオなしのぶっつけ本番です。会議通訳とか裁判の司法通訳は、事前に流れが分かっていますので予習することもできます。しかし、医療通訳はその場で対応するしかないのです。この人は軽症かなと思っても、実は重症なこともあります。

　以前、アフリカ人で当院に来て、体がだるいと、倦怠感を訴えた人がいました。はじめはそれだけでしたが、血液検査をしたら、なんとその人は腎不全をきたしていて腎臓もほとんど働いていない状態に陥っていたのです。その人もびっくりだし、こちらもびっくりして、すぐに入院となりました。その人にしてみればちょっと診てもらおうと病院に来ただけなのにいきなり入院ですか、という感じです。こちらとしては重症ですよ、と伝えることになってしまいました。結局、いろいろ検査をしたらHIV陽性だということが分かりました。それまで本人は全く知らなかったのです。このように、通訳の内容が簡単な

ものから急に難しくなってしまうということが起こり得ます。だから通訳は自分が日本語で会話の内容を理解していないと、通訳で人に伝えることはできません。ある程度医療のことを勉強しないと医療通訳はできません。

さらに、難しいのが、患者さんの年齢、教育などがさまざまだということです。知っている語彙数が圧倒的に違うのです。以前、当院のペルー人患者さんでしたが、いろいろ調べていくうちに感染症ということで、日本語で言うなら体に菌がいるので菌を殺さなければいけませんという話を、バクテリアですねと説明したら、バクテリアって何ですか、と言われました。バクテリアを説明しようにも小さい生物ですと、それくらいしか言えませんよね。理解させるのはなかなか難しいです。

また、文化の違いも問題になります。イスラム教徒の人に、次の予約でこの日は来られますか、と聞いたら、分かりませんと答えました。この日だったらどうですかというと、それも分かりませんと言います。いつだったら来れますか、と聞くとそれも分からない。後で分かったのですが、イスラム教徒というのはすべてアッラーの神の思し召しで行動が決定されるのです。自分は行きたくてももしかしたらその日にアッラーの思し召しで別の事が起きて行けなくなるかもしれないということだったのです。その人にとっては当たり前でも異文化の私たちには分かりません。

また医療通訳は命に関わる内容を訳します。間違えたらもしかしたらその人の治療法が変わってしまい、それで病気が治らなくなるかもしれないのです。

医療通訳介入による改善点

医療スタッフに対し、医療通訳が介入したらどのように変わりましたかというアンケートを取りました。その結果は、患者さんに治療方針がよく伝わるようになった、問診がよく取れた、診断結果の説明が理解してもらえるようになったということでした。そのほか、医療機関側では、業務時間が削減された。つまりジェスチャーとか身振り手振りで辞書を引きながら話しても通じず時間がかかっていたのが、医療通訳者の介入で業務時間が減り、外国人患

者の訴えが正確に分かるようになったということです。先述したように、文化の違いも理解できるようになりました。金銭的トラブルも減りました。当院では、会計まで付いて行って、例えば分割払いができますよとか、現金がなければどこのATMで引き出せますよとか、そういう説明もしています。その結果、外国人の未払いが減りました。

医療通訳の問題点

　日本においての通訳に関する国家資格は、通訳ガイド（観光）しかありません。これは意外です。医療通訳は医療知識が必要であり、難易度が高く責任も重いのです。言葉が通じなければ治療もできません。しかし、日本には医療通訳の制度が無く、認証されていないのが現実で、そのために報酬も低額で、ボランティアベースになっています。

　日本では、医療は福祉的な捉えられ方をすることが多く、ボランティアという側面がぬぐい去れないのだとよく言われます。そういった面で医療通訳者は困っています。では、通訳費はだれが支払うのでしょうか。患者さんでしょうか、病院や行政が支払ってあげるべきでしょうか。どう思いますか。

　医療通訳の国家資格自体が無いということで、その通訳者がどれくらいのレベルにあるのかを判断できないのが現状です。皆さんが英語レベルを聞かれたときにTOEICや英検の資格をもっていれば、それなりにレベルが分かりますね。医療通訳にはそれが無いのです。

外国人患者の障壁

　外国人患者が日本の医療機関を受診するときに、言葉の壁はもちろんですが、文化や制度の壁があります。言葉の壁では、日本に住んでいるラテン系の人や中国人は実は英語は全く分からない人のほうが多いのです。どちらかというとむしろ日本語のほうが分かります。私たちは相手が外国人とみると日

本語が通じないと思って英語で話したり、分かる単語を英語に置き換えたりします。例えばコロンビア人に医者が英語を交えて簡単な日本語で一生懸命説明しました。後で聞いたら日本語は分かったのに英語が分からなかったと言っていました。親切で話しているようで、実は逆効果であることがあります。

また、同じ言語でも国や地方によりアクセントが異なる、例えば中国の公用語である北京語は、広東語や上海語とは全然違って全く通じないそうです。スペイン語もそうです。スペイン語はどこで話されていますか。中南米はブラジル以外は全部スペイン語です。しかし、スペイン語といってもアルゼンチンのスペイン語とメキシコのスペイン語は結構違うものです。簡単なことになればなるほど言葉は異なります。例えばペン一つでもスペインのペン、メキシコのペン、アルゼンチンのペンは単語がすべて異なります。

日本の文化では否定する場合、直接的に表現せずに、間接的に話すことが多いです。それを通訳を介すとさらに通じにくくなります。

何故通じないのか。コミュニケーション文化の違いがあるからです。実はローコンテクスト文化とハイコンテクスト文化というものがあります（図1）。ローコンテクストの伝達情報はすべて言葉で提示する言葉重視の文化です。ハイコンテクストは言語が曖昧で、空気を読む文化です。ですから、ローコンテクストは正確性が必要とされる言語なのです。行動パターンも違ってローコン

低文脈文化(low-context cultures)	VS	高文脈文化(high-context cultures)
伝達情報はすべて言葉で提示されている（言葉重視）	情報の伝達	状況や文脈を見て、伝達情報を察する（空気を読む）
正確性が必要とされる言語	言語	曖昧な言語
個人的	行動	集団的
論理的	意思決定	感情的

（Beyond Culture; Edward T Hall アメリカの文化人類学者）

図1　コミュニケーション文化の違い

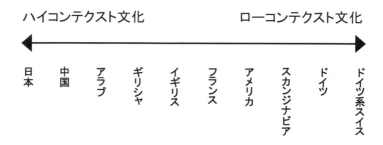

図2　ハイコンテクスト文化とローコンテクスト文化

テクストは個人的でハイコンテクストは集団的であり意思決定の仕方も異なります。

　例えば私が、「今、講義中なんだから」と言ったら、それは何を意味しているか分かりますか。静かにしてください、起きてください、そういうふうに伝わるわけです。私は「今、講義中なんだから」としか言っていないのに皆さんは私が何を言いたいか察したわけです。空気を読みました。しかし、ローコンテクスト文化ではこの空気が読めません。そのようなことを言われてもはっきり言わないと分かりません。だから何ですか、となります。これだけ違いがあるのです。

　日本語はどちらの文化でしょうか。ハイコンテクスト文化、高文脈文化です。空気を読みます。では、ローコンテクスト文化、低文脈文化にはどのような国があるのでしょうか。アメリカ、ヨーロッパなどです。ドイツ系スイスはかなりローコンテクスト文化ということで、私が先ほど言ったことを察してもらえない国なのです。中国やアジア系の文化には「察してほしい」ということがあるようです（図2）。例えば、このローコンテクストのドイツ系スイス人が患者として日本の医療機関を受診します。日本人医師が診察し、検査もした後に、日本流に問題無いから大丈夫とだけ言ってもきっと納得してもらえないでしょう。

日本語のレトリック

　日本語のレトリック、いろいろな表現があります。倒置法、擬人法、いろいろありますが、その分、日本語は難しいのです。例えば「検査の結果で肝機能は上がっていました」とはどういう意味でしょうか。医者であれば分かると思います。肝機能が上がっているのは「悪くなっている」ということです。皆さん、肝機能が上がっているというのは悪い感じがしますか。機能が上がっているのはよいことに聞こえませんか。これは何か大事なことが抜けているのです。つまり検査の結果で肝機能の示す数値が上がっていたのです。肝機能の数値はAST、ALTなど、肝臓の細胞が壊れることで産生される酵素があるのですが、それが上がっているということは、肝細胞が壊れているということなのです。ですから、肝機能が上がっているということは、悪いことなのです。慣れていない通訳者は機能が上がっているのはよいことですか、と聞いてきますがそれは間違いです。

　「目の奥にレーザーが入っていますね」これは何でしょうか。この日本語が分かりますか。これも通訳さんが何のことかと聞いてきました。医者に2回聞いたそうですが2回とも先生はレーザーが入っています、と答えたそうです。医師としては、通訳者が何が分からないのかが分からないのです。あまりにも自分たちがこの表現を当たり前に使用しているので気づけないのです。レーザーで眼の奥を焼いた跡がありますね、ということです。

　「胸にしこりが触れますか」とはどういうことでしょうか。医師は何を知りたいのでしょうか。胸にしこりがあるのが自分で分かりますか、ということなのですが、日本人の通訳さんでも何のことですか、と聞いてきます。主語は何ですか、誰が触れるのですかと聞かれます。実は、患者さんに乳癌のしこりが触れますか、と聞きたかったのです。

　それでは、「胸はきれいですね」とはどういう意味か分かりますか。胸、バストと思いますよね。この患者さんは、女性でした。まるでセクハラではないですか。患者さんは、頬を赤らめました。しかしこれは胸のX線写真を診て肺に影が無く肺炎はありませんねということだったのです。慣れていないと分かりませんね。このように、医療通訳は現場の場数を踏まないと正確に通訳

することは難しいのです。

「この痛みは前と同じですか」これは、何を聞いているのでしょうか。痛みの程度が前と同じ程度かどうか聞いていると思いますか。それもあると思いますが、実は痛みの種類を聞きたかったのです。痛みの種類は一緒ですかということです。痛みの種類には、しくしくとか、きりきりとかいろいろあります。

「中耳炎があるので抗生剤で叩きましょう」叩くとは何を叩くのでしょうか。誰が、何を叩くのでしょうか。抗生剤が中耳炎を起こしている原因菌を叩くのです。医者は「叩く」という表現を頻繁に使用します。

頭が痛いので病院を受診しました。「MRIをしましょうか」と言われます。「しましょうか?」というのは、患者さんに選択肢を与えているように聞こえます。「しましょうか」と言っていますが、「しましょう」ということなのです。「しましょうか」と通訳すると「嫌です」という答えもあるかもしれません。このように日本語というのは、感性がないと理解できません。外国人がどこまで分かるのかということです。

同音異義語

通訳が間違えやすい単語があります。「GOYAKU」は何だと思いますか。誤薬もありますが、通訳が間違えたら誤訳です。「JIKAKU」はどうですか。痔核があるけど自覚は無いとおっしゃった先生もいらっしゃいました。痔核はあるけど自分では認識していない、自覚していないということですね。「DANSEI」は、性別の男性でもありますが、医療では弾性ストッキングの弾性です。静脈血栓を予防するために圧をかけるストッキングです。「BIYAKU」は、鼻の薬ですが、媚薬が欲しいですと通訳されたら困ります。「KEIKAI」も疾患が軽快するという軽快と、警戒するがあります。話し言葉だけでは分かりませんね。「MASHIN」、はしかの麻疹ですが、機械のマシーンかもしれません。「KENTAI」は、献体、検体、倦怠などあります。「SHOUSHITAI」、これは事件です。ある日、通訳が電話で医療通訳をお願いされました。「何の通訳ですか」と聞くと、「SHOUSHITAIに関することです」と言われました。

通訳は病院なので、焼死体もあり得るのかと思いました。しかし、実は「硝子体」、眼球の硝子体の事だったのです。このように音声だけでは分からないこともあり、特に日本語では多いと思います。

文化の壁

　文化の壁もあります。自分が出産するとしたら、自然分娩、帝王切開、無痛分娩のどれがよいですか。日本では自然分娩が多く選択されます。しかし、ブラジルでは、9割以上が帝王切開なのです。その理由は、麻酔をするので、痛くないからということです。それから出産日が決められるので、親戚一同が集まりやすいということです。土曜日が大人気のようです。帝王切開の傷跡もブラジルでは、必ずビキニラインの下を横に切開し、それから皮膚の下を縦に切ります。傷跡はビキニで隠されます。それが当たり前と思っているブラジル人が日本で帝王切開した場合、日本ではお腹の真ん中を縦に切開することもあり、縦に傷跡が残ると後で問題になります。

　では、日本の病院は科学的かというと、そうでもありません。日本の病院では戌の日に産婦さんに腹帯を巻きます。この理由を知っている方いらっしゃいますか。男性は知らないかもしれません。イヌは安産で、子イヌを沢山生むことができます。イヌにあやかって、戌の日に腹帯を巻くのです。科学的根拠は全くありませんが、日本の病院ではまだ行っています。

　そのほか、産後の食事、入浴などは国によって習慣が異なります。中国人は産後の食事が冷たいと、体が冷えると言って怒ります。病院食は温かくなければと言います。同様に水を浴びないように1週間以上入浴しません。

　ユダヤ教、イスラム教では生後8日で割礼します。割礼とは何か分かりますか。ペニスの先の薄い皮を切ることです。それが宗教で決まっています。ブラジルでは女の子か男の子か分かるように、乳幼児にピアスをします。また、海外では、偏平足へのこだわりが強いようです。日本ではこだわりませんが、子どもの頃から足裏のアーチができていないと矯正の靴をはかせたりします。このように異文化による制限があります。

また、食事に関しても違いがあります。イスラム教徒はハラル食しか食べません。大阪大学にも留学生がいるので学食にハラル食が用意されている食堂もあると思います。朝食にしてもパン食の人、お米の人さまざまです。日本人のご飯食は、お米を水だけで炊きますが、海外では油やニンニクを入れたりします。そのためカロリーが異なり栄養指導も難しくなります。

　地方出身の中国人妊婦の症例です。仲介業者を通して日本人男性と中国人女性が、お互いの言語が全く分からないまま、国際結婚をしました。中国人の女性は日本に来て妊娠してから栄養摂取のため、毎日卵を10個食べていました。そして朝5時に起きて仕事が朝早い夫の弁当を用意していました。中国では妊娠すると宝物のように大事に扱われるため、このお嫁さんは5時に起こされて夫の弁当をつくらなければいけないのは姑のいじめ、虐待だと、通訳に訴えました。

　毎日卵を10個食べていたら20kgも太って胎児が巨大児になりました。そのため帝王切開を勧めましたが、中国からかけつけた母親が、「私はこの子を4,000gだったけど普通に産みましたからこの子も自然分娩で産めるはずです」と帝王切開を拒否しました。そこで元中国人医師である医療通訳者が説明して付き添い、帝王切開で無事に産まれました。しかし産後、中国の母親が胎盤をくださいと言います。日本では、へその緒はもらって保管しておきますね。胎盤をどうすると思いますか。これは妊婦に食べさせるのでくださいと言ったのです。スープに入れて食べるのだそうです。日本でも栄養が足りなかった時代には、そういったことも行われていたと聞きます。胎盤からつくられるのがプラセンタです。プラセンタは最近の治療で肌の若がえりの効果が注目されています。このお母さんに病院側が、感染などの心配があるので胎盤はあげられませんと伝えたら、病院の職員が皆で食べると思ったようです。また新生児の両足を縛り、ぐるぐる巻きにしたいということで何故そのような事をするのですかと聞くと足の形を良くするためにということでした。

　エジプト人妊婦の話です。医師は日本語で話し、医療通訳者は英語で夫へ伝え、夫がアラビア語で妻へ伝えるといった通訳になっていました。イスラム教では女性は男性に肌を見せることができないので妊婦検診は毎回女性医師が担当していました。第一子はエジプトで、経腟分娩で出産していました

ので、夫の許しを得て診察となりました。内診と言って産婦人科の台に乗って膣からエコーの検査をするのですが、終了後に外で夫と喧嘩となりました。理由はあんな屈辱的な検査は初めてで二度と受けたくないということでした。つまり、私たちはこの人は妊娠2回目だから慣れていると思っていましたが、エジプトでの妊婦健診はお腹の上からのエコー検査であり、膣のなかから行うのは初めてだったのです。さらに、日本の診察室は、ある程度部屋は仕切られていますが、カーテンの後ろで看護師さんが行き来したりします。完全個室ではありません。それも嫌だったようです。

　ほかにも、外来受診中に、第一子が院内で日本人からもらったお菓子を食べていました。外来に戻って、口をもごもごさせていたら、何を食べているのと、母親は子どもの口のなかに手を突っ込んで全部中身を取り出したのです。イスラム教徒ですから、食べてはいけないものが入っていると大変なのです。結果的には、ハッピーターン（せんべい）でしたので大丈夫だ、となりました。

　出産時の担当医に関してはその日の当直によって女性に限定できないことを了承してもらっていました。実際の出産のときは、助産師は女性ばかりでしたが、そこに様子を見に男性の当直医が入ってきたのです。すると、夫がおまえは誰だ、出て行けと怒りだし大変なことになりました。でも妻が痛い、痛い、生まれると言いだしたので夫もそれどころではなくなり上手くいきました。入院後、妻がある程度英語を話せることが分かったのですが、男尊女卑の社会であり、夫の前では遠慮して英語を話していなかったのです。普通分娩で男の子が生まれ、割礼してくださいと言われましたが日本では異常がなければできませんと、断りました。

制度の壁

　制度の壁もあります。国によっては入院日数が違います。出産の場合、普通分娩は日本では6日間入院できますが、欧米諸国では産んだ当日か翌日には退院させられます。帝王切開も日本では10日間入院できますが、アメリカなどでは3日間入院して4日目で退院です。その理由は、欧米では病院は

専門的な治療を行うところで、看護は自宅でする、何か問題があれば病院に連絡くださいという考えだからです。そして入院費は非常に高額です。日本は国民皆保険で手厚く保護されており値段より命優先の治療ですが、欧米諸国では支払いが重視され、お金が無ければ亡くなっても仕方ないと捉えられています。

　また、病院での医療費の支払い方法も、日本では現金が多く、クレジットカードの導入は少ないのが現状です。しかし、欧米の患者にとっては、額が大きいので現金払いは難しくなります。ほかにも欧米諸国での処方薬の量は多いのですが、日本の保険診療では出せない量の事も多いのです。

　米国や豪州では医療通訳者の配置を義務化していますが、日本ではまだまだです。例えば、米国では、大統領令で人権問題として、外国人に対しては母国語で医療を受けられるようにすることを法律で定めており、それが当たり前の世界になっています。オーストラリアでは観光の場合、医療通訳費が保険でカバーされていますかと聞かれます。カバーされていないと、自費で払いますかと聞かれます。その確認が取れないと診察してもらえないようです。翻訳アプリなどもありますが、日本語は、機械翻訳しても正確に訳せないことが多いのです。一旦、日本語から韓国語にして英語にする、あるいは日本語から韓国語、英語を経てポルトガル語に翻訳すると正確性が増すようです。ただ、医学用語になりますと、さらにそのための辞書が必要ですが、そこまでは対応できないようです。自動翻訳機器も改良されつつありますので、将来的には手助けになると思います。ただ、開発者に聞いたところでは、看護師さんが夜中に患者さんの容態を聞くくらいなら対応できますが、お話したように、文化などの違いによって正確に伝わらない可能性があるようです。遠隔通訳の進んでいる米国においても、込み入った話の場合は、直接話をしたほうがよいとされています。

日本の医療の国際化と外国人患者の明るい未来のために

　それではこれを皆さんで考えてください。中国人の夫婦がツアーに参加し、

来日しました。しかし、夫が、深夜に胸痛で救急搬送され心筋梗塞と診断されました。意識も無く集中治療室ICUに入院しました。ツアーで海外旅行保険に加入していましたが、既往歴に高血圧があったため、持病ありで保険が適応されませんでした。意識が戻らないまま入院は長引き、中国から息子が来日しました。医療通訳を介入させ、妻と息子に病状を毎日説明し、可能な治療をすべて施しました。しかし、費用については全く説明していませんでした。と言うのは、日本はすべて後払いだからです。最後に清算して支払います。それが日本では普通ですが、それに関して説明していませんでした。

しかし、医療通訳者は、医療費を心配する親子だけの中国語での会話を聞いていました。「どうなるんだろう、いくらなんだろう」、「親戚に借金していくらかもってきた」と息子が言っていました。お母さんは息子に迷惑をかけたくないからそのお金はあなたがもっていなさい、こちらは何とかするからという話でした。医療通訳者は、守秘義務の観点から主治医には伝えず、しかし私にはしてきました。

17日後に患者さんは亡くなり、医療費は総額670万円となりました。中国人夫婦は月2万円の年金暮らしでした。670万円は到底支払えません。

この中国人夫婦は定年退職して初めて海外旅行に行こうと楽しみにして日本に来ました。ところが不幸にも2日目に発作が起きて心筋梗塞で最終的には亡くなってしまいました。高額な医療費は到底支払えません。結局、ご遺体は日本で火葬しました。奥様は何度も感謝して帰国されましたが医療費は未払いとなりました。帰国後、弁護士を通してこちらから連絡をしたところ30万円が振り込まれてきました。後に遺族は、中国の旅行会社に対して旅行保険でカバーされなかったことについて争っていると聞きました。

このケースは何が問題だったと思いますか。どうすればよかったのでしょうか。日本で治療を受けたのだから借金をしてでも返すべきだと思う人は手を挙げてください。意外と少ないですね。可哀そうだから病院がかぶればよいのではないかと思う人。これはいませんか。では、保険会社が払ってあげればよいのではないのかという人。何人かいますね。保険会社にもルールがあると思いますがどうすればよいかという感じですね。皆さんだったらどうでしょうか。

最初に話したように、例えばアメリカに行きましたが旅行保険に入っておらず、いきなり不幸が起こって現地ですごくお金がかかりました。親と一緒に旅行に行き親がこの中国の方のような状況になりました。例えば医療費が同じように670万円相当だった場合、中国からみたこの金額は、日本からするとアメリカではどのくらいなのでしょう。日本で20万円の月額の収入と考えて6,700万円払ってくださいと言われたら皆さんどうしますか。何をどうすればよいのか、保険をどうにかできるのか、それともほかに方法はあるのでしょうか。日本の医療の国際化と外国人患者の明るい未来のためには何が問題で、その解決法を皆さんから聞かせてもらいたいと思います。

　患者さんから50万円しかありませんと言われたとしたら、日本の病院はそれに見合った治療をするのでしょうか。それとも670万円分の治療をするのでしょうか。日本では人道的立場から命優先の治療をします。日本の場合、医療保険には高額療養費制度というものがあって、患者さんの収入に合わせて、支払う金額は、だいたい月額10万円以内に収まるようになっています。ですから日本人医師は費用を見越して治療することが身についていない事情があります。病院経営に携わっている医療者は少ないので、医療費は赤字になってしまうことが多いです。実は、この中国の方の事例も、お金の話を先にするよう助言したのですが、看護師、医師はピンとこずに治療を優先したのです。

　このような事例が増えてしまうと病院の経営にも問題が生じます。救急時は別として、その後の治療は、ある程度話し合いをしながら進めていく必要があります。今後、そういった問題も考えてもらいたいところであります。

第7部

未来医療へのステップ
―新規医療技術の開発と知財保護・医療経済―

7-1 新規医薬品や医療機器、医療技術の開発プロセス

名井　陽

大阪大学医学部附属病院未来医療開発部／大阪大学大学院医学系研究科器官制御外科学講座
整形外科学　准教授

はじめに

　未来医療開発部というところが大阪大学医学部附属病院のなかにあって、私は今ここで仕事をしています。普通規模の病院にはこういう部門はありません。最近の大きな国立大学などにはこういう感じの組織がだいぶできてきました。増えている理由は必要に迫られているからで、我々のところも、設置されたのは10年ちょっと前です。

　それまでは何もありませんでした。何故かというと、わざわざ大学病院で薬を開発しなくてもよかったからです。別に大学病院で薬をつくる必要はなかったのです。大学病院にも薬局があって、調剤と言って、いろいろな薬の原料を混ぜて配合薬にしたり、あるいは錠剤を砕いて幾つかの薬を混合して新しい組み合わせをつくったりはしています。

　そういうことではなくて、薬をどこで開発し製造しているのかというと、それは製薬メーカーで、大学病院はそれを買っているだけです。実際に薬をつくるということは全然やってきていません。新しい医薬品をつくるというのは非常に難しいことで、世界のなかでも薬をつくれる国というのは限られています。日本は数少ない新薬創出国の一つです。

新薬創出までの研究開発の流れ

　どうやって新薬がつくられるのかというと、まず薬の候補を探すところから始まります。まずどういう分子を標的に薬をつくろうかということを、いろいろ

な研究の成果から決めるわけです。ある分子をターゲットに創薬しよう、ある分子を抑える薬をつくろうと決めたら、そこからそれの候補となるような化合物を、いろいろな化合物が貯蔵されているライブラリのなかから、スクリーニングと呼ばれる実験方法を使って選んでいきます。薬学系のことに知識がある方は分かるかもしれませんけれども、ある化合物にカルボキシル基をつける、アミド基をつけるなどして改変することができます。そうすることによって薬が水に溶けやすくなったり、あるいは安定性がよくなったりします。よいのがみつかったら、いろいろ改良して、これがよいだろうというのが出てきます。

医薬品は有効に、ちゃんと病気に効くということが一番大事なのですが、それは病気の人に投与してみないと分かりません。だけれども、最初に狙っていたターゲットの分子をおさえる効果が本当にあるのかどうかは実験的に調べることができます。最初の段階で、そういう有効性をみていくわけです。

それを今度は動物に投与して、動物のなかでの有効性をみていきます。動物に投与したときにすごい毒性があったら駄目なのです。薬というのは副作用があります。副作用があるけれども、副作用に対して有効性と安全性のバランスが優れているものを薬にすることができます。例えば抗癌剤のような薬は副作用が強いです。これは皆知っていると思いますが、抗癌剤の副作用が強くても許されるのは、抗癌剤の作用が癌をやっつけてその人の命を救うという、非常に大きなメリットがあるからです。多少の副作用があってもそれを使います。それが医薬品です。

例えばワクチンですが、ワクチンは感染症になるのを防ぐためのものです。だからワクチンは健康な人が打つのです。健康な人が打ってもメリットがあるということは、安全性が非常に高くないといけない。しかし安全性が高くても、例えば1万人に対して1人に大きな副作用があるというのでは、ワクチンとしては問題があります。リスクとベネフィットとのバランスというのが大事ですけれども、そういうところをこの段階で検討して、いったい何を開発するのかを決めます。ここから最終的にヒトでの有効性と安全性を決めていって、最終的に医薬品として認められます。

一般的に研究と開発は連続していて、研究開発と言いますが、薬の世界では開発物を決定するまでを研究と言って、そこから臨床へもっていっ

て、薬に仕上げることを開発と呼んでいます。あわせて研究開発、英語ではResearch and Development、R&Dと言っているものです。この一連の過程を行っているのが、製薬会社です。製薬会社はほかの会社から情報を盗まれないようにするために、このあたりは秘密裏に進めます。秘密で進めて、臨床試験のところはある程度、公にしなければなりません。データベースに登録しなければならないというルールがあるので、このあたりは公になりますけれども、それまでは秘密に進めるわけです。

　こういうところを製薬会社で全部やってしまう。研究からはじまって、商品化し、製造販売まで製薬会社が自分のところでやってしまうというのが、今までの医薬品をつくるスタイルなのです。

日本が生んだ世界に誇る医薬品や技術

　岸本忠三先生は知っていますか。大阪大学の14代目の総長です。医学部の内科の教授で、IL-6（炎症反応などで重要なタンパク質）を発見されました。その受容体に結合する抗体が炎症を抑えるのに非常に有効ということを発見して、それが最終的にアクテムラという医薬品になって、世界トップ100の薬のなかの一つに仲間入りしました。こういう薬が大阪大学から誕生しています。これは、要は製薬会社が最初からつくっているわけではなくて、大阪大学のなかで研究が進められて、製薬会社にバトンタッチされ薬がつくられ、実際の人に使われるようになったのです。

　実はそういう例がたくさんあります。ペニシリンは知っていますよね。元々はカビから発見されたものです。今でもカビを生やしてカビから抽出しているわけではなくて、今は合成をしたペニシリンから変異体をつくるなどしていろいろなものができてきたわけですけれども、その元々の合成ペニシリンの基本となる技術は、大阪大学の技術だったそうです。

　ワクチンに関して非常に安全性が高くないといけないと言いましたけれども、この世界に誇るワクチンをつくるグループ、阪大微生物病研究会という企業があります。大阪大学からスピンアウトした企業ですけれども、微生物病

研究所の関連の会社です。そこのワクチンが、世界でも大きなシェアを占めています。

重症心臓血管疾病は最近新聞をだいぶ賑わせました。これは後で少し説明しますけれども、私が開発した人工骨など、最近では幾つか医療機器関係のものが臨床的に使われるようになってきています。

ほかにも、自己培養細胞シート移植による重症心不全の再生治療の研究が現在進んでいます。詳しくは澤先生の講義を参照してください。心臓が悪くてポンプの役割が弱ってしまった心不全の患者さんを助けるために、この同じ患者さんの脚の筋肉から筋芽細胞という細胞を採取して、その細胞をシート状に増やして積み重ねて、心臓の弱ったところに貼り付けるという治療方法が研究されています。これによって、貼り付けた細胞が心臓の機能が回復するのを助けて、心不全の状態から少しでも脱却することができます。例えば補助人工心臓をつけないといけなかった人が、この治療法で補助人工心臓をつけなくてもよくなるという事例が実際に出ています。この技術の開発は2000年からはじまって、だいたい15年くらいかかっています。これくらいの長い月日をかけて実用化が実現するわけです。2014年の9月2日に世界で初めて心臓用の再生医療製品として承認されました。

新薬創出までの流れ

薬の候補をみつけて、ものを決定して、治験を行い、最終的に国に申請をして初めて商品化ができます。この治験というのはヒトでの安全性・有効性を調べる試験のことを言います。特に臨床研究と治験はよく混同されます。治験というのは、薬や医療機器を商品として国に承認をもらって販売するために必要な、臨床のデータを得るための研究を言います。だからヒトを対象にした臨床研究がいろいろあるのだけれども、薬事法という法律があって、その法律にのっとって国の承認を得るための臨床試験を治験と言います。

新薬を開発するプロセス全部が薬事法や省令などにのっとって行われます。基礎調査から物質創製研究、スクリーニングテスト、安全性の試験、臨床、

治験という一連のプロセスを経て、これらのデータをつけて製造販売承認申請という申請を出します。それを国が判定をしてOKですよとなったら、今度は保険の審査をして、保険が付くか付かないかが決められます。ここまでいってはじめて一般の薬として病院で使えるようになります。非常に長いプロセスです。この承認申請に使われる書類には決まった構成があります。法律の問題について、この薬はこういう法律のこういうふうに関わりますということにはじまり、それから非臨床の部分、品質の部分、臨床の部分の概括があって、概要があって、そのほかの臨床の細かいデータが添付されます。そういうものをすべてまとめて申請書類として提出し、承認をとるというのが法律上のプロセスです。

新薬創出で経済成長に貢献する製薬企業

　では日本の薬は世界でどう頑張っているのかというと、実はけっこう頑張っています。日本は世界第3位の新薬創出国なのです。どうやって判定したかというと、売り上げ上位100品目のなかに日本が何品目入っているのかをみています。日本は12個です。アメリカには圧倒的に負けているし、スイスが増えてきていますので、ドイツ、フランスからもお尻を叩かれている状態です。
　もう一つ、よくやっているということが分かる指標が納税額です。日本の製薬企業というのは、日本の企業のなかでも納税額がほかの業界と比べても、圧倒的に多いわけです。車とかパナソニックとかそういうところと比べても圧倒しています。だから安定的に頑張っているのが製薬企業なのです。
　それだけ頑張っているのですが、問題もあります。これまで日本は、海外の会社も含めて治験を行う拠点の一つだったのです。それがだんだん日本から撤退していっています。何故かと言うと、新薬を日本でつくると、お金と時間がかかります。日本で承認をとっても、世界で一番早く値段が安くなります。法律で決まっていて、毎年毎年薬価が引き下げられています。最初に売り出したときが一番高くて、後は0.79の指数でどんどん安くなっていくのです。こういう仕組みがあるから、日本で開発しても儲けにならないというので、海外

のメーカーが日本でつくらなくなってきました。

　日本は世界のトップ100の薬のなかのわずか1割しかつくっていないのです。残りの9割は海外でつくられています。その海外のメーカーが日本から出ていってしまうということは、日本は世界の大事な薬の9割が使えなくなってしまう可能性があるわけです。日本でしっかりと薬をつくってもらわないといけない。日本の企業にもしっかりと薬をつくってもらわないといけない。それが最近よくいわれていることです。

　一般的に医薬品が承認に至るまで15年以上かかるといわれています。多種多様な薬の化合物のなかからスクリーニングテストをします。そのスクリーニングをするための対象として合成された化合物のなかから商品化できるのがわずか2万分の1です。15年くらいかけて2万分の1の確率でものをつくっていかないといけない。だから薬が高いわけです。

産学連携、プロジェクトマネージメント、ライセンス

　こういった諸問題を何とか解決するために、大学とか研究施設などで研究していることを新薬につなげていけないか、というのが最近の考え方です。製薬企業で新薬をつくる場合は最初の研究の部分を製薬企業の研究部門が行っているのです。大阪大学でつくられたアクテムラが典型的な例で、それが世界トップ100のなかに入っている。しかし、大学は研究して論文にしてそれでおしまいですか？　大学での研究の成果を薬にできませんか？　アクテムラのような成果をもっと出しなさいというのが国が考えていることで、製薬企業も同じことを考えています。製薬企業は自分のところで研究所をもっています。自分のところでつくった薬の売り上げのなかから研究費を確保して、そのお金をつぎこんで新たな薬をつくっているのですが、全国の大学にいる研究者が国の予算を使って研究した成果と、1社の研究施設が研究してつくる成果と比べると、大学の成果には大きな意義があるのです。それを薬にできないかと、製薬企業は考えたのです。それをオープンイノベーションとよんでいます。

オープンイノベーションとは自社技術だけではなく、他社や大学などがもつ技術やアイデアを組み合わせ、革新的なビジネスモデルや革新的な研究成果、製品開発につなげる方法です。世界ではP&G、インテル、日本では味の素、東レ等が比較的活発です。今やほとんどの外資系はどんどん日本に来てよい研究のタネがありませんかと聞いていきます。見込みがあればそこにお金をつぎこんだり、そのまま買い取ったりすることもあります。外国だけかというと、日本の企業も大手の企業は皆こぞって大学にきて、よい研究の情報はないかと聞いてまわるだけではなくて、よい研究に対して研究費を出して、その研究を育てて自分のところの会社で最終的に製品にしていこうということもしています。こういう流れがここ10～15年くらいでどんどん盛んになってきています。

新薬・新規医療機器の研究開発・承認・実用化のプロセス

最初の開発する薬を決めている段階で2～3年かかります。それから安全性の試験を3～5年かけてします。その後臨床試験までが治験ですけれども、I、II、III相とあり、薬の規模にもよります。大規模なものの場合には長い期間がかかります。そういう3相の段階を経て治験を進めます。治験が終わって承認申請に1～2年かかります。それで全体としては15年かかるということになります（図1）。

大学でやっていることを、このどこかに混ぜ込んでいって、最終的な出口として薬にしたい。実は大学の研究所でやっている内容というのは、基礎実験的なところだけでなく、医師主導治験というものがあります。治験は企業が主体でするのが本来の姿ですが、これを医師が自らつくった薬を自らの患者さんに対して薬事法の認可がとれるような治験することがあります。

また臨床研究というものがあります。臨床研究というのはヒトを対象にして研究をするわけです。そのなかで薬事法にのっとっているのが治験ですが、その臨床研究のなかでも、医師がこの薬や医療機器は患者さんに使っても大丈夫だろうというところの判断ができれば、研究として使うことができます。そういう研究で得られたデータを積み重ねて、これはやはりヒトに使って有効な

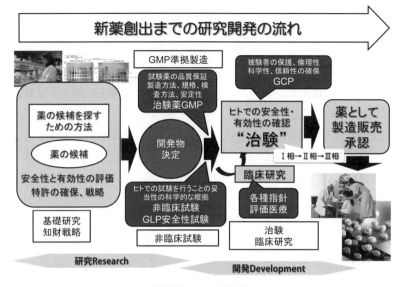

図1　新薬創出までの研究開発の流れ

ものであろうと確認できたら企業に渡すというようなやり方もあります。いろいろな段階で企業に渡すことができるわけです。こういったところを大学でどんどん進めようというのが最近の動きになっています。

治療満足度別にみた新薬の承認状況

　病気の治療の満足度とそれに対する薬の貢献度の関係をみると、30年前は消化性潰瘍（胃潰瘍）というのは胃に穴があくからそこの部分を切って縫い合わせるというのが普通の治療でした。今はよい薬ができたために、その胃潰瘍を治すための治療のほとんどが薬に頼っています。消化性潰瘍のほとんどが薬で治り、治療の満足度も90％を超えます。これはすごくよい薬ができたということです。逆にいうと手術する必要が無くなったのです。同じような病気に高血圧、肺結核、狭心症があります。狭心症はよくバイパス手術をしましょうという話がありましたけれども、そういうことも無くなりました。薬に

よってほとんどの治療ができるようになって、薬の満足度が上がりました。
　では例えば私が、すでにほとんど薬で治る病気に対して、新しい薬の開発ができるのでしょうか。一つの薬を開発するのに、先ほど言ったように15年くらいかかります。それに何百億というお金がかかります。いくら私の研究が優れていても、医療経済でのコストの面、あるいは患者さんの満足度をさらに高めていくのは難しいわけです。いくら頑張って15年かけて薬をつくっても、何のためにつくったのかという話になります。このような病気は、薬をつくるターゲットではなくなってきています。何がターゲットかというと、まだよい薬ができていない病気になります。
　2010年頃には、関節リウマチの新薬が幾つか承認されています。2013年の統計では、関節リウマチ治療薬が大きな売り上げを計上し、世界のトップから三つが関節リウマチ治療薬でした。2010年まではあまり満足されていなかったのだけれども、2011、2012年に一気にすごい売り上げの薬がでてきました。
　その結果リウマチの治療は、患者さんの満足度も5割以下から7割くらいまで上がりました。関節リウマチに対して手術治療が減って、薬に頼る部分が非常に大きくなってきました。
　さっきの治療満足度の話しに戻ると、満足度の低いものをいかに上げていくか。これらの創薬のターゲットには、アルツハイマー病とか精神・神経系の疾患が多く残されています。そのほかに整形科関係の骨粗しょう症も満足度が上がってきました。新しい薬がでてきたからです。このような満足度と病気の関係を見ながらどこをターゲットに薬をつくっていくのかというのを製薬企業は必ず考えています。
　治療満足度の高いほうにリウマチの治療薬があると言いましたが、もう一つみて欲しいのは、日本発の新薬がどれだけあるのかということです。12個と言ったもののトップ10には二つしか入っていません。そのうち一つは次回の統計では落ちるといわれています。新しい統計では一つしか残っていないかもしれません。要は世界のトップの薬ができなくなってきたというのが、日本の現状なのです。

近年の創薬対象の変化

　高血圧、糖尿病、消化性潰瘍、脂質異常症、高脂血症とか高コレステロール血症というものは患者の満足度が高い薬がすでにできてしまっています。創薬の対象はここではなくなっています。

　高血圧、高脂血症、糖尿病などは、たくさん患者さんのいる病気です。だいたい皆さんが年取ったら高血圧になるでしょう。高脂血症もかなりの人がなります。いわゆるメタボリックシンドロームです。医薬品をつくろうとしたら、そういうものを対象にしたほうが売れるわけです。患者さんが多いうえに、いったん高脂血症になってお薬をのみだしたら、一生のまなくてはなりません。そうすると一生そのお薬が売れるわけです。製薬企業にしてはこういったものをターゲットにしたいのだけれども、すでにある薬の完成度が高くて、ジェネリックも普及してきている。そこで、もっと数の少ない病気をターゲットにしないといけなくなっている。それは一つの時代が変化していっているということです。

　日本は今後、ターゲットを絞った研究を行うのがよいのかどうかという点については、基礎研究の段階では自由にいろいろなことをやったほうがよいでしょう。ターゲットをみることは大事です。というのはいろいろな研究のなかでいろいろな標的が見えてくることがあるのですけれども、そのなかで一番必要な部分、一番開発が進めやすい部分、そういったところにターゲットを絞っていって、そこで進めて、その製品が将来的に製品化されたときに、いろいろな使われ方をすることも考えられます。例えば若い20代の人5人に1人くらいが、その薬を使う病気になって、一生使うお薬となる場合は大きなターゲットになります。そういうことは途中から考えることはすごく大事だけれども、最初からは必要なくて、本当の基礎研究をやって、本当の基礎研究の底力がないと将来的によいものはできません。何も最初からターゲットを考える必要はありません。

イノベーション創出事業の歴史と拠点一覧

　患者さんも少なく儲かりにくいターゲットで新しい薬をつくらないといけない。しかも研究というのはどんどん進んでいますから、それを超えるようなよい研究でないと薬にならないわけです。そうするとだんだん製薬企業としては薬をつくりにくくなります。国が考えたのは、大学で研究したものを国が援助することで、薬につなげていきなさいということです。大阪大学も幸い薬をつくる拠点の一つに選ばれていますので、そのなかで幾つかのプログラムで、薬をつくることを進めています。

　大学のなかの研究成果をどのような段階で製薬企業に渡していくことができるのでしょう。きわめて有効な、みただけですごい薬だと分かるような研究成果は、基礎研究の段階で企業が買うことがあります。さらに大学のなかでいろいろな研究をしていって、開発のリスクは減少したし、有効そうだ、安全そうだと分かってきたら、ここで買ってくれるかもしれません。

　だけれども、非常に数が少ない病気の患者さんに対する薬は、企業もなかなか儲けにくいのです。そういったものを開発するためには、国のいろいろな支援、いろいろな仕組みを使って、よい治療薬法が開発されていないめずらしい病気、希少難病に対する開発を促進するための策を国がいろいろ考えています。例えば高血圧の治験だったら何万人と何万人を比較した臨床成績をもってきなさいといわれるけれども、希少難病だったらもしかしたら10人の患者さんだけ調べたらよいというようなケースもあるわけです。

　そういうようないろいろな仕組みを使いながら、大学と国の研究費だけでずっと開発を進めていって、ここまで治験が終わりました、後は申請だけやってくださいと、申請の段階から企業が受け取ることもあります。京都大学から一つこういうお薬がでています。その段階までいくかどうか分からないところではあるのだけれども、そういうことが実際にできるので、こういういろいろな方法を目指して研究をしています。いろいろな研究者が自分の研究ができた薬が使う人に届いて、患者さんの命や生活の質をあげるのに役立つのではないかと頑張って研究をしているのです。企業が開発を引き継ぐのに何が必要かがポイントになるので、そういったところを念頭に入れながら研究を進め

ななくてはいけないと、私たちは研究をしている先生方に説明しています。

医療機器の分類と規制

医療機器のほうに話を向けますが、医療機器とはどんなものでしょうか。手術で使うメスやハサミも医療機器ですし、診断装置CTやMRIもそうですし、整形外科なら人工関節も医療機器です。埋め込み型でも心臓のペースメーカーであるとか、体のなかで溶けるような医療機器もあります。そういうようなものを使って、もし不具合が生じたときに、それが命に関わるリスクの大きさに応じてクラスⅠ、Ⅱ、Ⅲ、Ⅳと分類されています。

医療機器の場合、副作用といわず不具合と言いますが、不具合が生じた場合に、人体へのリスクが低い体外で使うものはクラスⅡ以下です。体内で使うものはクラスⅢ、クラスⅣと分類されて、大臣承認になります。国に申請して承認をもらわないと売ることができません。ハサミくらいならば届け出るだけで売ることができます。このように医療機器はリスクが低ければハードルが低く開発できます。ハサミもペースメーカーも同じような基準で審査されたらたまらないから、こういう安全性に問題のないようなものは、簡単に承認して売ることができるような構図になっています。

医療機器の承認申請上のルール

医療機器の承認申請においては、臨床データ、すなわち治験が必要なものと不要なものとがあります。全く新しいものをつくるときは原則治験がいります。前と同じものをつくるときには治験はいりませんというのが医療機器特有のルールです。少しくらい改良していても前と同じですと申請すると、承認されやすくなります。そういうものをうまく使いながら医療機器の開発を進めるわけです。

医療機器開発の流れでは、まず初めにアイデアがあったり、新しい材料、

新しい技術があります。もちろん医療機器を新しくつくろうとしている企業はありますが、大学や研究者のアイデア、新しい材料といったものが薬以上に重要な分野が医療機器開発ではないかと思います。新しい材料の多くは、研究機関から出てきています。

開発物が決定したら、それの製造するときの品質、安全性の試験、必要なものは臨床試験を行い、国に承認を申請します。最終的に製造販売承認を得られてから病院に売ることができます。

医療機器市場動向と我が国の医療機器産業の現状

医療機器産業というのは成長産業です。日本の市場もだんだん増えてきています。ところが日本は輸入超過の状態です。世界のなかで日本のトップの医療機器メーカーは東芝で世界16位です。何が売れているのかというと、CTとかMRIといった診断機器です。ところが埋め込み型の医療機器となると、順位を下げて、TERUMOが20位くらいに入っているだけという情勢です。治療系に関して、ほとんど日本は輸入になっています。診断系のほうは頑張っていて、診断系の機器の輸出のほうが上をいっています。

埋め込み型、体のなかに入れるような医療機器は、圧倒的に輸入超過です。すなわち多くの医療機器は外国でまずつくられます。例えばアメリカで承認を受けたものをその後日本でも開発をするのですが、医療機器の開発も5年はかかります。ということは、アメリカでできた医療機器が5年経ってはじめて日本に入ってくる。アメリカでは次の製品がでているのかもしれない。そろそろ在庫に回そうかというような商品を日本向けに使うというような状況になっています。

そういう状況を何とか打開しないといけないということで、医療機器関係も開発が進められています。整形外科に関連する医療機器には、人工関節、人工靱帯、骨折をとめる高分子材料あるいは金属材料のプレートなどいろいろな医療機器があるわけですが、私たちはたまたま人工骨を開発することになりました。人工骨は孔があいています。リン酸カルシウムという骨とほとん

ど同じ成分でできています。孔と孔の間にさらに孔が空いており、孔が全部つながっている状態の人工骨になります。連通多孔体人工骨と呼んでいます。

強度と骨組織の入り込みやすさを同時に実現した人工骨を商品化

　我々は、強度を保ちながら自分の体のなかで骨と一体化することができるという製品をつくることができました。現在までに年間4,000例くらい、バカ売れではないですけれども、一定のシェアを得ています。賞も頂きました。我々が研究開発を始めたのは今から15年くらい前ですが、当時はこういうものを大学でつくって世の中に出していくということはありませんでした。

　どうして実現できたかというと、小さいベンチャーのような医療機器メーカーから、新しいものをつくりたいのだけれども、小規模なので自分のところでは研究できないし、製造もできないという話がありました。それで製造ができる会社と我々のところと、3者でチームを組むことになりました。その結果、大阪大学は動物実験や、臨床試験の計画を立て、臨床試験を実際に行う部分を担当しました。製造のできる会社は試作品をつくり、動物実験の結果をフィードバックすることによって、改良をしていきました。全体のマネージメントをベンチャー企業が担当し、お金をかき集めて、厚生労働省への申請をする、というように、必要な役割を3者にうまく分散するかたちで、一つのチームをつくったのが成功の最大の理由だと思います。

　実際に患者さんに移植して、3ヵ月経つと、普通にスポーツができるようになります。こうして実際の臨床でどんどん使えるようなものができてきました。

　我々のほうではさらに、孔があいていないものと組み合わせたものをつくって、体重を支える背骨に使える人工骨を開発しました。

　筑波大学の例では、筑波大学とすぐ近くにある物質・材料研究機構という研究所と共同研究を行って人工骨の実用化に成功しています。この人工骨では、無数の孔が縦に走っているため血液がふれるとすっと入っていきます。細胞や血液がなかに入っていきやすいという特徴をもつ人工骨です。

　また物質・材料研究機構と東京医科歯科大学のチームが一緒に開発してき

た人工骨も、PENTAX ／ HOYA という会社から 2 年前に製品化されています。これはスポンジにみたいに手でおさえるとふにゃふにゃとなるような人工骨（HAP ／コラーゲンスポンジ）です。これを骨のなかにいれるとなかに新しい骨ができてしっかり修復されるという製品です。

　AHFIX 技術と呼ばれる金属の表面化工技術は京都大学で開発されました。100 度近い高温で水酸化ナトリウムでアルカリ加熱処理すると、表面に細かい穴があいて、酸化チタンの表面に水酸基をつくるという変化が起こります。その結果、その部分に骨ができやすい、骨がひっつくというものができます。これも京都大学と京セラの共同の開発で人工関節とか背骨に使うような材料として実用化されています。

　カスタムメイドの人工骨をつくれる、インクジェット方式による三次元積層造形法という技術があり、東京大学と NEXT21 というベンチャーが開発を進めています。最近流行りの三次元プリンタを使って、セラミックの粉とそれを硬化させる材料で骨をつくります。水をかけると加水分解を起こして融合してしまうという性質をもったセラミックを使います。三次元のインクジェットプリンタを使って欠損部分の骨をつくり、顔の骨の修復などを行います。今承認申請中で、まもなく認可されることになります。

　大阪大学整形外科菅野先生のグループの手術用ロボットの研究には画像工学、機械工学、医学の 3 人の先生と、東京大学と神戸大学が参加しています。患者さんのデータから、人工関節の形を決めて、これを入れますというデータをコンピュータ上でバーチャルな手術をします。バーチャルな手術をすると、これだけの穴をあけないといけないというのが分かる。その穴を掘る計画をロボットにインプットします。そうするとロボットが勝手に穴を掘ってくれるというシステムです。残念ながらこのシステム自体は海外では製品になっていても、日本ではまだ承認されていません。岡山大学は同様のシステムで、日本で承認をとったというふうに聞いています。

　バイオミメティックス技術による摩耗減の工夫が実用化された例もあり、これは東京大学です。バイオミメティックスというのは生態を真似るということです。動物の関節の軟骨の表面にはリン脂質が露出しています。表面に露出しているリン脂質が水分を保持して軟骨を保護するとともに、摩擦係数を低下

させて滑りやすくしています。ポリエチレンの人工関節の表面にMPCポリマーを処理すると、表面がスムーズになり、しかも摩擦係数が下がるためにポリエチレンが磨り減らなくなるという技術です。これも優れた技術として普及しています。

開発において重要な2つのこと

大学の研究をベースに、これまで紹介したようなものがつくられているわけですが、開発に15年もかかり、薬だと資金が何千億とかかる場合もあります。それだけの時間と資金をかけて開発するためには、しっかりと押さえておかなければならない重要なポイントがあります（図2）。

大切なものは、まず優れたシーズと、特に知財です。今までの技術を超えるようなよいものでなければなりません。同じようなものをつくっても絶対に売れません。例えば人工骨をつくりました。今までの人工骨とほぼ同じものが少し安くできたとして、それがどれだけその市場をとることができるのか。市場をとるには販売技術ほか、いろいろな要素があるのです。同じものをつくっていたのでは、使える患者さんが増えるわけではないので、市場が大きくな

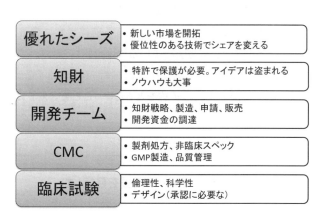

図2　開発におけるハードル

ることはありません。今までの技術ではできなかったことができる、そういう優れたシーズというのが基本的には大事です。

　もう一つは知財、特許です。医学系の先生には、患者さんのためであれば特許なんかいらない、金儲けでつくったわけではないので皆で使ってくださいという先生もいます。ただし特許というのは、金儲けと結びつけるからおかしいのであって、特許が無いとものをつくることができない大事なものです。特許をとることによってその技術を使って、一定期間は同じものをほかの会社が真似してつくることができません。特許申請後20年、臨床試験を実施した場合は25年間、そういう権利をその会社に与える、そういうものが特許なのです。特許があると、その20年間は開発に費やすことができるし、たとえ残り5年間しか売れなくなったとしても5年間はほかの会社に真似されないで売ることができます。ところが特許がないと、他社がいつ真似するか分かりません。産業スパイがつくり方を盗んでそれでつくられたら、新薬をつくっても、同じジェネリックがすぐ出てくることになります。製薬会社は何百億、何千億のお金をかけてまでリスクを負いながら、薬をつくらないといけない。それを可能にするのは特許であるということです。

　大学の研究を医薬品にまでもっていくには、大学の研究のシーズが優れていることが大事ですが、特許をおさえておいて、製薬会社に引き継いだ後でも製薬会社が安心して開発できる、そんな知財が必要になってきます。だからよい研究ができればできるほど知財をおさえることが重要になります。そのことは覚えておいて欲しいと思います。特許をとる前に学会に発表すると、皆がその技術を知るわけです。皆が知っている技術は特許ではなくなります。新しい技術ではないですよねという話になって、特許がとれなくなってしまいます。だからよい研究結果がでたら特許をとるということを覚えておいてください。

基礎研究から実用化へのシームレスな支援を目指して

　こういうことを支援しているのが、我々の未来医療開発部というところです。

いろいろなアドバイスをしながら技術面もお手伝いしながらやっています。

そこで開発が進められているものを、少しだけ紹介しておきます。皮質脳波を用いた運動機能・意志伝達機能補塡装置は脳外科のプロジェクトでブレイン・マシン・インターフェイスと呼ばれる技術です。脳の表面の電極からその人が思っている内容を読み取って、それからアルゴリズムを使って解析し、その結果をロボットハンドやコンピュータ、車椅子に伝えることによって、手足も口も動かせないような人が頭で思うだけでいろいろなことができる、こういうようなシステムの開発を目指した研究が進められています。考えたものを分析して、ワイヤレスで送ってやるのです。

別の病気で頭に電極を埋め込まないといけなくなった患者さんの電極からとってきた脳波を使って、ロボットアームを動かすことに成功しています。ALSという病気があります。この病気は末期までいくと頭のなかははっきりしていて感覚も全部分かるのだけれども、運動神経が全部無くなり、最終的には呼吸もできなくなってしまう悲惨な病気です。その人たちが意思疎通のためにコンピュータのカーソルを動かすとか、ものをとるためにロボットアームを動かすといったようなことができれば、とても役に立ちます。患者さんの協力をえて、有線で頭のなかに電極線を埋め込んで試しにやるということで、1人の患者さんの協力が得られて、その実験に成功したのです。これが今ワイヤレスのシステムの開発に向けて進められています。

また、この未来医療センターというところに、ヒト専用の細胞培養調整施設があります。ここで再生医療の研究が進められています。

Creative JAPAN

世界の人からみると、日本は最もクリエイティブな国です。世界からも期待されているということです。アメリカ人は自分たちを一番クリエイティブだと思っているのですけれども、世界全体からみると日本がクリエイティブだという評価を受けています。

今までは薬は製薬企業がつくるものでした。医療の進歩は製薬企業がつくっ

ていたのです。今はそれだけではなくて、我々大学がやっていかないといけない。大学はそういうことを頑張ってやっていかないといけないことになります。こういうことをやりたくなったらいつでも我々に相談頂ければと思います。

7-2 医学や医療における知的財産保護の考え方

藤澤幸夫

大阪大学産学共創本部テクノロジー・トランスファー部門　知財戦略企画室　産学連携教授

はじめに―知的財産とは―

　皆さんは知的財産、知的財産権、知財保護の言葉ぐらいは聞いたことがあると思います。将来、皆さんが研究するようになって、新しい医薬品、検査方法、治療方法、手術器具などを開発したときに発明の権利をどうやって守るか、これが今回の主な内容になります。

　それでは、医学、医療分野で知的財産保護をどのように考えるかについて話をします。

　その内容は七つあります。四つまでが医学、医療分野の知的財産保護の考え方、特許についてを話します。最初の四つぐらいはしっかりと聞いてください。

　言うまでもなく、長い間、大学の使命は「教育と研究」でした。ところが、平成 18 年に教育基本法が一部改正されました。これに社会貢献が加わりました。今の大学の使命は「教育、研究、社会貢献」です。大学の社会貢献とは、研究成果の社会への提供です。今までも大学はそれをやっていましたが、改正教育基本法にそれがはっきりと書かれました。その一つが「新たな知見の知的財産権を社会へ提供・還元する」ということです。

　知的財産とは、「人間の知的な活動から生じる財産的価値のある創造物」です。財産的価値のあるというところが重要です。「物」は有体物ですが、知的財産は無体物であることが特徴です。無体物はすぐに真似をされます。模倣が多いです。複数の人が同時に使うことも可能です。そのため知的財産権法で法的に保護されています。知的財産権には、「特許権、実用新案権、意匠権、商標権、回路配置利用権、著作権、育成者権、営業秘密」などが

あります。法律の説明は退屈かと思いますので、最小限に済ませます。

知的財産権のなかの「特許権、実用新案権、意匠権、商標権」は産業財産権と呼ばれます。発明の特許権は特許法で保護されます。特許の保護期間は出願から20年（一部25年）です。医薬品は最大で25年まで権利を獲得できる場合があります。実用新案権は実用新案法で保護されます。特許は高度な技術のものであることが要件ですが、実用新案にはそういう要件はありません。意匠権は物のデザインを保護します。商標権は商品・サービスに使用するマークを保護するものです。

産業財産権以外はそのほかの知的財産権と呼ばれます。回路配置利用権は半導体集積回路の回路配置の利用を保護する法律、育成者権は植物の新品種を保護する法律です。最近は新聞など、いろいろなところでよく出てくるものとして、不正競争防止法があります。これは営業秘密、商品表示、の不正競争行為を規制するものです。

大学は、最先端の知見に基づいて高度な技術を使って研究を行っているので、実用新案でなく、特許が創出される機会の多いところです。発明を創出し特許権で保護すると、排他権が得られ他者の参入を妨げます。これによって研究開発者は費用を回収できますし、研究開発の促進にもなります。

特許出願をすると1年半後に公開されます。特許内容の公開は技術の普及につながるし、その発明を見て他者が改良技術を開発することにもなります。これらが相まってイノベーションや産業を振興することになります。もしも発明を保護しなければ研究者は疑心暗鬼になって極端な秘密主義になります。それぞれが別個に研究投資をするので、無駄な研究投資の重複に走ります。また、他者が模倣すると、発明や研究開発のインセンティブが低下します。

医学系分野での特許の重要姓

学生の皆さんは、将来は教員、大学で研究するなど、大学と関わりをもつことが多いのでないかと思います。特許を用いて商業的に事業を行わない大学が何故特許を出願するのでしょうか。大学研究者が研究成果を法的な保護

手続きを取ることなく、単に学会で発表する、学術雑誌に発表するだけでは、それらに大きな財産的価値がある場合、第三者に無償で提供していることになります。これは国立大学としては一見、社会貢献しているように思えます。しかし、単に学会発表しただけで放っておけば第三者が関連する発明を創出し、その第三者が特許権などの知的財産権を取ることが容易に可能となります。そうすると最悪の場合、大学研究者が原始的な発明者であったにもかかわらず、後から参入した第三者の特許で大学研究者の研究活動が著しく制限されてしまう危険性があります。そのような事態を回避するために、大学研究者は研究成果を外部に発表する前にその財産的価値を検討し、著しい価値がある場合は特許等の知的財産権の保護手続きを完了させておくことが必要と考えます。特許出願を済ませた後で外部に発表することが重要です。

　大学の研究活動で他人の特許を自由に使えるのでしょうか。我が国の特許法では、「試験又は研究」のためにする実施は特許権の効力が及ばないと言っています。その文章だけを見ると、大学で試験、研究をしているから何でもよいのでないかと考えるかもしれませんが、そうではありません。これにはいろいろな議論がありますが、染野啓子先生の説によると、「試験又は研究」は、「特許発明そのものについて特許性の調査、機能調査、改良・発展を目的とする試験」に限定されているということです。

　アメリカではもっと明確で、最高裁の判決も出ています。2002年に特許訴訟における事実上の終審裁判所である連邦巡回控訴裁判所が、「大学の研究プロジェクトもその機関の正当なる事業であるから試験研究として免責されない」と結論づけました。大学研究者が研究活動において他者の特許を使用するときは、特許権者に使用許諾、つまり、大学の研究なので無償で使わせてくださいと使用許諾を申し出ることが妥当な対応と考えます。

　「アンメット・メディカル・ニーズ」について聞いたことがありますか。まだ解決されていない医療上の問題という意味です。大学においてアンメット・メディカル・ニーズの高い医薬品・医療機器の臨床試験を大学が率先して行う、医師主導治験に注目が集まっています。

　大学は医師主導治験を最後の段階までは行わず、初めの段階だけを実施します。大学は臨床治験の初期段階、医薬品の場合は第Ⅰ相試験、早期第

II相試験を実施し、安全性と有効性で有望な結果が得られた時点で企業等にデータや、特許も含めて、技術移転をします。後半の臨床試験と、薬事申請は企業が行います。つまり、最初のリスクのより高いところを、全国の大きな大学の医学部附属病院は公的な資金を使って行っています。

臨床試験の実施に際しては臨床試験で用いる医薬品・医療機器の特許権の確保が必須です。臨床試験の計画の段階で医薬品・医療機器の特許権の所在を調査する必要があります。他者が特許権をもっていたら他者から特許権の実施許諾を受ける必要がありますが、受けられるかどうかは保証の限りではありません。特許権の無断実施は権利侵害となり、訴訟を起こされる可能性もあります。

医学系の基礎研究は特許につながるのか、また社会貢献につながるのかという疑問があるかもしれません。答えはYesです。最も明確な例としては、京都大学の山中伸弥先生のグループの論文と特許のケースを考えると明々白々です。山中教授のグループは2006年に、マウスの人工多能性幹細胞（iPS細胞）の確立法の論文を、続いて2007年にヒトiPS細胞の樹立の論文を発表しました。それらの研究成果は2012年にノーベル生理学・医学賞の受賞の栄誉につながり、日本中が喜びに浸りました。

特許の分野から見ると論文公表の一方で、京都大学が権利者（出願人）となってiPS細胞の基本技術に関し、山中教授を発明者とする特許を出願していました。現在は数件の特許が成立しています。2015年現在、京都大学は欧米など30以上の国と地域で基本特許を保有し、特許管理会社（iPSアカデミアジャパン株式会社）を通じ、iPS関連の研究開発を展開している多くの企業に合理的な対価で一連の特許の実施権を許諾し、iPS技術の普及・振興に寄与しています。

2012年ノーベル生理学・医学賞の受賞では山中先生とジョン・ガードン博士が共同受賞をしています。受賞理由は「成熟（分化）した細胞が初期化され、多能性をもつことの発見（for the discovery that mature cells can be reprogrammed to become pluripotent）」です。ジョン・ガードン博士は、分化した細胞が受精卵経由でリプログラミングできることを発見し、山中先生は、外部から遺伝子導入することでリプログラミングできることを発見しまし

た。すばらしいことです。

特許の要件

　特許法で、発明とは何かが決められています。簡単に説明します。特許法で規定される要件は、次の主なものを最低限満たす必要があります。特許法上の発明であること、産業上利用することができること、新規性があること、進歩性があること、公序良俗に反していない（反社会的でない）こと、同じ発明が先に出願されていないことです。

　特許法上の発明とは、自然法則（自然界において経験的に見出される法則）を利用していること、技術的思想（一定の目的を達成するための技術に関する具体的なアイデア）であること、創作（新しさを有し、創り出したものであり、かつ明白な事柄でないこと）であること、技術的に高度なものであることです。技術的に高度なものであることは実用新案と違うところです。

　産業上利用できる発明とは何でしょうか。発明が産業として利用できるものです。産業とは範囲が広いです。鉱工業などの生産業、運輸業などの生産をともなわない産業、保険業、金融業などのサービス業も含めた広い意味での産業です。産業上利用できないものは何でしょうか。誰が考えても無理で、明らかに実施できない発明は認められません。医学系で大切なことですが、我が国では人間を手術、治療、診断する方法は認められません。つまり、手術法、治療法、診断法などは特許になりません。個人的にしか実施できない発明も特許になりません。私の「こつ」というのも発明にはなりません。

　「新規性がある」ことは分かりやすいです。テレビ、新聞などで公然と知られていないことです。すでに販売されているなど公然と実施されていないことです。文献、刊行物、CD-ROMなどで皆が知られていないことです。インターネットで公衆に知られていないことです。インターネットは気をつけないといけないくせもので、自分自身で何かを公開してしまっているかもしれません。研究室のホームページで研究内容を公表していたケースが以前はよくありました。

特許法では、発表したものでも、一定の条件を満たすものは新規性があることにするというルール（例外規定）があります。しかしそのルールは、使える国と使えない国があるので、いろいろな国で特許を取得しようと思った場合にはその適用は避けたほうがよいでしょう。ですから、何かに公表する前に特許出願を先に行うということです。

　この例外規定は、刊行物に発表した場合、電気通信回路を通じ発表した場合、研究集会で発表した場合（修士論文発表会で公表したものも含まれる）、発表後6ヵ月以内に特許出願すれば新規性は保証され、新規性喪失を免れることになっています。アメリカは1年以内、韓国も1年以内と定められています。欧州、中国は実質的にこのルールは適応されません。欧州も含め特許権を取ろうと思ったら、すでに発表したものは駄目だということです。

　「進歩性がある」ことはややこしく、進歩性は、英語のprogressでなく、inventive step、inventivenessと言います。これは発明が先行技術（公知の技術）に基づいてその技術分野の専門家が容易に成し遂げることができたものでないことを言います。言い方を変えると、特許出願前にその発明が属する技術の分野における通常の知識を有する者（当業者と言う。個人や専門家からなるチームでもよい）が従来の技術に基づいて容易に発明をすることができた（容易想到である）ときは、その発明には進歩性が無いので特許を受けることができないと判定されます。

　進歩性に関して一歩踏み込んで説明します。発明の進歩性は、特許庁の審査官が判断します。特許審査官は、その発明に一番近い引用発明、先行技術があったとしますと、両者を見比べ、当業者が容易に思いつくものであると論理づけを行います。論理づけができれば進歩性なしと判断します。

　科学論文は、論理性がなければ学術論文として受け取ってもらえません。ところが、特許の世界では論理づけが無いほうがよいのです。理由は分からないが、結論はこうであるというほうが特許として認められると言えます。だから、メカニズムは後からでよいのです。理屈は分からないが、こんなにすごいことがあるというものが特許になります。

　少し詳しく説明します。出願した発明（請求項に係る発明）に対し、審査官は進歩性の存在を否定し得る論理の構築を試み、論理づけや動機づけが

できれば「進歩性なし」と判断します。論理づけは、引用発明からの最適材料を選択したもの、あるいは設計変更、単なる寄せ集めのことを意味します。

引用発明の内容に動機づけ（技術分野の関連性、機能・作用の関連性、課題の関連性、引例の内容中の示唆）があれば「進歩性なし」です。しかし、「請求項に係る発明が、引用発明と比較した有利な効果や顕著な効果を示せば進歩性は認められます。特許庁は、進歩性の存在を肯定的に推認するという分かりにくい言い方をしますが、有効な効果、顕著な薬効があれば進歩性を認めるということです。

特許取得の可否フローです。発明を特許出願しますと、次のようなフローで特許の可否が判定されます。

特許法で定める発明である→ Yes →産業上利用することができる→ Yes →新規性がある→ Yes →進歩性がある→ Yes →公序良俗に反しない→ Yes →明細書が規定どおりに記載されている→ Yes →最初に出願している→ Yes →特許取得の可能性がある

ということです。特許権を付与するか否かは、審査官が決めます。

医学系分野での特許保護対象

特許法上の発明とは、決まっています。物、方法、製造方法の三種類しかありません。メカニズムの解明だけでは特許にするのは難しく、その研究のなかで新しい物、新しい方法や、物を製造する方法を見いだせば、それが発明になります。物にはいろいろありますが、ここでは医薬につながるものを列記しました。物の発明では、

合成化合物、天然化合物、抽出物、生体由来物質、組成物、製剤、試薬、遺伝子、糖、糖タンパク、タンパク質、ペプチド、脂質、機器・器具、診断・疾患マーカー、コンピュータプログラム

などです。方法の発明では、

 測定方法、分析方法、保存法、輸送法、細胞の分化方法

などです。物を生産する方法の発明では、

 医薬の製造方法、医療材料の製造

などです。

 医学系分野でどのような特許が取得できるのか、特許保護の対象事例を並べました。医薬（組み合わせ医薬を含む）、医薬の製造方法、ベクター。ベクターとは遺伝子の運び屋です。ベクターの製造方法、医療材料（生体由来材料と足場材料の組み合わせ等）、医療材料をマウスに移植する方法。ヒトへの移植は駄目ですが、マウスならよいということです。それから、医療材料の製造方法、物理手段と生化学手段の組み合わせ物。例えば、細胞に磁性のものを入れてマグネットで動かしながら、しかもその細胞に生化学的なマーカーを付けることなどを、組み合わせたものです。それから、細胞の分化誘導・分析方法、人体から各種の資料を収集するための方法（胸部X線撮影方法等）、医療目的でないパワーアシスト方法、医療機器（ペースメーカー等）、医療機器の作動方法です。

 我が国では「人間を手術、治療又は診断する方法」は特許保護の対象外です。何故かというと「産業上利用できない」からという説明です。対象外の具体事例としては、医薬をヒトに投与する方法、ベクターを用いて遺伝子をヒトに導入する方法、医療材料をヒトに移植する方法、医療目的のパワーアシスト方法、医療機器を使用してヒトを手術、治療又は診断する方法、医療目的で人間の病状等を判断する工程を含む方法です。これらのものは特許保護の対象になりません。

 主な国の特許制度では、日本は手術方法、治療方法、診断方法、医療目的での人体に対する測定方法すべてが特許の対象外です。アメリカはすべてが対象です。豪州もすべてが対象です。欧州、カナダ、韓国、ニュージーラ

図1 「医薬発明」として保護される範囲

ンドは対象外か、条件つきでの対象です。

　医薬発明として保護される範囲を紹介します（図1）。単剤、組み合わせ剤、注射剤、経口剤、キットが特許保護の対象です。それから、新たな医薬用途が分かった場合も特許になります。特定の疾病への適用が分かったときです。公知の化合物が喘息の治療剤として使えると初めて分かった場合、特許として保護することができます。用法又は用量が特定の疾患に効くと分かったときも特許保護できます。

　実例を示します。新たな医薬用途の請求項の例です。

【請求項1】（公知の抗菌剤）化合物Aを有効成分とするアルツハイマー病治療薬。

　請求項は特許明細書のなかで権利範囲を記載するところで、まさに特許の権利を主張するところです。かっこ内は説明のために書いたものです。「（公知の抗菌剤）化合物A」があったとします。それがアルツハイマー病に効くと分かりました。それが初めてであれば、化合物Aを有効成分とするアルツハイマー病治療薬という権利が出てきます。皆さん、将来そういうものを見つけてください。

次に、用法又は用量が特定された特定の疾病への適用の請求項の例です。

> 【請求項1】初回に5.0mg/kg～10.0mg/kg の量で投与し、その後一回当たり0.3mg/kg～0.5mg/kg の量で隔日投与されることを特徴とする、（特殊な遺伝子型の）α型の遺伝子型を有する患者を治療するための、（公知C型肝炎治療剤）化合物Aを含有するC型肝炎治療薬。
>
> （　）内は、説明のために追記　　出典：特許庁資料

　用途発明に相当するものですが、請求項が治療薬なので日本では物の発明として取り扱います。

　世の中には医薬品、自動車、家電などいろいろな製品があります。医薬品は数少ない特許で製品をカバーできます。特に基本特許で物質、用途をもっていたら権利として大きいものとなります。自社で製剤特許があると、他者からほかの製剤特許のライセンスを受けることでビジネスが安心して展開できます。

　自動車、家電は部品が多いので数百から1,000以上の特許が絡んでいます。そうすると自社の特許も多いが、他者から多数のライセンスを受ける必要がありますので、自動車会社同士が特許を束ねて交換します。お互いに使えるようにする取引をしますので、1件1件の特許の交渉をする世界ではありません。

　再生医療分野の特許保護についてです。iPS細胞の培養方法の発明が生まれ特許がたくさん出てきました。本学においても工学部、医学部の先生方の研究室からずいぶん特許出願されています。ドクターが医療行為で人体から例えば皮膚を切除、摘出し、皮膚細胞を培養する場合、培養だけは外部の会社に委託します。皮膚の培養方法は特許保護の対象ですので、委託された会社は皮膚の培養方法の特許を使える状態にしておく必要があります。特許の世界では「業として」という言い方をしますが、営利も非営利も含めた産業と関係のある実施を言います。細胞の培養方法は、医師以外が業として実施可能ですので、それが特許になります。なお、できた細胞を人体へ移すことは医療行為なので、特許になりません。

　山中先生の特許出願について説明します。発明の名称は「誘導多能性幹細胞の製造方法」で、請求項を見れば、どのような権利を主張しているかが

分かります。請求項は一つで、

> 「体細胞から誘導多能性幹細胞を製造する方法であって、下記の 4 種の遺伝子：Oct3/4、Klf4、c-Myc 及び Sox2 を体細胞に導入する工程を含む方法」

を権利主張しています。発明者は山中先生、特許権者は京都大学です。登録日は平成 20 年 9 月 12 日です。

もう一つの特許の名称は同じですが、請求項が少し違います。

> 「Oct3/4、Klf4 及び Sox2 の 3 種の遺伝子が導入された体細胞を塩基性線維芽細胞増殖因子の存在下で培養する工程を含む、誘導多能性幹細胞の製造方法」

が請求項 1 です。

> 「体細胞がヒト細胞である、請求項 1 記載の方法」

が請求項 2 です。その二つの権利を主張しています。基本特許と言われているものが後二つありますが、割愛します。

医療機器に関する発明の保護について簡単に説明します。特許保護されるのは「医療機器の構造、プログラム、機能」です。それから「医療機器の作動方法」です。これは医療機器自体に備わる機能を方法として表現したものです。重要なのは、医師の行う工程が含まれていると対象外になることです。機器が人体に作用する工程があっても駄目です。そういうものは発明の対象になりません。

これは医療機器の作動方法の請求項の例です。請求項は長いです。

> 「マイクロ手術ロボット及びこれをマニピュレータで遠隔操作する装置からなるマイクロ手術ロボットシステムの作動方法であって、当該ロボット

は先端部に光学観察手段及び切開手段、後端部に遠隔操作装置からの操作信号を受信する受信手段を有し、遠隔操作装置に設けられた送信手段がマニピュレータの操作信号を送信する工程、当該ロボットが遠隔走査装置からの操作信号を受信手段により受信する工程、該受信した信号に基づいて当該ロボットの切開手段が作動する工程の各工程からなるマイクロ手術ロボットシステムの作動方法」

が請求項です。医学の場合は比較的分かりやすい請求項でした。医療機器の作動方法のように、多くの工程から成る請求項は、抜け道のある発明といえます。少し違うと違う発明になりますから。

　ここまでが医薬、医療分野の話です。ここからは特許出願の書類や手続きなどの話をします。

特許出願の書類

　特許出願書類は五つから構成されています。
1. 特許願には発明者、特許出願人などを記載します。
2. 明細書には、発明の名称と発明の詳細な説明書を書きます。発明の名称は、例えば「〇〇治療剤」などと書きます。発明の詳細な説明は論文などと重なるので、論文が書けるレベルになっていればいくらでも書けます。私は元々研究者で、自分でほとんど書いていました。慣れればいくらでも書けます。その後で書く論文の準備と考えればよいわけです。体裁を整えるために知財部、特許事務所に頼んで直してもらいます。皆さんが将来どこかの研究室で発明し、特許出願するとき、明細書の細かいところは実際にやった人しか分かりませんので、細かいところまできっちりとデータを残しておく必要があります。
3. 特許請求の範囲では、発明の詳細な説明のところに書いてあることに基づいてできるだけ大きな権利を主張します。それが請求項です。権利行使の際の技術的範囲を示すもので、特許出願する一番大きな目的としてこの請

求項をいかに最大化して書けるか、また審査官に認めてもらえるかがポイントです。
4. 図面は必要に応じて提出します。
5. 要約書には要約、課題、解決手段などを記載します。

発明者と大学での発明の場合

　発明者に関する条文の規定はありませんが、発明者の認定に関する判決があります。発明者になれる人は着想者、解決手段の提案者、発明の完成者です。着想者とは、当業者が実施できる程度の具体的な着想をした人です。解決手段の提案者とは、当業者が実施できる程度の具体的な解決手段を提案した人です。発明の完成者とは、具体性のある解決手段を提供し発明を完成に導いた人です。

　発明者になれない人は、単なる課題提示者や単なる補助者です。先生の言われるままにやってこんな結果が出た、では発明者になれません。「先生に言われたようにやったがうまくいきません。私がこんな工夫をしたら初めてうまくいきました」というのであれば発明の完成者になれます。単なる後援者、委託者、いろいろな意味でのパトロンも発明者ではありません。資金を提供した、設備利用の便宜を与えた、援助した、委託したという人も駄目です。単なる管理者も駄目です。具体的な着想を示さず、単にテーマを与えた人、単に一般的な助言・指導を与えた人も発明者ではありません。微妙なところで、一般的な助言を「私は具体的な着想を提示した」と言われる場合があるかもしれません。

　大学では発明者が教職員の場合と学生の場合で取扱いが若干違いますが、学生が不利になることはありません。教職員は教職員就業規則と発明規程により、大阪大学の教職員が発明したらよほどのことがない限り職務発明になります。特許は登録されて初めて特許権が付与されますのでまだ特許権とは言えません。発明者がもっているのは特許を受ける権利です。発明規定によって、特許を受ける権利は原則として大阪大学が承継（予約承継）し、必要な

審査を行ったうえで大学に帰属させ、大学が出願することになります。特許出願には数十万円のお金がかかりますので、必要な審査を行います。すべてを出願するわけではありません。本学がその発明の知的財産権又は特許を受ける権利等の運用又は処分により、権利を実施許諾する、譲渡することで収入を得たときは、発明者の教職員と研究室に補償金を支払います。

　学生が発明者の場合、大学と雇用関係が無いので、特許を受ける権利は学生にあります。自分のお金で特許出願することができます。お金がかかりますので、大阪大学ではそういう学生はゼロです。学生が特許を受ける権利を発明後に大学に譲渡してもよいと希望し、大学が譲り受けるに値すると判断したときは、本学が出願人となって本学の費用負担で出願します。それで収入を得たときは、教職員と同じ条件で補償金を支払います。自分で出願するのは自由ですが、ハイリスクなので、大学に任せたほうがよいのでないかと私は思います。

出願人とは

　出願人は特許出願して特許になった場合の権利者、特許の財産権をもつ人で、自然人（個人）でも、法人でもよいとされています。2004年に国立大学が法人化しました。法人化する前の大学は法人格がなかったので財産権をもてなかったのです。法人化後は特許権をもてるようになったので、特許を取り扱う知的財産部ができました。今の大阪大学は国立大学法人大阪大学なので、大阪大学が出願人になることができます。

　出願人になれる人は発明者本人、もしくは発明者から特許を受ける権利を譲り受けた個人や法人です。譲り受けることを契約すれば出願人になれます。したがって発明者が特許を受ける権利を他者に譲渡した場合、出願人と発明者が異なるということです。iPS細胞に関する発明では、山中先生は発明者ですが、出願人は京都大学でした。就業規則と発明規程で京都大学に予約承継されていることになります。それで収入があれば補償金は還元されるようになっているはずです。

特許請求の範囲と請求項

　特許請求の範囲は特許権の効力となるもので、特許の心臓部とも言うべきものです。保護を受けたい発明を複数の請求項（クレーム）で記載することができます。請求項一つひとつが特許です。
　請求項には単独で権利となる独立項と、独立項に従属して権利となる従属項があります。山中先生の発明で請求項1と請求項2がありましたが、請求項1は独立項、請求項2は従属項になります。請求項の表現で広い範囲を含むようにすれば当然強い権利になりますが、発明の詳細な説明からそこまで言えないと審査官に拒絶される可能性が高くなります。そのときに審査官といろいろとやりとりし、請求の範囲を狭めることになります。一方で、初めから狭い権利範囲で表現すると特許権としての価値がそれ以上のものにならず、低くなります。

特許庁への出願書類の提出

　実際に特許庁へ出願書類をどうやって提出するのかですが、今は90数％が電子出願です。書面出願は郵送するか、自分で特許庁へもっていくかします。電子出願では、各種申請書類をワープロソフトで作成（HTML形式で保存）し、インターネット出願ソフトで入力チェック、フォーマット変換したうえで特許庁へ送信します。
　電子出願システムは本人認証に電子証明書を利用します。利用者の申請人識別番号と電子証明書の組み合わせを事前に登録し、手続きごとに厳密な本人認証を行い、なりすましによる申請や情報の改ざん防止をしています。通信電文をSSL信号によって暗号化し、セキュリティ確保に万全を期しています。書面出願の場合は特許庁へ郵送もしくは直接提出しますが、最終的に特許庁で電子化するので、電子化手数料がかかります。通常は企業であれば知財部などがつくります。大部分の大学は特許事務所に作成を依頼します。費用は30〜40万円ぐらいかかります。

日本での特許出願から登録までのフローを説明します。特許出願すると1年半後に公開になり、3年以内に審査を請求します。そうすると特許庁で審査をしますが、すぐに特許権が付与されることは多くありません。拒絶理由通知が来て、請求は認められないなどと言ってきます。そこでいろいろやりとりをし、意見書、補正書を出します。認められると特許査定という謄本が送られてきます。そこで特許料を納めないと特許権は付与されません。特許料を納めると設定登録になり、初めて特許権が成立します。

　拒絶されたら拒絶査定の通知が来ます。それが不服ならば不服審判などで対応します。特許権が成立して喜んでいても、無効を求めて無効審判を請求する人がいます。企業の場合はコンペティターがいるので、そういうケースもあります。一番ホットな話題では、ノンアルコールビールでサントリーとサッポロが特許訴訟をしていました。ノンアルコールビールを飲んでもホットになりませんが、裁判ではホットになっていました。

　送られてくる特許証には、特許番号、発明の名称、特許権者、発明者、出願番号、出願日、登録日などが書いてあります。

　外国出願のフローを説明します。まずは日本に出願し、それを基礎出願とします。PCTルートとパリ条約ルートの二つがあります。PCTルートはPCT（Patent Cooperation Treaty：特許協力条約）加盟国（148ヵ国）に出願したという形をまず取りますが、実際にはまだ各国には出願していません。PCT出願には60万円ほど費用がかかります。受理官庁である日本特許庁から国際調査報告書、見解書が送られてきます。予備審査をするかどうかは別として、基礎出願から30ヵ月以内にPCT加盟国のどこに出すのかを決めます。アメリカ、EPC加盟国、中国などに移行（指定国移行）して審査を受けます。その段階でそれぞれの翻訳文をつくるのでお金がかかります。1ヵ国100万円ぐらい、5ヵ国で500万円ぐらいですから出願費用の負担は大変です。パリ条約ルートは、最初から3ヵ国にしか出さないと決まっているのであればすぐに出せます。そこで審査し、うまくいけば権利が付与されますので、パリ条約ルートのほうが結論が早いです。PCTルートは指定国移行までの30ヵ月間は様子を見ながらいろいろ決めることができます。通常は日本で出願し、1年後に外国に出願するのが一般的です。初めからPCT出願し、その後で日

本に移すやり方もあります。どちらでもよいです。

　医学分野では手術治療、診断する方法は日本では特許対象として認められていませんが、米国等では認められます。最初に出願するときに日本で認められる請求項とともに、アメリカで認められる請求項も書いておきます。日本では手術、治療、診断する方法は審査されませんが、米国に出願が移ったときにそれが生きてくるように書いておきます。

特許の活用形態

　特許権はどのように活用されるのでしょうか。大学は特許を商業的に実施することはありません。企業の場合、特許を利用した製品を研究開発し、商品化し、市場に独占的に供給することにより利益を得ます。大学は研究で自己実施することはありますが、製品をつくることはありません。

　大学発特許は第三者許諾か、他者への譲渡で活用される道があります。第三者許諾は第三者との間で独占的または非独占的な実施許諾契約を締結し、自己の特許権の使用を許諾し、その対価としてライセンス料（実施料）を得ます。譲渡は特許権を他者に譲り渡します。重要なことは、譲渡後においても大学は研究目的にその特許を無償で使用することを可とする契約を結ぶようにします。なお、アメリカでは大学の研究も正当な事業（Legitimate business）と判決されていますので、大学の研究で他者特許を使うときは無償で使えると契約で認めてもらうようにしています。

　大学発の特許が大学に巨額の利益をもたらした極端な事例を紹介します。大学発の特許は基礎研究から創出されたものが大半で、すぐには商品化に結びつきにくいのが一般的です。アメリカではそのような特許を事業に結びつけるためのベンチャー企業をつくる学生、大学関係者が多くいますが、日本ではだいたい大企業に技術移転されています。米国の大学は日本の大学の約100倍の特許収入があります。日本の大学は全部合わせても23、24億円という収入です。アメリカは2,300億円で、100倍の差があります。それにはいろいろな理由があります。

アメリカの大成功例としてビッグ 3 を挙げます。ノースウェスタン大学は神経因性疼痛治療薬のリリカ®（プレガバリン）で 700 万ドル、700 億円の特許収入を得ました。大阪大学の予算は 1,500 億円程度なので、この額のすごさが分かります。おじいさん、おばあさんになるとあちこちが痛いと言い出しますが、リリカ®を処方されている方が沢山おられると思います。ファイザーが売っている薬です。ニューヨーク大学はクローン病などの治療薬のレミケード®（インフリキシマブ）で 650 万ドル、650 億円です。エモリー大学は逆転写酵素阻害薬のエムトリバ®（エムトリシタビン）で 525 万ドル、525 億円です。100 億円以上の収入を得ている特許が何件もあります。

日本の法人化後の大学では、そのような大型の成功例は今のところありません。宝くじは投資した資金の 60％が戻ってきますが、特許の場合はそれよりはるかに少ないのが現実です。ホームラン特許が現れない限り、大学の知的財産活動の収支バランスだけを考えると難しいのでないかというのが現実です。

特許情報へのアクセス

特許データベースはアイデアの宝庫です。独立行政法人工業所有権情報・研修館が無料で提供している特許情報プラットフォーム（J-PlatPat、平成 27 年 3 月 23 日開始）があります。日本特許庁が発行する産業財産権関連の公報をはじめ、審査・権利の状況や審判の審決も検索できるデータベースです。ヨーロッパ特許庁が無料で提供しているエスパスネット（Espacenet）は、世界中の特許情報を提供しています。日本語で利用することも可能です。それらの特許データベースは最もよく整理された技術知識データベースの一つであり、アイデアの宝庫でもあり、現在取り組んでいる技術課題に対する解決策を見いだすヒントが得られる可能性は高いです。

特許情報プラットフォームは、「ぷらっと」寄って、情報を「ぱっと」見つけられるというのが売りで、J-PlatPat と言います。アクセスしてみてください。慣れると面白いと思います。

ヨーロッパ特許庁のエスパスネットでは日本語での検索ができるようになっています。
　是非知的財産にも関心をもって頂きたいと思います。以上で終わります。

7-3 創薬、産学連携、オープンイノベーション

瀬尾 亨

Pfizer Inc. ワールドワイド R&D　External Science & Innovation (ES&I) ジャパン 統括部長

はじめに

オープンイノベーションとパートナーシップについて話をします。私の略歴を簡単に紹介しますと、1999年から2008年まで米国のコロンビア大学医学部小児科にて研究かつ教鞭をとった後、GSK（グラクソ・スミス・クライン）、メルク、大正製薬にて勤務、現在はファイザーに籍を置いています。

そのため大学、製薬会社、両側面からの理解をもとに、できる限り客観的、かつファイザーに限らずほかの企業も含めた製薬会社の視点からどのようなアプローチを用いて産学連携、オープンイノベーションを行っているのかを説明したいと思います。

まず、オープンイノベーションの概念を非常によく表している言葉として、『種の起源』で有名なダーウィンの進化論から下記の一説を紹介します。

「最も強いものが、あるいは最も知的なものが、生き残るわけではない。最も変化に対応できるものが生き残る」

現在、製薬業界を取り巻く環境は大きく変化しています。その変化に素早く対応し、柔軟な活動をすることが今後の製薬業界には非常に重要になってきています。

「オープンイノベーション」とは、アメリカのヘンリー・チェスブロー博士が提唱した「企業内部と外部とのアイデアや開発力を組み合わせることで、会社の課題を解決し、革新的で新しい価値を創り出す」という概念です。外部企業と提携して社内には無い新しい考え、発想、技術を取り入れ協業を目指

すことがオープンイノベーションの一つの考えです。

オープンイノベーションのメリットは多数ありますが、最終的には「新しいアイデア、ノウハウ、技術」の三つが挙げられます。協業によって生まれるこれらのメリットによってさらによい薬、よい研究開発を行うことが目標です。

今回はオープンイノベーションを考えるにあたり（下記の）五つの項目に分けました。

1. 薬を創るプロセス
2. 報われない製薬業界の事情
3. 何故製薬会社にオープンイノベーションが必要か
4. 実際の試み（ファイザーのパートナーシップ例）
5. 未来

この五つの項目をもとに創薬研究開発の現状から未来にかけて話を進めたいと思います。

1. 薬を創るプロセス

薬を創るプロセスは車をつくるプロセスに類似しています。まず、車をつくるにあたり初期段階では研究開発費より可能性や実用性などを目的としてコンセプトカーをつくります。しかし、コンセプトありきでは現実的ではありません。例えば、日本では時速250キロが出せる車をつくるのではなく、価格や省エネなど、代わりにより大勢の顧客にとって需要の高い市販に適した車を開発しています。より高い実現性を考え、最終的に顧客の需要、利便性、適正価格等を決定しています。

これらを一般的な創薬研究開発の流れについて置き換えて考えてみますと、製薬会社で薬を創るということはコンセプトカーから市販の車をつくることと類似しています。まず、コンセプトがあり、そこから開発候補品をつくります。その後、実際に臨床試験のために臨床化合物をつくります。

まず、コンセプトは「ターゲット」を決定するところから始めます。「ターゲット」には疾患に関する遺伝子、遺伝子の異常、タンパク質の異常など多くの要素

があり、まずそれらを解明し特定していきます。例えば、アルツハイマー病における β アミロイドタンパク、クロイツフェルト・ヤコブ病のプリオンなどがターゲットの要素に該当します。次にそのターゲットに結合する化合物を見つけます。単純に「見つける」と言っても大手製薬企業であれば100万単位の化合物をもっており、それらを HTS（high throughput screening）と呼ばれる手法、高速に大量にスクリーニングシステム化された方法を用いて、短期間に多数の結合可能な化合物を見つけます。

結合した化合物を「ヒット化合物」と呼びます。そのなかから生理活性の高い医薬品向けの化合物を選択してこれを「リード化合物」と呼びます。さらに安全性や安定性、使いやすさなど多数の検討項目を経て「リードの最適化」を行い、動物実験へと移行していきます。

このように最適化を繰り返し開発候補品ができあがります。その後、動物実験での安全性、薬効を確かめ、ヒトでの臨床試験を行い最終的に薬として世の中に上市するまでに一般的には10年程度かかります。当然、投資額が数億円から数百億円かかるものまで存在します。

なお、創薬ターゲットの例として、有名なのはGタンパク質共役受容体、核内受容体、キナーゼ、イオンチャンネル、プロテアーゼ、インテグリンなど一般的で数十年前からある創薬のターゲットです。近年では技術の進歩とともに抗体治療薬そして、核酸、二重特異性抗体、タンパク質-タンパク質結合阻害やウイルスベクターを使った遺伝子治療なども可能となり、より幅広い領域において創薬のターゲットを見出すことをできるようになりました。

2. 報われない製薬業界の事情

それでは、日本の創薬事情はどうでしょうか。日本発の薬の割合は、世界上位100のうち12%です。日本の創薬力は非常に高いと思われていますが、過去10年間は停滞状態、または下降気味とさえ考えられます。日本の高い創薬力の強みは、日本の大学における「製造技術、有機化学、発酵工学、生物医学」に関しての研究者が多く、豊富な知識や情報が挙げられます。こ

れらは世界でもトップレベルではないでしょうか。

しかし、近年では抗体治療薬、生物学的製剤が主流となっており、これらの薬剤は癌治療によく使われるとともに、従来の治療薬が効かない Unmet Medical Needs（治療法が見つかっていない疾患に対する医療ニーズ）などに使われています。残念ながら、日本はこの分野において非常に遅れをとっているのが現状です。

新薬を創出するには探索から前臨床、臨床試験、承認審査など多くのステップをふみ、精査されていくため、成功確率という観点からみると、動物実験での前臨床からは 250 分の 1、臨床に入ったものでも成功確率は 6 分の 1 となります。また近年では一つの薬に対し 10 〜 15 年の長期的な時間と平均約 10 〜 20 億ドルの費用がかかり、この投資額も年々増加をしています。

アメリカでの研究開発費は 2008 年の時点で 6 兆円となっており、1970 年以降上昇の一途をたどっています。しかし、承認された薬の数は 1996 年をピークに横ばいとなっています。つまり、投資額が増えても薬ができない現状（状況）であり、それは日本においても同じ状況です。それらの高額な投資費用を得るために製薬企業は利益を上げ、その利益を研究開発に還元する必要があります。

研究開発に投資することから始まり、申請・承認・販売を経て売り上げがあり、最終的に売り上げのピークに達する頃に特許が切れるとほかの製薬企業においてもジェネリック品として販売することが可能となります。製薬会社では新薬を創ると同時に、販売中の薬の売り上げピークをより長く維持する戦略「ライフサイクル・マネージメント」を計画する必要があります。より治療効果が高くなるほかの薬との併用や容量の変更、剤形改良などを行い、売り上げを維持しながら研究開発への投資を行っていきます。

3. 何故製薬会社にオープンイノベーションが必要か

近年では各製薬企業が類似する薬を創るようになり差別化が非常に重要となってきました。そのため、薬効や安全性のみではなく、さらに医師や患者

の求めるニーズや価格などを複合的に考える必要があり、従来の創薬研究開発だけでは進まないため、新たな研究開発の枠組みを模索する状態となってきました。

　現在の日本では製薬会社が創薬シーズの主流ですが、前述のような状況においては製薬会社だけで研究開発を行うのではなく、外部との協業により新しいアイデア、コンセプトを創ろうという試みが生まれ、主に外資系企業が大学および公的な研究機関とのオープンイノベーションに注力し始めています。アメリカでは大学発の創薬が2～3割を占めるという論文が発表されています。東京大学のRobert Kneller先生が2010年に発表された論文があります。このなかで1998年から2008年までアメリカで承認された257薬剤の創出元を調査したところ、製薬会社60％、大学25％前後、バイオベンチャー企業20％弱となっていました。ところが、Unmet Medical Needsの薬や抗体薬、生物学的製剤に視点を移すと大学とバイオベンチャー企業の創薬が約65％を占めており、製薬会社では35％程度の貢献しかできていない状況です。つまり新しい薬を創るためには大学やバイオベンチャー企業は非常に重要な存在となっています。

　さて、世界のトップ製薬企業14社においても、半数以上が外部から創薬の導入を行っています。外部機関と提携することにより、新しく優秀な技術やプロセスを経て一緒に薬を創っていきます。オープンイノベーションの種類として、公募型、提携型、行政主導型、知財活用型があります。

　まず公募型は製薬企業が革新的な技術、コンセプトに対して助成金を出します。次に提携型は産・学・官のそれぞれが関係し進めます。行政主導型は国が主導して行うものであり、2015年4月に日本医療研究開発機構（AMED）を発足させました。最後に知財活用型は前述の三つとは異なり、主にビジネスがメインとなっています。

　これらはすべて、企業が外部と協業することにより従来無かったアイデアや技術を取り入れ、対価として助成金や製薬会社のノウハウなどを出すことで、お互いにメリットのある関係を保つことを目的としています。

4. 実際の試み（ファイザーのパートナーシップ例）

　ここでファイザー社の取り組みについて例を挙げます。当社では大学やベンチャー企業の面白い技術やコンセプトに対して助成金を提供する公募型を行っています。また、少し異なりますが新たにベンチャーを立ち上げるために当社とのニーズが合致した際には助成する場合もあります。また、それ以外にアメリカの疾患財団や産学連携のための共同出資など、多種多様な枠組みをもって取り組んでいます。

　当社では大学を中心にオープンイノベーションや創薬研究を目的としたコラボレーションの立案、企画および展開を行うグループがあります。希少疾患、疼痛、腫瘍学、免疫腫瘍学など多くの疾患分野において日米の担当者がオープンイノベーションに力を入れている状況です。

　オープンイノベーションの枠組みの一つとして考えているのは、大学の研究機関とのパートナーシップです。大学での新しいアイデアや優れた技術を提供して貰い、医薬品として本当に薬ができるかどうか妥当性をみて開発を実現させていくというコンセプトです。現時点では実現まで至っていませんが、今後、提携等の取り組みを繰り返すことでオープンイノベーションを実現化できるのではないかと考えています。

創薬の課題

　ここまで製薬会社としてのオープンイノベーションについて話しましたが、ここからは私がアメリカの大学で研究し教鞭を取っていたことと、日本の製薬企業に在籍している両側面の観点から個人的に課題と考える点を挙げます。

　まず、第一に大学に対しての課題ですが、大学では探索研究および臨床研究、医師主導の臨床試験などは非常にカバーされていますが、その前段階にあたる前臨床試験に関する技術やノウハウは未熟です。

　次に特許出願ですが、大学のなかでも特許出願は重要視されています。しかし特許自体の有効性に対する評価が高くなく、また権利が複雑になり薬を創ることができなくなる可能性も考えられます。薬を創るには排他性が重要です。大学では論文を多く発表するという宿命がありますが、発表した時点で

多くの人間が真似をすることができるようになります。そのため、知的財産に関する権利をきちんと取っておくという考えが重要です。一方、製薬会社は知的財産面に強みがありますので早い段階で相談するまたは特許出願をゴールとしない特許戦略の専門家が大学にも必要だと考えます。

ここで1点、私からの希望として大学と企業で有益な協業をするためには大学からの具体的な要望を挙げて頂きたいという点があります。企業として資金を出すにあたり、「将来何が生まれるか」を具体化していく必要があります。そのため、具体化していく熱意や提案が強ければ今以上にオープンイノベーションが発展していくと考えています。

次に企業の課題ですが、製薬会社からみたオープンイノベーションも大学にとっては「クローズドイノベーション」と捉えられることが多くあります。つまり、従来は自由にできていた実験や試験が製薬企業との協業により知的財産の関係上、結果を論文発表することが難しくなるというイメージが強くあります。決して間違いではないのですが、当社の立場からすると論文を書く前に知的財産権の担保を取ったうえで推進していくことを説明しています。そのような点から、製薬会社ももう少しルーズな面を持ち大学との情報や利益を共有することで、将来的に大きなメリットにつながるという認識をする必要があると考えています。

論文の前に知的財産を確保しておくということは非常に重要な考えです。特許を取り、ほかでは真似できない技術を使い排他性を得ることは、大学で論文を書くうえでもさらなるメリットをもたらしてくれます。実際に薬が出た際に膨大なパテントの対価を得ることができるからです。

日本の大学にはシーズ、新しい概念、コンセプトなどたくさんの魅力あるコンテンツがありますが創薬に結びつけるための出口がありません。その一助として製薬会社が早期に介入することにより創薬としての出口をつくることが可能と考えていますが、残念ながら現状では双方とも積極的な状況ではありません。

今後、日本の製薬会社、外資系製薬会社も含め大学がベンチャーを設立することへの支援や投資をしっかり行っていく必要性を感じています。一つの会社のみで行うとリスクも高まるため、複数の製薬会社によるリスク軽減をも

とに、コンセプトの段階から積極的に大学へ入っていくということです。

製薬会社においても長い間、同じプロセスで薬をつくってきました。そのため、既成概念の枠を超えることが難しい状態です。そのため、抗体治療薬や生物学的製剤という新しいものを取り入れることに非常に時間がかかりました。大学とのオープンイノベーションを進めることで日本の製薬会社も既成概念の枠を超えることが重要と考えています。

5. 未来

ここまで製薬会社の現状と、何故オープンイノベーションが必要なのかについて話を進めてきましたが、その概念自体も進化をしています。今後の医薬品業界がどのように変わっていくのか、未来について話を進めたいと思います。

まず、我々を取り巻くITなどの情報産業と医薬品開発の融合が挙げられます。スマートフォンなどに搭載されているヘルスチェック機能などにより、心拍数や歩数などの情報を得ることはデジタルヘルスと呼ばれています。当社でも米国の大手IT企業と提携しデジタルヘルスに着手をしています。これらは決して新しい概念ではありません。臨床開発を行うにあたり、より正確なセンサーなどでモニターすることにより臨床開発費が安価に納まるという非常に大きなメリットがあります。体につけて心拍数や血圧を測る、患者が薬を飲んだか、クラウドを通じてコンピュータでデータを得るなど、現実として行っています。

次にビッグデータの活用です。遺伝子工学、分子工学、疫学由来のデータを最適化、最大化することが挙げられます。膨大なデータを取り扱い解析するための技術が近年急速に発達しています。そのため、注目されているのはコンパニオン診断薬、治験情報からバイオマーカー等の全体的な治療法のアプローチです。

創薬を行ううえで重要なことの一つとしては、何故薬が効かない人がいるのか考えることです。癌の患者に生物学的製剤を使用しても20％しか効果が

でず、残りの80%は何故効かないのか。これらを解決していくことで新しい患者層や新しい選択肢を得ることができると考えられます。

そのほか、最近ではロボット工学も取り入れられており当社でも非常に力を入れています。製薬企業とロボットの接点について疑問をもたれることもあります。例えば、うつ病や統合失調症など判断基準が難しい疾患に対して、病院で医師が診断をするところをロボット工学において1秒間における目の動きや血流をデータとして捉えることでモニターをすることが可能となり、早期治療、早期発見ができ今後非常に大きな市場になることが予測されます。ほかにはナノカーボンテクノロジーで内視鏡や手術器具をつくる材料工学も非常に発展しています。

また、京都大学のiPS細胞などもあります。日本での承認にはまだ時間がかかると思われますが、幹細胞を使った再生医療やそれ以外の新しい技術において、従来の薬では注射剤であったものから体内の細胞に入れる、または脳内に細胞を入れるなど、新しい治療法が確立されていくと考えられ、非常に注目されています。

製薬に必要なことは何か

これからの製薬業界に何が必要か、私自身の経験から三つポイントを挙げます。まず「経験」です。学問的な生物学や医学の知識は大切ですが、多種多様な分野に目を向けアンテナを張ることも重要です。10年から15年前にはIT企業と医薬品が協業するとはほとんど考えられていませんでした。次に、バイオインダストリーという点から大学だけではなく製薬企業、バイオベンチャーなど「広い視野をもつこと」も大切です。もう一つは「entrepreneurship（起業家精神）」です。大学においてはすばらしいアイデアや技術をもっていても、それらがどれだけの対価をもっているのか検討される機会が低いと考えています。日本でバイオベンチャーが少ない理由も、そのためではないかと考えています。新しいアイデアや技術があればどんどん外部に対してアピールし売り込むことも重要ではないでしょうか。

いままで当社では複数の大学や企業と協業する取り組みを行ってきまし

た。最後に、取り組みにあたり私のポリシーとしてアメリカ中央銀行の Alan Greenspan の言葉を引用します。

「I have no greater satisfaction than achieving success through honest dealing and strict adherence to the view that, for you to gain, those you deal with should gain as well.」
（私にとって最高の満足は、誠実な取引をするという自分のポリシーに準ずることで、お互いがその利益を共有できるというものである）

　お互いが利益を分かち合えることが、オープンイノベーションにとって重要なことです。これから皆さんが新しい世界に入られたとき、そのような機会がありましたら是非思い出して頂ければと思います。

7-4 我が国の医療経済の現状と課題

田倉智之
東京大学大学院医学系研究科　医療経済政策学　特任教授

はじめに

　そもそも日本において医療ってどうなっているのでしょうか、どちらに向かうのでしょうかということについて簡単にお話をさせて頂きます。少し難しいところがありますけれどもおつきあいください。テーマを四つもってきています。
　1番目に日本の医療を取り巻く経済状況です。「医療は特殊な話なのかしら」と思われるかもしれませんが、そんなことはなくて、そのへんにある経済とか活動とは非常に関係が深いのです。マクドナルドとか携帯電話とか、株価といったものと日本の医療というのは非常に密接な関係があります。逆にいうと日本の経済が上向かないと、日本の医療もよくならないというような話になるので、その話をまず最初にさせて頂きます。
　2番目に医療というものにおいての経済というと、簡単にいえば医療サービスの価格がどうなっているのかというお話をしなくてはならないので、日本の医療、パブリックセクターと呼んでいるのですが、公的な医療の価格が経済的にはどうなっているのかということについて少しお話をさせて頂きます。若い方は、病院なんか行ったことがないと思うのですけれども、病院に行くと必ずいろいろなサービスや治療を受けることに関して値段がついています。その値段はどうやってついているのでしょうか、ということについてお話をさせて頂きます。
　3番目は、費用対効果とよばれている新しい制度についてお話させて頂きます。医療経済は、世界的に関心が高まっています。費用と効果のパフォーマンスについて、簡単にいえば、かける医療費に対してどれだけ健康改善、患者さんの幸福がかえってくるのかというバランスをみていきましょうというお

話です。費用対効果については我が国で制度政策として、2016年の春から始まることになっていますので、そのことについてお話をさせて頂きます。

　最後に、医療経済を考えるにあたって、重要なことをお話させて頂きます。簡単に申し上げれば、人間の命は地球より重いという言葉なのです。臨床医の方々は基本的にはそれを念頭に患者さんの治療をしているのですが、そこにいろいろな問題、議論、論点があるということです。皆さんにとって自分の命は何ものにも変え難いもので、それを上回る価値のあるものは基本的には無いはずですが、それに一体いくらの値段をつけるのか。そのお金を皆さんが払うのではなくて、日本国民が相互に補助、支援のかたちで、助け合いで払っています。他人の命を助けるのに、いくら払うべきか、皆さんがどのくらい負担するのかということが今日本の医療のなかで一番大きなテーマなのです。学生の方もそういった意味では、おじいちゃん、おばあちゃんの胃癌の手術や脳腫瘍の手術の医療費を、保険料、税金を含めて負担しています。今後、いくら払っていくべきなのかということです。

大きな論点―医療分野における本質的な課題とは―

　最初のアジェンダである医療をとりまく社会経済についてお話をさせて頂きます。ここのkey messagesは、受益と負担のバランスが崩れているということです。要は患者さんの医療費が年々高くなっていくのです。例えが悪いですが、10年前は国産の大衆車くらいだった値段が、今は外国車の中クラスの値段になってきて、上がってきているのです。その医療費を負担している人口が減っていたり、株価がなかなか上向かないで、保険料や税金を多く払ってもらえなくなったりで、医療費の財源が少なくなって受益と負担のバランスが崩れているということです。

　過去の10年間で国内総生産、いわゆる国の富、財布の中身は1割増えています。国民医療費とは、日本の医療にどれだけお金がかかっているのかということで、約2割増えています。ここは簡単な話ですけれども、家計のやりくりと一緒で、収入が1割くらいしか増えていないのに支出が2割くらい

増えているので、工夫しないと家計がもたないということです。この臓器の不全、腎臓という体のなかのいろいろな老廃物などを出す器官ですけれども、腎不全にかかる治療費、特に透析については、コストの増加は4〜5倍くらいになっています。冠動脈、心臓の病気については4倍くらい増えています。ということで、入ってくる収入に対して、出ていく支出が極端に増えてしまっているところは、単価を下げないとやりくりできないということです。

経済的な事実と先端医療普及への影響

　透析の分野には、いろいろな治療があるのです。人工腎臓という医療材料とか、エリスロポエチンという腎性貧血のお薬とか、技術料である指導管理料とか入院費とか、そういったものについては診療報酬が改訂毎に毎年下がっているのです。改定といって、価格を交渉して2年に1回くらいで見なおすのですが、そのタイミングで1割ほど減らされるということです。簡単にいえば全体の医療費が増えてしまうと、患者さんの数も増えているので、1人当たりの治療の医療費の単価を下げないと財源はもたない。非常に単純な話なのです。

　さて、こういう状況になってくると何が問題になるかというと、病院の経営が苦しくなります。後は医薬品とか医療器具をつくっているメーカーはよいものつくっているのに価格が安くなってしまうと、開発の意欲が無くなるし、何億〜何十億とかけたものの投資が回収できない、経営が成り立たないということになります。経営が成り立たないとどうなってくるのかというと、イノベーション、新しい製品をつくろうという研究開発、医学の発展が阻害されてしまいます。とはいえ、単価を下げていかないと財源が破綻してしまう。ご存じかもしれませんが、ギリシャやアメリカなどでも都市ごとによって社会保障のシステムが崩れてしまって、医療サービスを提供できず、医療難民のような方がでています。日本はそれを防ぐために、どうしたらよいのかという大きな問題となっています。

　お金が足りなくなったらどこかから財源を出さないといけないですが、財源

を出すためにはどうしたらよいのでしょうかという話になってきます。

　その話をする前に、一つだけこういった新しい先端医療技術とか研究開発が経済に非常に影響されているというのを少し紹介します。PCIと言って、心臓の血管がつまった箇所にステントをいれて血行再建して血流を戻す手術があって、一昔前までは非常に最先端の医療技術でこの技術についていろいろな研究開発が行われていました。国民1人当たりの医療費は、簡単にいうと、この国は医療に対してお金をどのくらいかけているのかという指標なのですが、医療費をかければかけるほどこういった新しい技術が普及するのです。しかし世界のなかでは日本はだいたい真ん中くらいです。新しい先端医療の経済が整っていないと、しかるべき患者さんに対して適切に普及していかないのです。それは何故かというと先ほど申し上げたとおり、こういったものは高価なので、抑制しなくてはいけないのです。

財源のやりくりと医療の負担者

　そのなかで分かりにくい話ですけれども、財政均衡作用というのが働いてきます。限られた財源しかないので、患者さんの数が増えたり治療費の単価が上がったりしてしまうと、どこかで調整しないといけない。つまり価格を下げるということです。

　細かくお話すると、こういった全体のパイが減ったとか増えたとかというと、増えると1人当たりの患者さんの単価を下げるのです。減ると上げます。増えると下げます。これが財政均衡作用です。このようなことを国全体でやっています。

　先ほど申し上げた誰が医療費を負担しているのか、お金がなかったらそういう方にもう少しお金を出してもらえばよいじゃないかということについて説明をしたいと思います。いわゆる財源論といわれています。例えば急性期医療の場合、急性期というのは突然に病気になって救急車などで運ばれてくるような患者さんです。そういう方の治療というのは誰がどんなふうに負担しているのかということです。

まずは日本の医療制度について少し解説をしないといけません。日本の医療制度というのは、国民皆保険制度で、皆さんを含めて国民全員が保険料を払って、元気なときに働いて一生懸命保険料を払って、その保険を使って病気になったときと、基本的には高齢者を中心に医療を受けるという、助け合いの精神で成り立っているということなのです。そのように考えたときに、例えば急性期の治療は100万円かかり、その100万円を病院が請求したときに、そのお金を誰が負担しているのでしょうか。保険制度であれば基本的に保険料というものですべて賄っていないといけないのですが、実は保険料でも半分しか賄いきれていないのです。何故かというと先ほど言ったとおり、患者さんは増えていますし、新しい技術イノベーションがあって、単価が上がっていく方向にあって、どうしても一つひとつの治療に対して払っていくお金が増えて、その積分である病院の請求が保険料で賄いきれないということです。そういった意味では保険というもので本来はすべて運営しなくてはならない国民皆保険制度というのは、これ以上たちゆかなくなってきているということです。

　とはいえ、病院としても100万円かかったのに100万円お金がもらえないと医者のお給料を払えない、医療材料費、医薬品なども買えないということになります。ではどうするのかというと、窓口負担ということで、壮年者、労働生産者の方々は自己負担の3割、高齢者になって65歳くらいになると、それが2割。本当に超高齢者の方や、難病の方々は1割とか0割負担になって、平均でだいたい14％くらいを負担しています。それでも4割くらい足りない、その4割はどうするのかというと、公費と言って、全く医療とは関係の無いところからお金をもってきています。

　要するに本当は保険料で賄わなくてはならないシステムなのに、それが賄えていません。受益者負担ですから基本的には本来は治療を受けた方が、お金を払わないといけない。その方々にもお金を払って頂くには、難しい。特に保険というからには全額負担というのは基本的にあり得ない。3割くらいが上限であるといわれています。残りはどうするのかというと、この足りない部分を国全体で公費として一般財源、医療とは関係の無い財源を使う、ということなのです。

一般財源というのは皆さんご存じのとおり、3割から4割くらいを国債で賄っています。国債というのは借金です。日本の医療は、100万円を請求したときに1〜2割くらいは借金をして賄っている場合もあり、将来の医療資源、若い皆さん方にかけるべき医療費を先に使っているということです。そうしながら日本の医療システムは走っている。皆さんが将来受けるべき治療機会を、今の患者さんのために使っているということです。これが日本の医療全体の経済的な事情の一番大きな関心事です。

イノベーションの背景は

　今のような医療を議論していくなかにおいて、今回の講義のテーマではイノベーションというのが重要です。医学では、イノベーション、新しいものを生み出して病気を、疾病者負担を、患者さんの健康をより改善していくことが重要なのですが、そのイノベーションと医療経済の状況がどういう関係にあるのかをお話します。

　そもそもイノベーションって何でしょうか。日本語でいうと革新と呼びますけれども、知っている人もいると思います。ヨーゼフ・シュンペーターさんという方が1911年に新結合ということで、定義をされたものです。これは本流の話ではないので少しとばしていきますけれども、簡単に言えば今まで知っているもので新しい発見をしたり、同じものではなくて新しい、異なる概念を組み合わせたりすることです。新しいものを組み合わせること、異なるものを組み合わせることで、新しい価値を生み出しましょうということで、当時の貿易拡大とか産業革命というような背景のなかでイノベーションという概念が生まれました。

　イノベーションには五つのタイプがあります。イノベーションの対象というのは技術的なもの、製品、サービス、システム、少しずつ概念的なものが入ってくるのですけれども、システムという概念自体をイノベーションというものの範疇に入れるということです。日本でイノベーションというと一般的には、技術イノベーションです。新しい通信の技術がうまれる、新しい携帯電話が開発

される、そのような話です。医療システム全体のイノベーションもあれば、医薬品などのプロダクトのイノベーションというものもあるということです。

　注目して頂きたいのは、新しい生産方法の導入とか、新しい組織の実現ということで、シュンペーターさんが主張した当時のイノベーションの概念はどちらかというと、システムとか経済活動の開発を念頭に置いていました。ですから、個別の自動車とか、医療なら医療品のイノベーションというものは、それは何の結果ですかというと、どちらかというとシステムの貢献が大きいです。そもそも、経済的なメリットがあるというのが一生懸命新しいものを生み出してイノベーションしていこうというエンジンです。動機付けですけれども、そこが重要であるということなのです。細かい技術的なイノベーションももちろん重要なのですが、それを支える、促すために、そもそも組織とかプロセスみたいなもののイノベーションも重要であるといわれてきているということです。

イノベーションと公的資源投入の関係

　さて、イノベーションと先ほどから言っている医療経済は、その両者をどのような関係でどう考えていくべきかというのが次のお話しです。

　コストの面では技術の進歩をどのように医療のなかで応用していくのか、公的な医療保険のなかでどう考えていくのかということは、簡単です。いわゆる単位当たりの提供コストというのは、ファーストラインで新しく生み出される製品が高くなってしまいます。そのときにパブリックセクター、公的負担ですべてを賄ってしまうと、医療財源はパンクしてしまうので、このあたりは私的負担です。つまり、比較的プライベートなお金で研究開発とか製品のブラッシュアップをしています（図1）。

　しかし、数が増えて開発や製品が成熟するにつれて、価格が少しずつ下がっていくのです。だいたい峠がみえるくらいの手前から政策的な支援を行います。二通りの考え方があります。一つは保険をつけるということです。公的な保険をつけるとどんな製品でも、患者さんとしては負担が無く治療ができます。裏を返せば、医者はどんどん処方して、手術ができて、数が増えます。そう

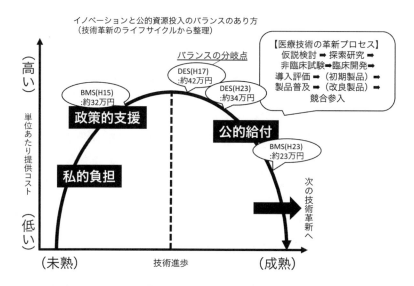

図1．公的医療市場におけるイノベーションの医療経済
準公的医療財源のパフォーマンスを最大化するには、医療技術が成熟化し効率性が高まった段階で公的給付（公的投資）を行い普及を促すのが理想。
（出典）田倉智之, "医療特許の諸問題", 法とコンピュータ, No.24, pp.27-37, 2006 の図を改変して作成。

することによって、よりスケールメリット（量産効果）が発揮されて、価格を下げることができ、さらに普及させられるのです。イノベーションに早めに公的な資金投入をしてそれを支えていくということです。

　もう一つは研究開発の支援で、どうしても一企業ではなかなか開発が難しいというようなものについて国が補助金を出すか、大学や公的な研究所等の支援をしながら経済的負担を軽減して、早く峠を乗り越える支援をします。最近は再生医療に国が一生懸命、研究開発の補助金を出して支援しています。ある一定の成熟された技術はパフォーマンスがよくなった段階で、パブリックセクターで給付して、すべての病院、すべての患者さんが低い負担で治療を受けられるようにするということで、これがイノベーションと公的な医療を経済的に支えていくということです。

　今、重要視されているのが、よりパフォーマンスのよいものだけを公的な治療サービスとして使っていく考え方です。政策的な支援が、昔に比べるとやり

にくくなっているのですが、ここを一生懸命支援しないと、イノベーションは推進されないし、ひいては費用対効果のよい、低いコストでより患者さんに健康管理を図ってもらえるようなものはなかなか生まれてこないジレンマになっています。分析して、費用対効果がよさそうなものにはどんどん公的な費用を入れていくけれども、あまり期待できないものについては、積極的に政策支援をせずに公的な価格をつけないということです。「はじめに」の3番目に費用対効果のことを説明しましたけれども、それにつながるということです。一般の製品は競合参入があり、企業やメーカー間で競争してお値段が下がりますが、医療材料も、一部において同じような状況があるということです。

イノベーションを支えるバリューチェーン

そのなかでイノベーションを支える仕組みとしてもう一つ重要な考え方が、バリューチェーンがあるということです。何故パブリックセクターに皆でお金を出してやっているのか。それは簡単にいえば困っている方々をより少ない経済的な負担で支援していこうという考え方ですが、そこにも経済的な理論、経済的な合理性が担保されていないと、先ほどからお話しているとおり、医療システムが破綻してしまうのです。理想論ではあるのですけれども、国の医療のために、経済的に考えることも重要というお話です。

一番最初に、先端医療の研究開発を一生懸命後押しすることの経済的な意味の一つは、よい治療、薬、医療機器が生まれたら、より患者さんの健康改善が図られることです。そういう方は早く退院して、地域や会社に復帰して、早く労働生産するような経済活動をできるので、それがまわりまわって医療費の財源、例えば保険料を下げてくれますし、税金をおさめてくれることになります。それが産業の活性ということです。そうすると社会経済、GDPなども伸びてきて、また保険料などの次の医療財源への貢献になるということです。

医療経済が安定してきて病院も経営が安定すれば、患者さんもより一生懸命治療されて健康改善が図られますし、そういう病院がうまく運営できていれば、いろいろな新しい医薬品や医薬品のテスト、専門用語でいえば治験など

にもある程度エネルギーを割くことができるようになります。こういう形でぐるぐると、プラスのポジティブな流れができてきます。こういうバリューチェーンが必要であるということと、もう一つは日本の医療品や医薬品の競争力が高まってくれば、海外に積極的に出て行って外貨を稼ぐことができます。外貨を稼ぐことによってその部分は次の保険財源につながっていくということで、プラスのバリューチェーンの流れというのが生み出すことできれば、日本の医療というものも、もう少しよくなるという成長戦略が、この考え方の根底にあります。

医療サービスの公的価格の決定機能（基本構造）

　日本の医療における価格はどうやって決まっているのか、少し個別の価格についてお話しますが、key messages は何かというと、価値のあるものに適切な値段をつけていくために、医療制度の仕組みのなかで薬の価値をどう考えていくのかです。重要なのは資源配分の円滑化ということです。先ほどからお話しているとおり、医療財源は限られていますから、財源を有用活用するためには、よいものにはお値段を高くつけて、それほどでもないものの値段を抑制するというメリハリのきいた議論をしていかなくてはならないのです。
　その仕組みを説明しましょう。日本の医療のなかで個別に関わる保険の評価は、大きく三つにわかれています。まずは内閣です。2015 年 12 月に、2016 年度の日本の医療の改定率がプラス裁定されました。それを決めているのが内閣です。これは非常に政治主導のところで、全体のパイを決めます。決められたパイに従って、中央社会保険医療協議会（中医協）で個別の価格を決めます。その数は、正直言って私もすぐには申し上げられないくらいの数があります。例えば手術、イメージがわかないかもしれませんけれども、日本において分類されているのが 2,500 くらいあります。医薬品というと数万の種類があります。それ以外の指導とか放射線の治療とかリハビリ、検査も全部入れると、平気で数万くらいになってしまいます。その数万点くらいの種類

のサービスに価格をつけていくという作業を、今まさに厚生労働省がやっているのです。

　もう一つは社会保障審議会というのですが、これはどちらかというと、施設基準と言って、提供するために必要な体制や条件を決めているところです。このトライアングルの三つで日本の医療のサービス、技術の価格が決められているのです。

医療報酬の検討・決定の枠組みと予算管理への応用

　少し細かい話ですが、中医協のいろいろな部会、会議がそれぞれの専門分野ごとに医療サービスの値段を決めています。

　今そのなかで一つ議論になっているのが、経済の話、価格の話をしていったときに、赤字と黒字が非常にばらばらになっているということです。先ほどからいろいろな手術の種類があるとお話しましたが、その大分類というのがあります。原価率は分子が原価で、分母が収入です。ですから100％よりも上だと赤字で、100％よりも下だと黒字になります。緑内障の手術というのは、50.8％というのは診療報酬請求すると、100円請求できたときに原価、コストが50.8円なのです。49.2円儲かるということで、病院としては黒字になるということです。一方でK588冠動脈大動脈バイパス術はCABG（Coronary Artery Bypass Grafting）といわれているものですけれども、原価率は260.7％ということで、100円の収入が入ることに対して260.7円かかる大赤字ということであります。このようにいろいろな手術やサービスなどによって黒字赤字というのはばらばらなのです。

　診療報酬においては、これが昔から議論になっています。たぶん皆さんが経営者とか医療財源を管理している立場だったら、すぐ理解頂けると思います。黒字になっているところから赤字になっているところへ補填してあげたらよい。病院のなかで、こちら側の診療報酬の値段を下げて、こちらを上げてあげたらよいのではということなんですけれども、これが非常に大変です。ここから少し赤字のほうに点数を下げて財源をよせましょうというのは、他の診

療科の先生との領域間をまたぐ予算の調整は難しく、出来ないのが実情です。そうなってくると、感情的な議論にもなるため、ここを少しサイエンスにできないかということで、費用対効果で合理的に数字を出してきて、それに基づいてそれぞれの領域の気持ちや感情を除いて、合理的に配分をしていくことが医療システムのために重要でないかという見解により、2016年の4月からその仕組みが始まる可能性があるというふうにいわれています。

技術とモノに対する市場原理の作用

　もう一つは、これは難しいですけれども、人の部分と材料の部分で、材料とは何ですかというと、医療品や医療機器です。イメージがわかないかもしれませんが、モノを使う人を医師と呼びます。二つの種別にわけたときに、モノは経済原理が比較的に働いているのです。病院が購入するときに価格交渉するので、多少は値段に市場原理が働いて、価格がある程度適正化されて、需要と供給のバランスみたいなものが働くところがあるのです。ですが技術や人材はそういうものが生まれません。

　医療というのは医師、看護師が主に担いますが、ほとんどの労働市場に一般の民間企業のような流動性があまりなくて、人件費や給料に、市場原理が働きません。そういうようなところを一つにまとめてしまうと、市場原理が働くほうが勝ってしまうのです。市場原理の働きが強くて値段を下げられそうになると、技術の値段を調整し、価格を維持しようという力学が働いてしまいます。そうすると技術的なもの、人の部分に資本投下が働きにくい。技術とモノの分離というのは重要であるということです。これはまさに経済の市場原理というお話で、日本のような公的な医療において価格の議論というのは比較的、市場原理というのを横目に見ながら議論されているということです。

ツールとしての費用対効果の位置付け

　費用対効果の概念だけ説明させて頂きます。おそらくほかの講義で研究開発、薬事承認の話をされる先生がいらっしゃると思うのですけれども、新しい医薬品や医療機器が治験や薬事承認が終わって、安全性や有効性の評価が終わると、次に保険という制度に入ってきます。保険制度に入る前に、薬事という安全性とか有効性、この製品は安全で、それなりに患者さんの健康管理を図れますということを証明、確認したものについては、今の日本では基本的にすべて保険をつけます。保険をつけるということは、公的な価格をつけるということです。仕組みが先ほどの説明のかたちです。保険に対して患者さんには1～3割負担をしてもらいます。それでもお金が足りないということで先ほど3～4割くらいは公費から繰り入れています。

　2016年度以降はここに費用対効果という分析を追加するのです。有効性は確かにあるのだけれども、かける医療費に対して健康改善などのアドバンテージが小さい、費用対効果が悪いものについては公的な値段を慎重に検討して、どうしてもそれを使いたいという患者さんは負担のあり方を考えましょうという動きがあります。多少有効性が認められているのだけれども、まだ十分な検証ができない医療は、選定医療とか先進医療と言って、一部（新しい医療品や医薬品）は患者さん側にすべて負担をしてもらう仕組みもあります。それ以外の療養費や手術代は、公的な保険で支えてもらいますという考え方です。

　自由診療は簡単にいうと、医師と価格交渉します。費用対効果があまりよくない薬は、公的には保険がつかないのですが、薬事承認などが下りていますから、一応は医者が患者に使ってよいことになっています。ただしそれは国がお金を払ってくれないので、患者さんがどうしてもそれを使いたいといったら医者と交渉してもらって、100万円なら100万円払ってくださいというようなかたちになっています。それに使われる機能として費用対効果もあるということです。

　これは細かい話なのですけれども、まさに通常のルールで幾つかの委員会とか部会がありましたけれども、そこで価格案を決めて、そこに費用対効果

の評価結果を一枚入れて調整をして、最終的に中医協で価格を決定します。
　その理由は、お金が無いということです。本当にお金が無くて、借金をしながら走っています。ですから、少しでも無駄な医療費を無くしたい。もちろん必要なイノベーション、よいものを積極的に使っていくためには定量的なデータを使って、財源の毀損を防ぎつつ、値段をつけていく議論をしたいと考える方が増えています。そのためにいろいろな仕組みを重層的に整備をして、適正化ツールを複合的に使っていかなくてはならず、そこに費用対効果という新しい概念を入れるということになっています。

医療技術の価値とはどのように表現すべきか

　その費用対効果というのは、簡単にいえば費用と効果のバランスをみるということです。
　AというドクターとBというドクターがいました。Aというドクターは1年間に1人しか患者さんを救えないとします。もう1人のBというドクターは年間100人の患者さんの命を救うことができます。つまり、同じような治療効果があるという前提でAとBのどちらのほうが、社会的に意義があるのかといったときには後者Bのドクターのほうが、Aのドクターよりも100倍パフォーマンスがよいことになります。
　同じ給与を払うなら病院経営者、もしくは国としては100人を救うドクターBを積極的に採用して、頑張ってもらいたい、ということがこの費用対効果のパフォーマンスということです。すなわち、給料はより少なくて、1人でも多くの患者さんを救えるような医師のほうが経済的ですよ、日本の医療としては重要であるというような考え方です。これが費用対効果の基本的な概念です（図2）。

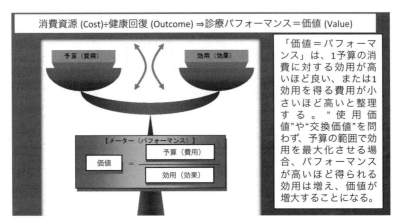

図2．医療技術の価値とはどのように表現すべきか
同じ費用をかけるのであれば、成果の大きいことが経済的な価値を高める。
（出典）田倉智之, コンタクトレンズ診療と医療経済, 日本コンタクトレンズ学会誌, 51:204-209, 2009.

効果の概念を拡げ医療価値を網羅的に論じるには

　そのようななかにおいて費用と効果指標について思ってお話させて頂きます。

　費用と効果の二つのバランスは、議論のなかにおいて効果の比重が非常に重要であるということです。人の命は地球より重いという人に対して、経済というものとの調和も考えていかないといけないというときに、そもそも効果って何を選択すればよいですか、何を国民全体で医療の成果として基本的に考えるべきでしょうかということです。

　一番分かりやすい効果は人の生命を救命したということです。ただし、痛みをとる治療、もしくは生命の救命といっても、ほとんど意識も無い寝たきりの方はどのように考えるべきでしょうか。逆にいうと健康で健常者とほぼ同じくらい健康回復していても、3ヵ月くらいしか生きられない人もいる、一体どちらに意味があるのですかという話が昔からあります。これが難しいのです。

　それで最近出てきているのが、効用（ユーティリティ）、患者さん（享受者）にとって何が一番重要なのかを論じていくということです。日本の医療におい

て今までの評価、成果というのは、どちらかというと提供者目線（医者目線、看護師目線）です。ですからそれをもう少し患者さんの立場から、もしくは国民の立場から見て何が意味があるのかを、もう少し考えていきましょうということで、ユーティリティという考え方ができたのです。

「選好に基づく効用」という言葉がありますけれども、先に述べたことを体現していて、「好ましくて選ばれる」ということです。患者さんやその家族、国民にとって好ましくてそれを積極的に選んでいきたいというようなものを指標に、医薬品や医療品、手術というものを議論していきましょうというのが、世界的にもでてきていますし、日本でも2016年以降これを取り入れていく予定になっています。

どんな考え方かと言いますと、今までは生存率とか血圧とか、医学的、生物学的な指標を使っていました。それは患者さんの満足度や気持ちとは異なる場合があります。それに対して、選好指標で、痛みの回避とか美容配慮、拘束軽減、のような、患者さんの内面にあったものを数値に置きかえるという考え方がでてきました。それを包括的に評価するものとして、「効用」というものが生まれてきました。後で具体的な研究例をご紹介します。健やかに生きる価値ですとか、社会経済的な貢献をこういった指標で数量化して皆で共有して議論していこうという話です。

患者目線の効果を推し量る指標：質調査生存年 Qaly

言葉ではなかなか説明しにくいのですが、縦軸が今説明した効用で、横軸が生命予後のグラフがあるとします。要するにAという患者さんがいて、治療をしなければ効用、健康度の縦軸の値が下がっていきます。そこに新しい介入、治療をすることによって健康改善がはかられて縦軸の値が上がり、横軸の生命予後が増えると、グラフの面積が大きくなり、大きいほど新しく介入する治療の意味があるというようなものをイメージしてください。これを数値化したものが、質調整生存年 Qaly で、これを使って評価をしていこうということです。

縦軸「効用」をもう少し説明しますと、0が死亡、1がほぼ健康者です。今皆さんは1あたりということです。ちなみにこの0よりもマイナスの概念は、自殺をされるような方々がそれにあたります。縦軸はマイナスにもなるということです。

　この生存期間と生活の質、量と質の両方をみるという意味では従来寝たきりで意識も無くて、ご本人が生きている自覚も無い方でも生命予後があった場合、一時期でもほぼ完全に健康状態になって退院されて地域に戻り、自宅で生活をして、短くても満足して亡くなられた場合、それは意味があるということを、この指標だと評価ができるということです。

　もう一つ経済的に重要なのは、このQalyを使って計算すると、公的に、自分の命を救命するためではなくて、例えば第三者が、他人のおじいちゃん、おばあちゃんの命の救命をするのに、国民として負担をしてよいのは600万円くらいというようなコンセンサスになるということです。自分の命を救命するためには、いくら払うべきかいうと、それは天井知らずです。もっている財産すべてを払ってでも、自分の命を治すためには負担をするでしょうけれど、日本の医療システムは第三者が他人を支えている面もあります。1人の患者さんを救うのに国民1人当たりがいくら払うべきかという議論をするときに、QALYという概念をもってきて経済的な分析をすると、それを一単位獲得するのに600万円くらいということです。このような検討を行うことによって、地球よりも重い命を、経済的に皆で支えあうにはどうするのか、いくらお金を払うべきか、という議論を始めることができます。ただし、非常に難しいテーマですので、慎重な議論が不可欠です。

　さらに話題提供をしますと、前述の国民コンセンサスは、アメリカでも約5万ドルです。イギリスですとだいたい3万ポンドです。中国について調べたのですけれども、だいたい100〜200万円でした。何を言っているのかというと、1人当たりが600万円くらいという経済価値、人の命を救うために経済負担を受け入れるというのは、その国の経済力に依存している部分もあります。簡単にいえば医療というのは国の経済力、平均所得や生活水準に依存しているということなのです。

　日本の医療をしっかり運営していくために、礎として必要なのは経済です。

その経済をささえているのは、医療とは関係の無い実体経済です。実体経済が上向かないと健康の向上もできないということです。そういうことを今後日本の医療も考えていかなくてはならない時代になってきたということです。現場で患者さんと相対する先生は、そんなことを考えずに全力投球して、その患者さんの健康改善に努力をするべきですけれども、それを支える経済の仕組みが重要です。

　何でもかんでも過剰な医療というのは許されず、逆にいえば患者の家族はそれを必要としていないのかもしれません。必要な医療はきちっとお金をかけるべきだけれども、少し工夫をしていくために、こういった経済の議論を真っ正面から受け止めていかないと日本の医療の発展は期待できないと思われます。皆さんが30年先に受ける医療システムが無くなってしまうということになりかねないため、医療関係者は真摯に受け止めて長期的な視点に立った行動変容が望まれます。そういった意味では費用対効果というものを、2016年の4月から政策としてやっていきましょうという時代がやってきたということです。

　この考え方というのは海外の一部では進んでおりまして、イノベーションについてこういう数字がでてきて価値が明確になれば、きちっと価格をつけて議論していけるということです。アメリカの心臓系の学会はガイドラインにそういったものを取り入れています。今申し上げたQalyで自分たちがつくる医療品とか医薬品とか、もしくは手術とかそういったものを評価していこうとガイドライン、ルールとしているということです。

重症心不全治療（VAD）の医療経済学研究のデザイン

　日本でもこのような研究は実際にあって、例えば重度の心不全、ほとんど心臓の機能が弱ってしまって血液をポンプとして流すことはできないような患者さんに対して、今申し上げたような費用対効果の分析が行われていて、その数値を心臓外科の先生たちが自己検証しています。

　例えば体に埋め込むことができる人工心臓と、外付けというキャスターつき

などでもち運ぶタイプがありますが、どちらも治療前と治療後ではQalyが改善するのですけれども、埋め込み型のほうがより改善が大きい。まさに埋め込み型のほうがイノベーションの経済価値があるわけです。治療後の予後の経過時間ですけれども、あまり合併症とか再入院とかが無くて健康を維持できていれば費用対効果がよくなるということが実際に報告されているということです。

外来維持透析の費用対効果の研究事例、例えば末期腎不全です。非常に医療費がかかっているということをお話しましたが、透析についての研究をやっていらっしゃる先生方がいます。こちらも数字がでていますけれども、1人当たり1Qalyを得るのに688万円くらいという数字がでてきています。これも糖尿病がある方と無い方で費用対効果が違うとか、そのような話もでてきています。

後は年齢が高い方と低い方で、どれだけ費用対効果が違うのか。今は、高齢者の透析の方が増えてきています。高齢者への透析の医療費がどのくらいかかるのですかと言ったら、ここにコストがありますけれども、年間平均すると452万円くらいです。一昔前は500万円くらいでした。透析の患者さんというのは身障者一級ですから自己負担はほとんど無くて、治療の費用を皆で負担しています。経済的な意義について、透析をやっている先生方が自分たちで自己検証して、よりよいものであれば、保険制度のなかで関係者と積極的に協議しよう。もしくは費用対効果が多少悪いのだったらそこを工夫して改善をしていきましょう、パフォーマンスを改善しましょうというようなことが言われています。

医療経済に対する国民の関心の高まりと留意点

補助人工心臓が1Qaly年1,104万円くらいかかるということは、今すぐお亡くなりになる方を健常者として1年間生命予後を確保するのに公的医療費が1,104万円くらいかかる、という考え方です。今すぐ亡くなる方を完全に健常者として1年間生命予後を確保する、それが1Qalyですけれども、国民全

体で600万円がコンセンサスだということです。600万円より高いということは費用対効果が悪いと思われるのですが、重要なのがその病気の特性です。お子さんであったり難病であったり、そのような患者さんの症例の状態によっては、皆で支えるときの考え方が変わります。将来の日本を背負って立つ子どもなら費用が多少高くても十分に見合うというような国民の感情や意識、考え方を反映した議論で、費用対効果の水準の解釈を咀嚼しないといけないということです。ですから、1,104万円でもこれは費用対効果はよいですよという話がでてくるのです。

一方、人工透析に688万円はどうかということですが、これはまさに基準になる値ということです。腎不全の方というのは、血液から老廃物をとらないと、だいたい4週間くらいで亡くなるそうです。中2〜3日くらいで透析をして血液をきれいにします。放っておくと亡くなってしまう方に透析をすることによって、ほぼ完全に健康体、健常者になります。今は透析の医療システムがすばらしいので、導入歴数十年という方も多くみられ、日本は非常に生命予後がよいです。つまり、透析の治療はほぼ1Qalyを生み出しているわけです。日本の国民医療、すなわち公的医療保険制度では、実際にだいたい1Qaly当たり600万円くらい払っているということに関しては、透析領域の分析結果が目安になるということです。日本の1Qalyの国民負担の基準として、だいたい600万円くらいにあるということです。

最後にお話したかったのが、いろいろこのような数字を、例えば費用対効果、1Qaly当たりいくらという数値を出すことによって、価値観を共有して議論することができるということです。何度も皆さんにお話しているように、数字が一人歩きしてはいけません。数字には解釈が必要なのです。専門家、臨床現場の先生、もしくは患者さんの立場の方々がバランスよく議論することが必要であるということなのです。

まとめ

今日お話した内容は四つありました。

まず1番目は日本の医療は経済的には大変で、それがイノベーションの議論にもつながっていますということです。2番目が今日本の国民健康保険は基本的にはパブリックセクターなので、公定価というのは国が決めます。3番目はその適正化とともに、資源配分の円滑化、よいものの値段を上げて、少しよくないものには値段を考えるというようなメリハリのきいた議論をしていくための合理的な仕組みが必要であるということです。

　最後に、その仕組みとして最近注目を浴びていて、グローバルでも使われている費用対効果という考え方についてQalyという新しい概念もでてきました。Qalyとは何かというと、患者さんの目線、受け手側の目線で提供される医療サービスの善し悪しを議論していこうという時代が少しずつやってきているということです。そういったなかで医療経済の報告もでてきます。

　それらをうまく利用していくために、医療資源の有効活用と技術革新の投資促進があるにしても、数字が一人歩きしないように、その水準をきちっと解釈できるような仕組みが必要であるということです。

第8部

国境を越えた医学・医療教育と人道支援

8-1 国際交流の仕事と短期留学のススメ

馬場幸子
大阪大学大学院医学系研究科　医学科国際交流センター　特任助教

はじめに

　私の話は、体験談なので、気軽に聞いて頂けたらと思います。

　まずは私の自己紹介からはじめたいと思います。私は 2004 年に大阪大学医学部医学科を卒業しました。その後 2 年間大阪大学医学部附属病院で初期研修医をして、大学院に進みました。その後、医学科国際交流センターで仕事をしないかというお誘いを頂き 3 年間弱の勤務後、スウェーデンのカロリンスカ研究所に 1 年半留学をしました。ノーベル医学生理学賞の選考委員会がおかれるところで、研究でも非常に有名な研究所です。帰国後は同じ部署に属しています。今は特任助教そして副センター長として勤務しています。卒後 12 年目ということで、これまでここでお話しされている先生方よりもだいぶ若造なのですけれども、近い世代からの目線で講義をしてほしいということで、お話する機会を頂いたというふうに思っています。

　きょうのお話は次の五つの項目からなっています。一つ目は医学部の歴史について。二つ目は大阪大学医学部の学生であったときの海外渡航について。三つ目は、大学院卒業後にカロリンスカ研究所に留学したので、そのときの話をします。四つ目に学部在籍中に留学できるプログラムについて。最後に皆さんが感じているかもしれない英語の言葉の壁とその克服法を、私の経験を基づいてお話したいと思います。

歴史をふりかえり、未来につなげる

　大阪大学医学部のロゴマークは、昨年（2014 年）制定されました。私もこのマークを決めるプロセスに関与したので、それもかねて紹介させて頂きます。ちなみに皆さん知っていると思いますけれども、大阪大学全体のロゴマークは、1991 年に創立 60 周年に制定されました。平成になってからですので、結構歴史が浅いです。

　その前は、慣例のマークがあったそうです。「大阪大学医学伝習百年史」という文献を読むと、イチョウの葉のマークが載った旗の写真がでてきました（図 1）。これが慣例で使っていたマークだそうです。これはベルサイユ条約が終結された 1919 年、つまり、第一次世界大戦が終結して間もないときに、黒津敏行先生という当時医学生でのちに解剖学の教授となった人がそのマークを自分で描かれ、当時の学長に見て頂いたところ、このマークを大学としてどんどん使っていこうということになったそうです。

　ちょうどその年に豊中キャンパス、待兼山の一帯を大学の敷地として使おうということが決まり、記念してつくられたものだと思います。そのような歴史のあるマークが以前存在していました。当時は大阪府立医科大学という名前だったのですけれども、その後大阪医科大学に昇格して、その後、楠本長三郎先生という方が学長になって、1931 年に大阪帝国大学になりました。

　現在の医学部のロゴマークというのは、慣例で使っていたマークの右側の部分をとってきて、デザイン的に整えてもらい、未来に向かっているが、歴史に基づいたマークとして制作・制定されました（図 2）。

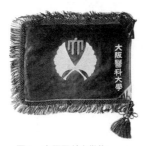

図 1　大阪医科大学旗

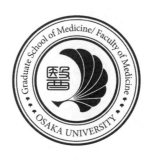

図 2　現在の大阪大学医学部のロゴマーク

大阪大学吹田キャンパスの医学部前には、佐田愛彦先生と楠本長三郎先生の銅像があります。OBの先生たちが像を建てたくなるほど、大阪大学医学部には貢献されたお二人の先生方です。また医学部前の芝生にエルメレンス先生の碑も建てられています。エルメレンス先生について知っている方はあまりいらっしゃらないでしょう。オランダ人の先生で、オランダのグローニンゲン大学医学部を卒業して、明治時代がはじまってすぐの1870年に来日されました。大阪大学の前身である大坂仮病院がつくられてから、あと数年で150周年ですが、この大坂仮病院というところで、ドクターになる人や、すでに医者となっている人にどういうふうに医学を教えたらよいのかというのを教えてくださった先生で、当時の学生や日本人の教師から非常に愛された先生だったそうです。7年間教鞭をとった後に、オランダに帰国したもののすぐに亡くなってしまったそうです。その訃報を知った門下生たちが記念のモニュメントをつくりたいということで寄付をして碑を建てたそうです。碑は大阪市内の中之島にあったのですけれども、キャンパスの移転にともない、碑もこちらに引っ越しをしてきたということです。

このオランダのグローニンゲン大学から、医学部同士の交流がしたいという話が、私が着任した2008年にあり、大阪大学医学部にとって最初の海外病院実習先として、是非お願いしますとお返事して準備をしまして、2010年からグローニンゲン大学との交換留学が実現しています。グローニンゲン大学のエレベーターホールに緒方洪庵先生の絵が描かれていますし、大阪大学にはエルメレンス先生の碑が建っているほか、銀杏会館という同窓生会館にレリーフが飾られていて（図3）、お互いに尊敬しあう仲になっています。おそらく皆さんがこの授業を受けるまではエルメレンス先生のことを知らなかったように、グローニンゲン大学の人も緒方洪庵先生のことを聞くとあまり知らなくて、絆をつくった人の思いと今現場にいる人たちの思いが乖離しているのが残念だなと思います。日本は鎖国の時代にオ

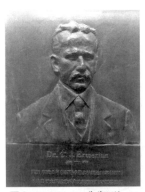

図3　エルメレンス先生レリーフ
（大阪大学銀杏会館）

ランダからいろいろなことを学びましたが、明治時代になって間もない時期にも、こうやってオランダの先生たちが助けてくださって、今日の医学教育や医療ができているということを覚えておいて頂きたいと思います。

　大阪大学は、設立のときから国際交流があって、そのおかげで成長してきた大学です。「国際」の分野が新しいからといって飛びつくのではなくて、歴史を振り返りながらそういったことも考えて未来につなげるというスタンスで皆さんも勉強して頂き、私も歴史を学びながらどうやって海外とつきあっていくのがよいのか考えながら仕事をしていきたいと思っている次第です。

学生時代の海外渡航

　次は学生時代の海外渡航についてお話したいと思います。これが一番皆さんにとって身近な話かなと思います。まず私が海外に行ったのは、2年生のとき、中国の西安交通大学に、しかも語学留学で行きました。というのは第2外国語が中国語だったこともあって、旅行で行くのもお金もかかるし、せっかく大学に入って旅行だけというのもあまり楽しくないかなと思ったので、シラバスや掲示板などでみていたら、語学留学についてのパンフレットがあったので、それに応募して行くことが叶いました。行ってみたら非常に大変で、毎日中国語漬けでした。休み時間に食堂に行くのですが、中国の学生が買い物に殺到してきていて、じっとしていると自分の番はこず、食べ物も買えずに休み時間が終わっちゃったりするのです。日本語で言ってももちろん通じないし、英語で言おうと思っても、おばちゃんたちは中国語しか分からないので、本当に何も買えないのです。

　これは大変と思って、周りの中国人の学生たちが何と言っているのかを一生懸命聞いて、授業でも先生に聞いて、「一個」「同じの」「あれ」「これ」などの言葉を生きていくために覚えるような方法で中国語の勉強が始まったのです。文法の授業もあって、例えば比較文をつくりなさいといわれるのですけれども、生活に根ざした言葉から覚えたので、例えば「チンタオビールは日本のビールよりおいしい」とか、「チンタオビールは日本のビールより安い」

というような文章をつくっていました。サバイバル中国語として中国語を勉強をするという貴重な経験をしました。この経験が非常に楽しくて、ほかの国に飛び込んで行って、しゃべったり生活したりする勇気というのがよいなと思い、この後もいろいろな渡航プログラムを探していくわけです。

　西安交通大学のプログラムは、現在はありませんが、大阪大学全体でやっている海外派遣プログラムというのも幾つかあります。

　このプログラムでは、各学部から1人が参加したので医学部以外から来ている人たちもいて交流もできましたし、自力で中国語留学プログラムをみつけて現地で共に勉強する社会人の方もいて、非常にためになりました。今でも1人、読売新聞の記者で定年退職してきたという方とも年賀状のやりとりをしていて、いろいろ刺激を頂いています。

　3年生のときに、国際医療研究会という部活動としてタイのマヒドン大学というところに2週間行きました。タイの人たちもタイ語がベースで勉強のために英語を学習しているという状態で、私はもちろんタイ語は話せないので、彼らとコミュニケーションをとるには英語を話さないといけない。友達とおしゃべりするために、タイの人の親切に感謝していることを伝えるために、とにかく英語で何か言わないといけないという思いで、一生懸命英語を話しました。お互いになまりがあるのですけれども、イギリス人だってイギリスなまりだし、アメリカだって発音に地域差があるし、パーフェクトな英語をしゃべる必要はないから、とにかく頑張ってしゃべろうとしている気持ちを伝えたいと考えて、一生懸命話しているうちにこの期間で非常に英語で話ができるようになったというふうに思っています。

　この大学とは学部のプログラムとして留学ができるように交渉していて、昨年度その交渉がまとまったのでバンコクに行く機会を頂き、10年ぶりに当時の友人と再会できました。友情が長く続いており、私の留学は個人の経験だけではなくて、私の後輩の皆さんがタイに行ったり、私の海外の友人の後輩たちが大阪大学に公式プログラムとして来学したりする機会につながるような経験になりました。

　5年生のときに、笹川記念保健協力財団の国際保健協力フィールドワークフェローシップ（笹川フェロー）でフィリピンに行きました。残念ながらこのプ

ログラムは現在終了してしまいました。全国の医学生が応募して、選考に通った者のみ、2週間のプログラムに参加することができます。WHOの地域事務局が世界に6ヵ所あるのですけれども、日本の属している地域の事務局がマニラにあって、そこを見に行くところからはじまりました。フィリピンは貧富の格差が大きいのですけれども、ゴミ山（スモーキーマウンテン）でちょっとでも使えそうなゴミをひろってそれを売って生活している人たちがいました。そのゴミ山で働いている子どもを見に行ったり、ローカルな活動をしている現場を見に行ったり、WHOの地域事務局で問題解決のプログラムを考えたりという、スタディツアーでした。

これも現地でいろいろな人とコミュニケーションをとれるという良さもありましたし、日本から10人くらいの医学生で行っていますので、その人たちとは昔も今も活発な意見交換をして、やりとりを続けています。

学生時代の海外渡航、これが最後ですけれども、5年生から6年生になるときの春休みにアメリカのCDC（Centers for Disease Control and Prevention：アメリカ疾病管理予防センター）というところでインターンシップを5週間しました。アメリカの国策として国外地域での感染症防御の支援をしたり、アメリカ国内で感染症やそのほかの疾病などを制圧したりするためのセンターです。私は基礎配属で公衆衛生に行っていたので、その勉強をしているうちに調べた内容を論文のかたちでまとめる必要があり、その際に参考にしていたのがこのCDCが公表しているレポートでした。

勉強に行かせてほしいとお願いの文章を送ったところ、アメリカの学生向けのインターンシップがあるから、外国人特別枠はないけれども、これに応募したら選考しますというお手紙を頂きました。そこでプログラムの申込に、外国人だけれども特別に許可してほしいという手紙をつけて、当時はメールがほとんど使えなかったので、郵送で書類一式を送りました。何とか許可がおり、行くことができました。

ホームステイも非常に大変で、CDCからは電話番号のリストしか頂くことができず、直接国際電話をかけて「あなたの家に泊めてほしい」と交渉し泊めてもらいました。しかし、その苦労の甲斐あって楽しいホームステイ生活と研修生活を送ることができました。またCDCに行ったおかげで最初の論文を

仕上げることができました。

　こうやって振り返ってみると、学生時代に全部で4回海外に留学や研修で渡航していますが、学年を追うごとに専門性が高くなっていって、現在の研究や、やりたいことに近付いていっています。いきなり専門性の高い留学をするというのは私にとってはハードルが高くて、とりあえず海外に行くという経験を経るうちに、目的意識がはっきりしていきました。一度海外渡航すると具体的にこんな勉強ができるところに行きたいというように、漠然とした海外への憧れから脱却して次の目標も立てられますし、得られた経験ついて振り返ることもできるので、なるべく早い時期に一度海外に出てみることは次のステップを踏むためのよいチャンスではないかと思っています。

　学部生時代の海外渡航のメリットとして、英語が身につく以外に、とにかく度胸がつくということがあります。日本はとても守られている社会ですし、今の皆さんの生活圏は見知った顔の人が多くて、あまり努力しなくてもある程度ネットワークが広がりますけれども、海外に行くと、自分の存在感を示さないと何もはじまりません。本当は日本でもできることかもしれませんけれども、海外に行くと未知の世界に身を投じることになりますので、度胸がつきやすいと思います。視野が広がり、日本のことも分かりますし、海外のこともよく分かると思います。

　また、人のネットワークが非常に大事で、海外で出会った外国人もそうですけれども、海外で出会う日本人とは、行動を共にし、過ごす時間の密度が高いので、ネットワークが続くことが多いと思います。

　費用の話もよく聞かれるのですが、海外渡航や留学のための奨学金助成がありますので、応募されるとよいと思います。貯金を使うという手ももちろんあります。私は助成金とアルバイト代を使いました。

　助成は競争的なものもあり採用されない場合もありますが、申請書を書くことで自分の目的もはっきりしますし、採択されたということが、きちんと目的をもって渡航を希望し準備ができる人であるということの証になって次につながります。大変ですけれども、助成に申請することはよい経験になると思います。

ポスドク留学

　次はポスドク留学についてお話したいと思います。私は長期の研究留学をしたいと強く思っていました。部活は室内楽をやっていましたので、留学した際には現地のオーケストラに入りたいというのも夢でした。

　ところで卒後のキャリアパスのイメージですが、医学部を卒業してまず臨床医として2〜5年研修します。臨床で留学するのはハードルが高いので、だいたい研究で留学する人が多いのですけれども、大学院に留学して学位をとってからいくのが通常のパターンで、最短で30歳、多いのは33〜35歳くらいです。

　日本と海外では仕事の仕組みが違っています。日本では研究にしても研究をとりまくさまざまな仕事があり、なかなか一つのことには集中できないことが多いのです。海外では、研究所にいる間は研究だけに没頭できるということが多いです。それは国の違いということもありますし、自分が留学している身分で行っていて、職位がそれほど高くないということもあると思います。私は博士号取得直後に研究に没頭する時間をつくりたいと考えていました。

　私は初期研修医の間に出産しているので、大学院入学のときにすでに子どもがいる状態で、留学には子どもを必ず連れていく必要があるという状況でした。

　留学の目的ですが、実情をお話しすると本気で研究したい人と、人生経験で海外留学したい人と両方いて、たぶん割合でいくと人生経験で行きたい人のほうが多いと思います。後はコネがあって留学に行く場合と、コネが無くて行く場合があります。私の場合は大学で研究を続けたいので、本気で行くパターン、コネは無く自分で探しました。

　コネが無い場合は直接留学したいところにメールを送り、現地に行き、面談をしてもらって、許可を得るという方法です。どうやって行き先を検討するかですけれども、私の場合にはアメリカかスウェーデンで研究が盛んな領域で、留学といえば普通はアメリカだと思うのですけれども、治安が悪いところに子連れでいくのは心配だったのと、アメリカは保育園に預ける費用が高額で、ボストンなどでは1人につき食事なしでも20万円、2人預けると月に40

万円です。1年で子どもだけで500万円使うのは無理だなと思いました。一方、スウェーデンは治安もよいですし、保育料は安価ですし、住居も学位取得者対象の宿舎もあるということが分かりました。研究も申し分ないですし、それ以外の要素も含めてスウェーデンが自分の留学先としてあっているかなと思いました。時期については、学位取得時期や、子どもの年齢つまり、赤ちゃんを連れて行ったら熱や病気の対応で仕事にならないでしょうし、小学生以降では子どもの勉強が帰国したときに全然分からなくなってしまう可能性がある、などといったことを考えて、時期を決めました。

　スウェーデンに行ってみると、女性が男性と同様に働くことが前提になっている国なので、過ごしやすい国だなと感じました。仕事から早く帰ったり子どもが熱を出したときに帰るのも許容されていましたし、お父さんで子どもが熱を出したから帰るという方もたくさんいらっしゃいました。

　私の研究は疫学で、集団全体をみて病気の発生率とか予防について検討するのですけれども、スウェーデンでは、日本でも始まったマイナンバーがすでに国民全員についていたので、それを活用した研究ができてとてもよいところでした。研究の成果もしっかり出すことができて、子どもとの生活も楽しめて、公衆衛生政策についても自分の経験と照らしあわせながら考えてみることができたのでとてもよい経験になりました。

　お金の話ですけれども、年単位の留学なので短期留学よりももっとお金がかかるのですが、やはりグラント（補助金など）があります。グラントを取っていくほうが自分の目的もはっきりするし、グラントが取れるくらいきちんとした研究者だったということが、そのときもその後も評価されます。後で稼ぎなおせばいいやという考えの方もいらっしゃいますが、研究を続ける場合には、グラントを得られるよう申請するというのがおすすめです。

医学部医学科での海外派遣プログラム・英語教育

　現在、大阪大学の医学科で提供されている海外派遣プログラムについて紹介します。今後新しいカリキュラムになるようですが、現行のものでご説

明します。医学部独自でやっているものとして、3年生に「リトリート」という、国立台湾大学の学生と英語でスカイプ会議をして、最後に一緒に発表するプログラムがあります。去年は阪大生が台湾大に行って、今年は台湾の学生がこちらに来て発表を行うそうです。または5年生で選択実習の期間があって、希望者は海外に行くことができます。渡航先は現段階では6ヵ所あります。先ほどお話したエルメレンスの母校のグローニンゲン大学、イギリスのクイーン・メアリー大学、タイのマヒドン大学、マレーシアの大学、台湾の大学も二つあります。

これに参加するにはどうしたらよいのか。志望動機が必要です。ただ行ってみたいとか、自己研鑽というよりは、こういうことを学びたい、感染症のことを学びたい、疫学研究のこれこれに興味があるとか、そういう具体的な動機があるとよりよいと思います。

後は、英語の学習ですがTOEFL、IELTS等のスコアの公式有効期限はスコア取得から2年後までなので、早くから取得しても使えませんけれども、一定以上の英語の資格がいりますので、注意する必要があります。

言葉の壁と克服法

私は帰国子女ではないのですけれども、自分を振り返って、一番英語が話せるようになったのは、3年生のタイ滞在中です。6年生でアメリカのCDCに行ったときや卒業後スウェーデンに行ったときはそれほど上達を感じませんでした。タイ滞在中に何故英語を話せるようになったのかというと、何かについて説明をしてもらった後に、誰かが必ず質問しなければいけない雰囲気なのです。一緒に滞在した5年生2人が全然英語ができなくて、後は1年生と私というグループ構成でした。私は3年生であまり臨床医学のことは知らないのに、タイの友人も日本人の友人も皆が私のことを見るから、絶対に質問しないといけない。話を聞いているときから何の質問したらよいかと思いながら、レクチャーを聞かなければいけない状況に追い込まれました。また、食事をごちそうしてくださることとかも多かったのですけれども、そのときに日本

人を代表して挨拶をする機会も多く、とにかく英語でしゃべらなきゃいけないことが多かった。英語で絶対に話さないといけないということを自覚することがおそらく一番大事なのではないかなと思いました。

「英語で話さなくてはいけないと本気で思ったら、話せるようになる」というのが、言葉の壁の克服方法なので、きょうは皆さんに英語で話さなくてはいけないと思ってもらって英語で話をしてほしいです。

為せば成る　為さねば成らぬ

「為せば成る、為さねば成らぬ」で、英語で話さなくてはならない状況に追いこまれたら皆英語で話せるということが分かって頂けたかと思います。

発音がきれいである必要はないし、ペラペラでなくてよいと思います。私も大学1年生2年生のときは「go ahead」「me too」の二つの言葉を覚えて、何か意見をきかれたら「go ahead」とほかの人にふり、誰かが自分と同じ意見を言ったら「me too」と言ってしのぐという程度の英語で自分をごまかしていました。海外に行って、覚悟を決めて英語で話す経験を通じて、そこから努力するようになったことをふまえると、私としては皆さんがきょうの授業を通じてもっと英語が話せたほうがよいとか、海外の人と話すと楽しいなと思ってくださったら嬉しいです。

そうではなかったとしても卒業時や、卒業後に海外の学会で発表するまでには時間があるので、そういうときに間に合えばよいという考え方もあります。しかし、学部生の間は十分に時間があるので今の段階でも、観光も楽しんで、観光以外の目的をもった海外渡航も楽しむことを、挑戦して頂きたいと思います。そして楽しかったことは是非言葉にして同級生や後輩に伝えて頂きたいと思います。

8-2 国際看護およびその教育の意義、実践、課題

牧本清子

甲南女子大学看護リハビリテーション学部看護学科　教授／大阪大学名誉教授

はじめに

　今回は看護学の分野から医療の国際化、医師や看護師、医療人材の国際交流、さらにはインバウンド診療に関するお話しをします。

　私がこの授業を担当することになったきっかけとなる経歴から簡単にお話しましょう。かなり昔の話になりますが、私は日本で看護師をしていて、それからアメリカに14年間留学、勤務し、アメリカで公衆衛生の分野で研究していました。当時、看護師の免許があって、博士があって、研究業績がある人は日本でも希少な存在ということで、「日本に帰ってきたらどうか」という声を多くかけられ、帰国することにしました。帰国してからは大阪大学での勤務が長く、日本の大学で、アメリカでの経験を生かして医療の国際化について研究しています。

　近年、医療の分野でも海外との交流が盛んになってきています。特にアジアの国々は日本より早いスピードで高齢化を迎えているので、日本に関心をもって、日本に見学に行きたいという声が上がっています。国際化といってもいろいろな背景を知る必要があると思います。

　私のお話は国際医療の動向について、世界でどんなことが歴史的に起こってきたのか。例えば米国の医療保険制度改革が、今の日本にも大きな影響を与えています。そのお話と、医療専門職の移民・移住がアジアの国の問題になってきています。また医療自体が産業になってきていて、アジアの国でも医療ツーリズムを主要産業にしようと、タイやインドが狙っています。こうした動向をお話して、それから私の学生が行った研究・調査ですけれども、異なる文化的背景をもつ患者のケアの問題という内容をお話します。

米国の医療保険制度改革の影響1

　米国の医療保険制度の改革とはどういうことかと言いますと、これは米国の医療というのは産業としての医療であり、日本のように平等に国民皆保険で医療を提供するという理念とはまったく異なります。産業なので採算がとれないとビジネスにはなりません。どういう人を対象にしているのかというと、よい医療保険のある人への医療の提供です。アメリカやヨーロッパではパブリック・ホスピタル、公立病院というと貧しい人が行くところです。日本は公立病院といっても普通は私立の病院とは全然変わりません。医療サービスの元々の考え方、医療と社会保障制度が非常に違います。

　アメリカと日本の大きな違いは、日本は厚生労働省つまり国が治療に対して、あるいは薬に対して、価格を決めますが、アメリカは日本のような制度と異なり、医師がある程度の範囲内で、その人の自己判断によって治療費を請求することができます。アジアの国、韓国や台湾は日本の皆保険制度を学んで、いちおう国民皆保険になっています。しかし、治療に関して病院によってかなり値段が違います。これらと比較すると、日本は非常に特殊な医療サービスを提供しているということになります。

　アメリカでは低所得で低保険とか無保険の人に対して、メディケイド（Medicaid）という公的保険があります。ただ、どの程度の収入かというと、年間の収入が5,000ドル（50～60万円）以下、私がいたときの数字なので今は上がっているかもしれませんが、無一文の人に対しての保険です。この人たちは日本のようにどこの病院でもほぼ受け入れてくれて、同じような治療が受けられるということは全く無くて、受けられる治療が非常に限られています。それからメディケイドを受け入れる医療施設も限られています。アメリカは貧しい人にとっては非常につらい国です。

　アメリカの保険医療保険改革は1983年に施行され、出来高払い（治療に必要な分だけ使用して請求）の医療から、DRG/PPS（Diagnosis Related Goups / Prospective Payment System：診断群別包括支払い方式）により診断群に振り分け、その診断群の平均的な治療費を支払うという制度に変えたのです。そうすると病院としては平均しかもらえないなら利益をあげるた

めに在院日数を短縮していきました。そうすると病院によっては在院日数を短縮したので稼働率が5割くらいまで下がってきて、多くの看護師が解雇され、そのため在宅医療を推進して、元々日本よりも在院日数が非常に短かったのをさらに短くしていきました。この影響というのはヨーロッパにも波及して、ヨーロッパも元々在院日数が短かったのですが、ヨーロッパの国でどんどん在院日数が短縮していったという影響が見られます。日本もアメリカの後を追いたかったのですが、そんなに早くは追えませんでした。

　マイケル・ムーアという人がつくった「SiCKO」というエンターテインメント・ドキュメンタリー映画が、一つ前の時代になりますが、面白おかしくアメリカの医療を諷刺しています。保険が無いホームレスの人が緊急で運ばれてきて、状態が落ち着いたらタクシーでスラム街に捨てに行くという場面があったり、ヨーロッパの医療を美化して描いている場面があったのですが、どちらかというと面白おかしくアメリカの医療の問題を描いているので、興味がある人は見てみてください。

　アメリカの医療が貧しい人たちに対して厳しいという話をしましたが、日本人が聞いたらびっくりするようなことがあります。アメリカは歯科の保険は医療保険とは別の保険で、普通の医療保険があっても歯科の保険をもっていない人はけっこういます。歯科の保険でも5割しかカバーしません。「メディケイド＝貧しい低所得者層の政府の保険」では、歯科の外来診療が受けられないのです。虫歯は外来では治療をしてもらえなくて、虫歯で敗血症になったら入院して治療できるというような本当に摩訶不思議な医療体制です。貧しい人に対する医療費の抑制については、びっくりするくらいいろいろなお話があります。日本の低所得者層に対する社会保障とか医療というのは先進国で類をみないような手厚いケアです。

米国の医療保険制度改革の影響2

　産業としての医療と医療者教育で、費用効率を優先し、DRG/PPSからmanaged careに向かって進みました。managed careは、毎月、一定の額

を払ってそのなかで管理しなさい、余分なお金がかかったら、それは管理しているほうの問題であるというようなシステムに変わっていったわけです。そうすると、医療保険の会社にどんな問題がでてくるのか。支払拒否という問題がでてきました。私がアメリカにいた頃はそれほどでもなかったのですが、帰国した後から支払拒否の問題がものすごい社会問題になってきていました。治療を受けて保険がおりると思ったのに、保険会社に請求したらこれは保険でカバーできませんということで、訴訟が起こっています。これが社会問題となっています。

　専門職の教育も市場原理の影響が出ています。医師が診断治療するよりも、一般的な疾患の診断治療を医師以外の人にしてもらいコストを安くあげようとして、Physicians assistant とか Nurse practitioner という資格ができました。特に Nurse practitioner は、医師より安くあげるというよりは、医師になっても収入の見込めないコロラド州などの田舎の州では医師が不足しており、看護師を訓練して、一般的な病気の診断治療を行えるようにしたという歴史があります。

　この二つのアシスタントの違いは Nurse practitioner は診断・治療ができ独立して開業できるのですが、Physicians assistant は医師の指示のもとに動かなくてはなりません。怪我をして縫合するときは上手な人はそればっかりをやるので、普通の医師よりは上手になるのです。指示を受けて処置など行うので許可ではありません。Nurse practitioner はかなり独立性の高い地位にあります。そのへんが違います。今では多くの看護大学が修士の課程で Nurse practitioner を養成しています。

医療専門職の移民・移住

　このようなアメリカの医療制度の大きな流れがいろいろな国に影響を与えるなかで、起きてきたのが医療の質に影響を与える国際的な患者の移動や医療専門職の移民・移住です。飛行機の発達した時代ですから、医師、看護師の移住、移民が容易になりました。収入のよい職を求めて移動します。最

初は brain drain（頭脳流出）と言って、医師がお給料のよいアメリカなどに貧しい国から移民してくるケースが多かったのですが、今は患者も移動します。患者自身もお金持ちの人が増えてきて、世界一の治療を受けたいという人もどんどんでてきています。

　"No. of physicians per 10,000"、人口1万人に対しての医師の数を見ます。proportion of International Medical Graduates in workforce in 4 countries という統計が New England Journal of Medicine という学術誌に出ました。これによると、アメリカはカナダ、オーストラリア、イギリスと比べて医師の数が人口比に対して一番多いのです。海外で医師の教育を受けた人たちの割合は、この時点ではイギリスが多く、だいたい2割が外国で医療の教育を受けた人たちが医師として働いています。

　Proportion of International Medical Graduates(IMGs) in Physician workforces in 4 countries, 2004 を、イギリス、米国、カナダ、オーストラリアでみてみると、これは比較的裕福な国から裕福な国へ行くパターンと収入の低い国から高い国へ行くパターンがあります。イギリスの場合には圧倒的に収入の低い国からイギリスへ移って行くパターンです。アメリカも同じです。かつてイギリスの植民地だった国の間では、医師、看護師をはじめ一般の職業の人たちが自由に行き来しています。私が知っている人たちにも看護系の職員、教員はこの前カナダで働いていると思ったら、次はオーストラリアで働いているとか、よく移動する人がいます。オーストラリアは自国の人とこれらの人たちと、半々くらいの割合になっています。

　国によりどういう人を受け入れるのか、どういう人を求めているのかを見ます。米国における International Medical Graduates(IMG) の出身国別にみるとアメリカは非常に多くの外国の医師を受け入れており、やはりインドが非常に多いです。インド系の人たちの顔を病院などでよく見ることがあります。フィリピンとインド、パキスタン、この辺りの国がアジアからは多いです。カナダは隣国なので brain drain としてカナダよりアメリカのほうが、お給料がよいのでけっこう移っています。医師も豊かさを求めてアメリカに移住する。台湾からも非常に多くの医師が移民として渡っています。

　では看護師はどうなっているかというと米国が受入先として一番多いです。

どうして米国は看護師不足が無くなったのかというと、経済発展によって女性の職業の選択肢の拡大があったからです。日本はまだアメリカに比べると女性の職業の選択肢は限られている感じがします。日本に帰ってきて20年たちますが、アメリカだと郵便配達の人であるとか、警察官の人であるとか、女性がけっこうな割合でいます。日本では男性がほとんどです。法廷のテレビドラマにしても弁護士も裁判官も男性ばかりで、異様な感じがします。アメリカではwomen's liberationで、1960年代から女性に職場が開放され、教師とか看護師とか限られた職業だったのが、何にでもなれるようになりました。その結果、看護師になりたい人が少なくなってきました。日本に帰ってきてから看護教員として働いていたときに、アメリカの看護系の人にインタビューをして回りました。やはり女性の職業の選択肢が増えてきたので、優秀な学生をリクルートしにくくなっていました。ボストン大学は優秀な学生をリクルートできなくなり、早くから学部を閉じました。そして看護師の確保は海外からの移民に依存してきました。アメリカではフィリピンからの移民が多く、英国のほうは旧植民地からの移民が多くなっています。

　ユーロ圏の動きが、アジアのほうにも影響を与えています。1999年にユーロ圏が誕生して、ユーロ圏内での共通の医学系カリキュラムと免許が導入されました。それぞれ教えている言語は違うけれども、例えばフィンランド人がフィンランドの医師の国家試験、看護師の国家試験に合格したら語学力さえあればイギリスでも働くことができます。ユーロ圏内は大学のカリキュラムの共通化についてはものすごく早く進んでいて、東ヨーロッパからイギリスなど西欧諸国のお給料のよいところに移住しています。

　南アフリカからイギリスに移民として看護師で働く人が増加し、看護師の需要と供給のバランスが崩れて、WHOでも自国で看護師を育成せずに外国から輸入するというのは倫理的問題があり、自国で育成するよういわれた時期がありました。看護師は病院側にはなくてはならない存在ですし、病院のなかの職員としては数が一番多い。看護師不足により病院が存続の危機に立たされ、看護師確保の問題も長く国際的な話題になっていました。

英語圏への看護師の移住

英語圏への看護師の移住については、医師と違ってデータが古いものしかありません。しかしアメリカはこの5年間で2,000人ずつくらい移住し、オーストラリア、イギリスも、同じようなペースで移住しています。

アジア圏における医療専門職の移動についてはどういう動きかというと、バリで第9回の ASEAN サミットが2003年にありました。主要な専門職が2008年までに ASEAN 内で自由に働けるようにしようという協定 ASEAN Mutual Recognition Arrangement(MRA) が締結されました。「ASEAN てどこ？」と思うかもしれませんが、ASEAN は現在ラオス、ベトナム、カンボジア、タイ、マレーシア、シンガポール、インドネシア、ブルネイ、フィリピンの10ヵ国から構成されています。

ASEAN 圏内は、経済発展が著しいところで、近年存在感が増してきています。ユーロ圏に対抗できるような経済圏を目指して成長しているわけです。ベトナムとタイは、まだ発展途上国とだ思うかもしれませんけれども、経済成長が進んでいて、ベトナムは2016年からは発展途上国とはみなされなくなり、ODA の援助は受けられなくなります。かえって中途半端なところで足切りをされて、これから大変なところです。

タイも経済発展が進んでいます。彼らは政治的手腕があると思います。日本は世界第2の経済大国でしたが、教育の面では内向きで、留学生を増やそうというかけ声があっても、なかなか増えませんでした。タイをみていると、マヒドン大学では School of pulic health コースを英語でたちあげて、アジアの国から修士の学生を受け入れています。韓国も看護の修士・博士号を取得するためアメリカに留学させて、英語で教育できるようにしました。アジアの看護関連の会議に大阪大学も、ということで呼ばれて行くと、チェンマイ大学の卒業生や中国の人たちがずらっと並んで同窓会のような雰囲気で、日本は今まで何をしていたのかという感じがするくらいでした。日本はやはり内向きな国だなということを、いろいろな会議に参加して思いました。

この ASEAN に日本、中国、韓国が招待されて加わって ASEAN＋3というふうに呼ばれています。このなかでユーロ圏に対応するようなことをやろ

うというような試みがありますが、ただヨーロッパに比べて言語文化の多様性が複雑にあるので、あまりうまくいかないのです。ASEAN Vision 2020 on Partnerships in Dynamic Development が "14 June 1997" に採択され、ASEAN はユーロ圏に対抗して "free flow of goods" サービスと投資を自由にやろう、ユーロ圏よりもっとうまくやろうという試みです。"equitable economic development, and reduced poverty and socio-economic disparities; and enhanced political, economic and social stability" ということで、経済的に発展し、政治的、経済的、社会的な安定の強化を目指して立ちあげています。

アジア圏における専門職者の移動と MRA の影響

ではどういう専門職の人たちが移動しているのでしょう。プロフェッショナルで、最初に立ちあがったのはエンジニアリング・サービスです。それから 2006 年に看護、それから Architectural Services、Surveying qualifications などで、これは後で述べます。また、ASEAN のなかで Regional registration system という、登録制度をつくろうとしています。しかし看護はそのなかにはいません。2009 年に Accountancy Services(会計)、Medical practitioners（医師）、Dental practitioners（歯科医）が入っています。2012 年には Tourism practitioners が追加され、これらの業種がアジアのなかで専門職として自由に行き来できるように斡旋しようという動きです。詳しいことは福永佳史氏の論文（Fukunaga, Y., ERIA, 2015）*に書いてあります。

　海外からの看護師の受け入れに関して MRA の影響がみられた国についてみてみましょう。実際に論文を探してみると、MRA の影響がみられた国はブルネイとシンガポールです。シンガポールは人口 40 万くらいの小さい国です。

＊ Fukunaga Y. "Assessing the Progress of ASEAN MRAs on Professional Services," *ERIA Discussion Paper* 2015-21, ERIA, March 2015.

そのなかで外国人の看護師が 7,000 人です。そのなかの 5,400 人が ASEAN からの移動です。ブルネイも豊かな国で、15％の看護師が海外からきているそうですが、あまり大きな MRA のインパクトはありません。

　話がそれますが、シンガポールで学会に参加したときに病院見学をしようと思って行ったら、見学料を取るというので、どんなことをみせてくれるのかなと期待していました。シンガポールは階層社会で、保険の種類も A、B1、B2、C と 4 種類あって、収入により保険のランクが決められているのです。A ランクには政府の援助が無く、自分自身で保険を買わないといけない。B1、B2 というのは国が何割出すのか忘れましたが、C ランクの人たちは 85％国が出します。15％は自費のため本当に貧しい人は病院に入院できません。A ランクのお金持ちの人と A ランク以外の人は、病院の入り口が違います。A ランクは革張りのソファーがある豪華なフロアで、待たなくてもよいです。B ランクと C ランクは別の入り口から入って、普通の日本の病院みたいな感じでした。一番びっくりしたのが C ランクの病室で、シンガポールはけっこう暑い国なのにエアコンがない。上で扇風機がくるくるまわっている大部屋で男女混合なのかなと思うような感じの部屋で、プライバシーもないようなところでした。説明してくれた看護師の人は、保険も上限があるので、「私は B ランクなんだけれども定年退職したら C ランクになりたいわ」と言ってました。日本では保険の上限というのは今のところないですが、アメリカでは保険があっても使える額の上限が決まっていて、私が勤めていたワシントン州では上限が 100 万ドルでした。日本円で約 1 億 2,000 万円です。それはたくさんあるように思えるのですが、入退院を繰り返すと、アメリカでは 1 日に何十万とかかるので、それで保険を食いつぶしてしまうのです。だから癌になって治療を受けてホームレスになるというのが珍しくなくなったと言います。シンガポールはまだ選べるというけれども、収入で決まるので選びようがないというのにびっくりしました。

　もっとびっくりしたのが、ナーシング・ホームです。そこは慈善団体ですけれども、クリスチャンの慈善団体のところだからそんなに差別はないのかなと思ったら、A ランクから C ランクまであって、C ランクはエアコンがない。さらにびっくりしたのは C ランクのところは建物の外側の窓にはガラスがあって、

内側の窓はガラス窓がなかった。私が「ガラスがない」と口走ってしまったら、「ガラスがあると、こういう気候だから暑苦しいから」といわれて、虫の侵入はどうするのだろうと思いました。アメリカも差別があるけれども、シンガポールみたいに同じアジア圏でもこれだけ階級による差があるのです。日本は本当にそういう意味では幸せな国だと思います。

医療職の人材を提供する国と受け入れる国における問題

　フィリピンは伝統的にアメリカに看護師を国策として送り、一種の産業になっています。看護大学はアメリカの国家試験に通れるように英語で教育しています。アメリカでは、一つの病院にフィリピンから100名くらい看護師が来たとニュースになっていたことがありました。インドネシアも割合多くの看護師を送っています。皆さんはミャンマーは発展途上国だと思うかもしれませんが、今や看護師も輸出しており、1,500〜1,800名をシンガポールに送っています。マレーシアはブルネイや近くの国で看護師として働く人が増えています。ミャンマーは、昔はすごく貧しいイメージがありましたが、医師とか看護師になるような人は上のほうの階層の人たちなので、学会に来る人などのバッグや服は、日本人よりお金をかけているなという感じで階級差が大きいことを感じています。

　人材を提供する国は、資源が貧しい国でそこの国の税金を使って、医師や看護師を育てて裕福な国へ送ります。資源が乏しい国で、自国では医師や看護師が働く場所があまりないのに、こういうことをしてもよいのかというようなことを問われた時代があります。

　人材を受け入れる国における問題というのは、文化の異なる人たちが働きにくることが問題になります。これについては、いろいろな論文があります。アメリカでフィリピンから看護師として受け入れなければ、彼らはどういう職につくのかというと、ハウスキーパーのような、家の雑用をする人たちとして入ってきて仕事をする人もいます。とにかく収入の高い海外に行ってみたい気持ちが強いのです。日本は自国内で暮らしやすい国なので考えられないと思い

ますが、ほかの国ではやはり海外に移住する人が多いのです。

　ところで私のオーストラリアの友人が、お母様がアルツハイマー病にかかり、ナーシング・ホームに入所していたのでお見舞いにいきました。そこで働いている上級の看護師たちは白人なのですが、実際にケアしている人はインド系の人が多く、びっくりしました。インドからの移民がそういうかたちで入ってきて、おそらくある程度働いてビザをもらうと、別の職業につくのだと思います。

医療ツーリズムの動向

　医師や看護師が海外へ移住する話をしましたが、今度は患者が動くという話です。医療ツーリズムの目的というのは、最先端の医療を受けたい、よりよい品質の医療を受けたい、自国の待機時間が長いから短縮したいなどが挙げられます。これは皆さんびっくりするかもしれませんが、名医のあの人のところで手術を受けたいというのでなければ日本だと普通はそんなに待たなくてもよいですが、アメリカでもヨーロッパでも待機時間がかなり長いのです。日本では手術日は待たなければならないかもしれないですが、普通の診察はそんなに待たなくてもよい。しかしアメリカでもヨーロッパでも申し込んでから診察までの待機時間がけっこう長いのです。フィンランドに行ったときに、プライベート・ホスピタルを見てきたのですが、福祉の国ではお金持ちの人はこういうところに行くのかと思ったらそうではありませんでした。待機時間が長くて、待っている間に健康問題が起きてきます。それが社会問題になって、法律でこういう病気の場合は何日以内に病院で治療できなかったらプライベート・ホスピタルに送らないといけない、病院が治療費を払わなくてはいけないという法律ができました。待機時間の問題というのはヨーロッパでもアメリカでも問題になっています。

　次に医療ツーリズムの目的としては、低コストの医療です。アメリカは医療費が高いので、安いアジアに治療にいきます。低コストの医療整形もあります。医療ツーリズムを受け入れている主な国に、まずハンガリーが挙げられます。アジアでもタイ、シンガポールというのは医療ツーリズムを掲げています。ア

メリカは最先端の医療を掲げています。マレーシアは発展途上国だと思っているかもしれませんが、医療ツーリズムを受け入れています。ヨルダン、インド、コスタリカ、フィリピン、ブラジルというような国が産業として医療ツーリズムを育成しています。日本はこれから東京オリンピックがあるので、これから頑張らなくちゃと思っているところですが、これらの国はすでに、かなり前から医療ツーリズムという産業を立ち上げていました。タイ、インド、シンガポールがアジアの拠点として患者を呼び込むという政策を打ち出しており、遅ればせながら韓国も頑張っています。日本はインセンティブが無く遅れています。病院自体が日本国内の患者で十分に診療をやっていけていましたので、外国の患者を呼んでお金儲けしようという発想は、元々日本になかったのです。

　インドでは年間45万人も医療ツーリストを受け入れています。その治療コストはアメリカの2割です。アメリカのJCI（Joint commission international）、つまり国際的に認証された病院がインドに15あります。タイでは10年間の受け入れ目標が200万人で、治療費もアメリカの2割くらいです。アジアはアメリカより安いから来てくださいというスタンスで受け入れているのです。ハンガリーでは何を打ち出しているのかというと歯の治療です。コストはアメリカの4割から5割で、国際的な認証はもらっていないけれども、歯科治療はハンガリーで盛んだそうです。

　マレーシアで医療と聞いたら皆さんは、「ええ？　マレーシアで」と思うかもしれませんが、アメリカに行きにくくなった中東の人たちが、同じイスラム圏のマレーシアに行くというようなことが起きています。2001年の同時多発テロ以降は流れがかわって、以前は豊かな中東の人たちが、アメリカに行って治療を受けるという話を聞いたのですけれども、だんだん行きにくくなって、マレーシアのような行きやすいところに移ってきました。最先端医療であればアメリカに行くのでしょうが、台湾でも大学病院の看護師は英語を話せる人がかなりいます。

　また、メキシコはアメリカに近いので歯科治療や美容整形へ、アメリカから安い費用で来てもらえますね。コスタリカも同様でアメリカに近いですし、ブラジルは低料金の美容整形が盛んです。

医療ツーリストの居住地域別の渡航先の割合

　医療ツーリストの居住地域別の渡航先の割合をみると、南アメリカからは北米、主に米国です。医療ツーリズムの目的は、最先端の、より高い品質の医療を受けることです。アフリカ、アジアからはアジアに行きます。ヨーロッパ、北米はどこに行くのかというと、アジアに行きますが、目的として多いのは待機時間の解消、経費コストを下げるためです。アメリカは保険会社がタイやインドに患者を送るほうが手術の費用がかなり安くなります。インドの病院はアメリカで訓練されたインド人の医師が治療し、手術できるようにしてあると、国際的に売り込んでいます。

　元々JCI（Joint Commission International）というのはアメリカの病院の認定を行う組織です。それは日本の認定と違っていて、JCIに認定されなければアメリカはメディケア、メディケイドの保険がおりません。つまり認定されなかったら病院がつぶれます。泣く子と地頭には勝てないというけれども、アメリカでは泣く子とジョイント・コミッションには勝てません。そのJCIが国際的な認証をはじめました。

　次にJCIに認定された病院の数です（表1）。これでGDPの順位とでみると、タイは認定の施設が46あります。人口としては約7,000万人です。GDPは低いほうだけれども、最も数が多い。その次に韓国が追い上げています。ロ

表1　2013年のアジアにおけるJCI認定施設数、人口、GDPの順位とGDP

国／地域	認定施設数	人口（単位千）	GDP (順位、10億USドル単位)	
タイ	46	69,519	32	366
韓国	39	48,391	15	1,156
中国	30	1,355,243	2	8,227
台湾	25	23,180	27	474
シンガポール	22	5,188	36	277
インドネシア	9	242,326	16	878
マレーシア	9	28,859	35	304
日本	7	126,497	3	5,964

資料：http://www.jointcommissioninternational.org/Accreditation-Programs/

シアとか中国から患者を受け入れて、病院などでもロシアの人たちが食べる食事を提供できるようなサービスをしているという話を聞きました。看護師も病名の英語名は理解できるようなレベルで、国家試験ではそのくらいの英語力が必要です。

　中国も大気汚染はどうなるか分からないですが、北京の近くに産業としての施設を狙っています。台湾も小さい国ですけれども力を入れています。シンガポールも人口50万人ですが22の施設が認定されていますし、インドネシア、マレーシアは、イスラム圏の人たちをターゲットにした医療を安い人件費を使って提供することを目的としています。

　これまで日本は国内で十分採算がとれていたので、外国人の患者を受け入れてお金を儲けようというインセンティブが全く無く、長い間外国人の受け入れを積極的に進めていませんでしたが、今はJCIの認定を受けている病院が増えてきています。

日本における医療ツーリズム

　日本での医療ツーリズムはどこに向かって行くのでしょう。オリンピックに向けて外国人の患者を受け入れようという方向に向かっていますが、オリンピックの後はどうするのでしょう。外国人の観光客は非常に増えてきています。日本に来て人間ドックを受けたいという人もマーケティングの対象の一つとしてはみていると思います。日本の医療は費用がそんなに安くはないので、戦略的には最先端の医療で競争するようになると思います。その辺りの厚生労働省の方針というのがあまり私にも分かりません。

異なる文化的背景をもつ患者のケアの問題

　最後に、異なる文化的な背景をもつ患者のケアの問題について話します。外国人患者の医療に必要な知識は、当然、医療の知識のほかに言語の知識・

技術、それから異文化の知識が非常に重要になります。異文化の知識には、その国の医療のレベル、どういうことを人びとは期待しているのかも含みます。そういう期待感というものが医療の問題にかかわってくるので、言葉を知っているだけでは難しいです。

異文化の理解には、その国の医療の捉え方や医療水準の理解も必要になってきます。多くのアジアの病院では設備的には日本の病院と近くなっており、中国もすごいスピードで近代化されています。急速に変わってきているので、医療の捉え方や医療水準がどれだけ変わっているか、宗教であるとか、食生活とか、そのような理解をしていないと困ることがあります。

患者に病院のなかでお祈りをしたいというニーズがあったり、食事も病気になると昔から食べていたものが、非常に恋しくなることがあります。食べ物はどの国の出身だからというよりは、子どもの頃に何を食べて育ったのかが、大きく影響します。アメリカのテキサスにいる同級生の男性はお母さんが軍隊に所属していたので、小さいときにアジアで育ちました。日本や台湾のものをつくって食べさせてもらったから「僕はご飯でないと駄目なんです」と言います。ですから、アメリカ人だからパンを食べるとは限らず、小さいときに何を食べてきたかというのが、大きくなって何を食べたいのかに影響します。アメリカに留学している人のアジア人の子どもたちも、幼稚園での食べ物はアメリカ風のものがでてくるから、スパゲティなど洋食が好きと言っていました。小さいときに何を食べていたのかというのが病気になったときには特に大切なことです。

かなり昔の話になりますが、公立病院に対して異なる文化を背景にもつ患者に対するケアについて、質問紙調査をしたことがあります。ゼミの学生が、患者がどんな問題をもっているのか聞きたいというのがきっかけでした。患者といっても言語が異なる人に聞くことになるため、ケアをしている看護師さんにどういう問題で困っているのかを調査することになりました。

調査をした2000年は外国人登録者数が168万人で、医療機関の利用が増加していたので、「異なる文化的背景の患者の入院治療における看護ケアに関連した問題を把握する」ということを目的として行いました。方法は自記式質問紙郵送調査で、このときは郵送調査で倫理委員会の審査は必要ありませんでした。どんな病院を選んだのかというと、平成12年度に外国人登

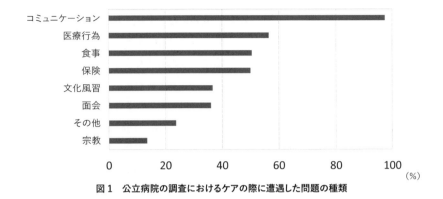

図1　公立病院の調査におけるケアの際に遭遇した問題の種類

録者が1万人以上の19都道府県における300床以上の公立病院にターゲットを絞りました。調査対象は主任クラスの看護師です。回収率が6割で、郵送調査にしてはよい回収率です。ケアの際に遭遇した問題を聞いています。

　どういう問題があったかというと、一番多いのがコミュニケーションの問題です（図1）。これは想像できますね。医療行為、食事、保険、文化風習、面会、その他、宗教というように、だいたい思ったような内容の割合で、問題に遭遇していました。

　あらゆる場面で説明が必要で、何を欲しているのかというニーズの把握が日本語だと簡単に聞けるけれども、言語が違うとコミュニケーションがとれない。英語は医師、看護師で話せる人がいますが、英語以外の対応がものすごく困ります。通訳に関しても昼間は何とかきてもらっても、夜に問題が起きたときに呼べません。費用の問題もありました。

　食事は先ほど言ったように、小さいときから食べてきたものを病気になったときに食べたくなるのです。多くの外国人患者にとって「梅干し」や、「お粥」は食べれません。ベジタリアンは菜食に限られます。最近話題になっているイスラム圏の人たちは、ハラールという認定があります。一緒にブタ肉を調理した器具とか器などは一切使ってはいけません。全く別個につくる必要があります。これはかつサンドだからブタ肉だけのぞいて食べてくださいというような簡単なことではありません。こういった知識が無いとどんな用意をしてよいか分かりません。産褥期にゆで卵や豚足を大量に食べる人がいて困ったなど、

対応が難しかったといういろいろなコメントがありました。

　保険の問題では、保険未加入問題があります。会社で外国人が働いていてその会社から紹介されてやってくる場合は保険がありますが、そうでない場合には、不法滞在であったり、経済的に困窮している、治療費が払えない場合などは病院の赤字経営につながります。治療費を払えない場合は治療を放棄したり、早期退院したり、借金で帰国したり、突然いなくなるようなことが起きて、とても困ったという記述がありました。公立病院は大変だろうと思っていたら、私立病院の人に「私立も大変なんです」といわれて理由を聞いたら「救急車で無保険の人が事故や自殺未遂で運ばれてきた場合、保険が無いから請求できない。だから私立の病院でも保険の問題というのは深刻な問題なんです」と言っていました。公立ですと、ある程度の範囲内で無保険の人は減額で治療などをしていますが、私立の病院ではそれほど対応ができないので、いろいろな問題がありました。

　日本の病院では面会時間を設定してあるところが多いのですが、何が問題かというと、時間外にきたり、長時間いたり、大部屋でそれをやられると困るということでした。面会の人が多すぎるのもほかの人に迷惑だし、少なすぎて寂しそうだからかわいそうだというのも、看護師からみて難しい問題だなと思います。それからマナーの問題もあって、香水がプンプンしてたえられないとか、大声で話すとか、携帯電話を使うとか、日本の人があまりしないような、いろいろなことで困ったというようなことも挙げられていました。

　文化と習慣、これは非常に大きな問題で、イスラム系の人たちは戒律の厳しさが宗派によって違うみたいですが、厳しいところでは異性に体を見られたり、触られたりするというのが許されません。だから女性が妊娠した場合、産婦人科は女医でないといけない。夫以外の異性に体をみせてはいけない。こういうことも治療で困るところですね。清潔の習慣、あまりお風呂に入る習慣の無い人がいたなど、入浴に対する考え方も違います。日本はお風呂に入ることが文化的な価値があるのです。お風呂に入ると疲れがとれる。しかしほかのアジアの人はお風呂に入らない。シャワーが普通ですという。この前台湾の台中市の局長さんが見学に来られたときにお話していたら、阪神淡路大震災のときに日本は災害のときに政府としてどういう対応をしているのかと

視察させてもらい、そのときにびっくりしたのが、日本では熱いお湯のお風呂を準備することをすごく心配していたことでした。台湾では考えられないと言っていました。台湾ではシャワーでぱっぱとすませればよいと。また死体を1人ずつ袋に入れて、菊の花を一本ずつ置いていくことにもびっくりしたと言ってらっしゃいました。温かい食べ物を提供することに気を配っているというのもびっくりしていました。その文化で何を要求されているかが重要です。災害のときもそうですが、入院したときも、そういう違いがあるのだなと思いました。

それから他患者との関係では、大部屋で他人とうまくいかないことや、日本の風習の受け止め方の違いが問題になります。これは一つ例があって、日本はへその緒を親子の絆とみなし、桐の箱に入れて大切に渡します。外国人の人に桐の箱にいれて渡すと「何ですかこれは」と何のありがたみも感じない。何に対して価値観があるのかというようなことも違います。日本では価値の高いものでも外国の人は「何だろうこれは」となるのです。

地域によっては看護師の社会的地位が非常に低くて、女中さんのように扱われて嫌だったというような話もありました。

まとめ

異文化を背景にもつ患者のケアの問題というのは、コミュニケーションの問題にも食事の問題ならそれぞれの自国での習慣や価値観の違いから、どういうニーズがあるのかといった背景があります。面会、宗教の問題、保険の問題、ひとつひとつでもコミニュケーションをとらなくてはなりません。

異文化看護に関して就業前後における教育が必要だと思います。今では少しずつ大学で教えるところもでてきましたけれども、標準のカリキュラムができておらず、十分ではありません。アメリカとかイギリスとか移民が多い国ではcultural competencyと言って、いろいろな異文化の人に対応できる能力の修得を学部のカリキュラムに入れています。これからは日本も外国人が増えてくると、ただ単に診断治療が正確にできるだけでは駄目です。コミニュケーションがとれなくてはなりませんし、相手がどういう期待をしているのかという

背景を知らないとこたえられません。日本人にとって大切なことがその人にとって大切ではなかったり、逆に日本人から考えてささいなことでも相手にとって大切なことはあるとは思います。いろいろな国の人たちとつきあうようになると、表向きに入ってくる知識と、つきあっていて分かることというのは違うのだと思うことがよくあります。

　フィンランドなどは社会福祉がすごく充実していると思うのですが、フィンランドは車いすの種類は一種類しかありません。国が無償で用意してくれても選べないので、フィットするものが意外に無いと言っていました。医療保険も社会保障が進んでいるようにみえるけれども、フィンランドの都市、オウルの人たちが首都のヘルシンキに行って交通事故を起こすと、オウルの保険は使えないらしいのです。将来的には是正されるかもしれませんが、保険を無制限に日本みたいに使っているわけではなく、制限をかけています。日本の医療にはすばらしいところがありますが、逆にいえばあまりにも無駄遣いが過ぎたところもあって、もう少し修正していかないと大赤字になってきています。皆さんがよい老後が過ごせるくらいに財政を立て直さないと大変な時代になってくると思います。

　むかしは10％を自腹を切っていた保険も今は30％です。外科医の先生が「昔は胆石の手術でどのくらいかかりますかと尋ねる人は1人もいなかったけれど、今だと手術が必要といったらどのくらいかかりますかと聞く人がけっこう増えてきた」と言っていました。そのくらい医療に対してお金がかかるようになると、患者も期待度が高くなります。昔はあまりにもタダみたいにしてもらっていたので、申し訳ないから現金を渡すという風習がありましたが、時代がどんどん変わって、今後もっと変わると思います。患者の教育レベルもあがってくるし、それに対して医療者はそれ以上に勉強して、特に異文化の人たちもどんどん入ってきているので、その人たちに適切な医療を提供できるような人になって頂きたいと思います。この講義が参考になればと思います。

8-3 東京ブランチより遠隔講義

中田 研
大阪大学大学院医学系研究科特定講座　国際・未来医療学／健康スポーツ科学講座
スポーツ医学／器官制御外科学講座　整形外科学　教授

はじめに

　今日、私は東京から大阪大学豊中キャンパスに遠隔講義を行います。大阪大学は「世界に生き、世界に伸びる」をモットーとしています。東京にもブランチをもち、海外にもサンフランシスコ、上海、バンコク、オランダのグローニンゲンにオフィスをもっています。

　この講義では、健康医療イノベーション学の全体のメッセージとして、「グローバル医療イノベーターになる！」ということで、グローバルとは何か、医療イノベーションとは何か、皆さんがこれまで聞いてきたことをまとめてお話したいと思います。

　次に、グローバルのなかで、もしくは医療イノベーションのなかで日本が、大阪大学が目指すもの、という話をしたいと思います。

　国際医療センターという大阪大学が2年前に立ち上げたセンターのマークは、Center for Global Health の頭文字をとった「CGH」を蜂の巣みたいなマークで組み合わせて、皆で力を合わせてやっていくことをイメージしています。国際医療は皆の力が必要ということです。この授業も医学部だけではなく歯学部、保健学科、工学部、経済学部、法学部、たくさんの人に聞いてもらっています。力をあわせるという「グローバル医療のイノベーター」というお話をしたいと思います。

　また、夢というものはみるものですけれども、叶えるものでもあります。皆さんはどんな夢をもっていますか。私も幾つかの夢をもっていて、今年はそのうちの少しだけを叶えました。それについてお話します。

　私はイギリスには何度か行っていますが、今年は膝関節内視鏡手術の指導

のために行きました。日本だけではなくて、世界で手術のトレーニングをしています。ちょうど2015年には、イギリスでラグビーのワールドカップがありました。

　国際医療というお話をしますが、国際というのはインターナショナル、国と国の際（きわ）という意味をもっています。日本を含めて今世界に多くの国々があります。仲良しの国もあれば、少し喧嘩している国もあります。最近は国ではなくて「ステイト」、皆さんご存知のようにIS（Islamic State）のように、「国」でくくれないところもあります。いろいろな国の関係を考えると、グローバルという地球規模の視点が必要になります。国際を国と国だけの関係だけではなくて、多くの国が集まった地球全体で考える必要があることがたくさん起こっています。

国際医療をみつめる

　大阪大学大学院医学系研究科の国際医療センターがアドバイザーとなって、大阪大学医学部附属病院のこれからの国際医療をみつめるというテーマでの研究がありました。学部学生による実習研究報告書があります。学年ごとにアンケートを実施し、「医療通訳という単語を知っていますか」とか、「どこで聞きましたか」とか、「どんなイメージを医療通訳に対してもっているか」というアンケートを取り、集計をしました。

　またこれらの学生は、大阪大学の中之島センターで行われている医療通訳士の医療通訳養成講座で、実際にどのような訓練を受けているのかも見学しています。報告書のなかの一つを紹介したいと思います。

　医学部生1年生から5年生まで全体のアンケートを取って58人です。「あなたは医療通訳という単語を聞いたことがありますか」という答えは、1年生は10人ですが「はい」が100%です。1年生の皆さんは医療通訳という言葉を知っています。ところが5年生になると17人中、知らない人が7人います。去年からこの講義がスタートしていますから、国際医療とか医療通訳の講義をしています。4、5年生はこの講義を受けていませんので知らない人

もいるということが分かります。

「大阪大学医学部附属病院で外国人患者が医療通訳を利用できることを知っていますか」という質問は、これはまだまだ知らない人が多く、1年生でも2割、2年生で36%です。全体で24%が「イエス」です。大阪大学病院で外国人患者さんは医療通訳を利用できます。そういうことも国際医療センターが2年前からスタートしてきました。

「国際医療と聞いてイメージするもの」をみると、国際保健医療、外国人の診療、WHOやJICA、国境なき医師団というものがありました。これは全部関係しています。国際医療といっても、いろいろなイメージがあるのが分かると思います。

さまざまな国際問題

最近の世界の話題では、COP21(国連気候変動枠組条約第21回締約国会議)が、パリで行われました。気候変動は一番典型的ですが、一つの国、一つの地域でやっていても解決できない問題です。こういうものがたくさん世界の大きな問題になっています。

また、世界で問題になっているテロの背景は、貧困と関わっていると言われています。世界の貧困人口を示した世界人口の資料があります。貧困の定義というのは、1日に1.25ドル未満で生活している人のことで、2008年では世界で14億人、東アジア、アフリカに貧困が特に多いということが分かります。

国連で出している一つの指標に、FAILD STATESというものがあります。つまり危険な、もしくは失敗した国家という意味ですが、CRITICAL、IN DANGER、BORDERLINE、STABLE、MOST STABLEという5段階に分けられています。貧困の多い国というのが、クリティカルだということが分かると思います。

2015年10月の『TIME』という世界で広く読まれている雑誌で組まれた特集の話です。旧約聖書にExodus(出エジプト記)という書があり、これ

は集団移動、移民などの出国という意味です。『TIME』が何故この時期に、スペシャル・レポートというかたちでこの特集を組んだのか。

The great migration は知っているでしょうか。『TIME』のなかのページでは、シリア難民を扱っています。この人たちに必要な物は、ハウジング、フード、ヘルス。つまり家が無い、食べる物が無い、何とか逃げ延びてきても、長い時間経過すると健康を害する、失ってしまう。逃げてきた人たちの約半数が子どもと言われています。家から離れている時間が長くなれば仕事が必要になりますし、子どもたちの教育が必要になってきます。そういうものが世の中では必要になっている一つの例です。

great migration というのは、地中海近郊の国を表していますけれども、シリアからいろいろな国を通って難民は国を出てよその安全な国へと行きます。トルコとブルガリア経由以外も、わざわざアフリカから、もしくは地中海を渡っていくと言う人もいます。

global dislocation と言う言葉があります。私は整形外科医ですが整形外科だと dislocation というのは関節が外れる、脱臼を意味します。この global dislocation は、世界が脱臼するわけではなくて、dislocation が移動すること、もとの位置から離れてしまうことを意味します。もとの位置から離れてしまう人というのは、つまり難民（refugee）です。IDP（internally displaced person(s)）とは、国内避難民です。国のなかで家を離れて移動をしている人の数が非常に多くなっています。国外の難民キャンプまで逃げてこられない人が多くいます。1,200万人が refugee、それを超える 3,000万人が IDP です。シリアの国が 2,400万人くらいと言われていますから、そのほとんどの人が家を失い、国を離れていますが、国を離れる人よりも、むしろ国のなかで逃げている人が多いのが分かります。

ドイツやイタリア、ハンガリーのなかに保護されたり亡命したり、一時的な保護施設のなかにいる移民の人たちがいますが、ドイツを目指してきている人たちが最も多いです。

今、「グローバル」とは何か、ということで、少し世界の状況を見渡しましたが、日本は平和で安定しています。ヨーロッパの多くの国が不安定な状態になっているなかで、医療イノベーションについて、説明したいと思います。

医療イノベーション

　医療イノベーションにおいては、医薬品と医療機器が、医療のために必要な大きな二つの開発と言われて、薬と医療機器の開発が進められてきました。
　今新たな第3の医療イノベーションが再生医療です。再生医療というのは薬でも医療機器でもなく、新しい治療ができる第三の医療イノベーションです。それをどのように、正しく使っていくかは、医師や看護師であったり、検査医師であったり、多くの人が一緒になって診断治療技術を検討しています。またregulatory science、により安全かどうか、効果があるのかどうかという判断が必要になります。
　医療機器のクラス分類というのがあります。医療機器にはクラスIからクラスIVまであり、比較的安全なものからハイリスク、例えばペースメーカーとか心臓のカテーテル、こういうものが壊れるとすぐに命に影響します。クラスIIIには呼吸器とか人工骨のようなもので、高度管理医療機器として、十分に安全かどうか、効果があるのかどうかというのを審査して使われており、クラスによっては届けや承認が必要になります。

半月板損傷の未来医療

　私の担当するスポーツ医学では、スポーツの怪我で頻度の高い怪我を診ますが、手術の治療もあります。半月板損傷にはタイプが幾つかあります。半月板というのは三日月型をした膝の関節のなかの軟骨ですけれども、縦に切れているものや、水平、horizontalに切れているものがあります。またはRadial、横に切れたものがあります。
　縫合手術ができるものもありますが、なかには縫合手術が困難で挑戦的な治療が必要なものもあります。Regenerative medicine、再生医療が必要になります。
　人間の体というのは、細胞と細胞外マトリックスでできていて、多細胞生物です。受精卵からたくさんの細胞に分かれて人間の体ができています。細

胞外マトリックスはECM（extracellular matrix）と言います。関節の軟骨というのもやはり細胞と細胞外マトリックスでできています。半月板の再生医療は半月板細胞を使うか、幹細胞（stem cell）を使うか、iPSの細胞を使うこともありえます。細胞とECM（細胞外マトリックス）をあわせてつくり出すのが、再生医療になります。

半月板損傷治療に使えるコラーゲンを大阪大学の我々の研究グループが研究開発してきました。強度のあるコラーゲン担体として特許も取っています。コラーゲンというのは、細長い分子です。この一つのtriple heritexという真ん中の三本鎖の両側にtelo-peptideがあります。それを取り除いてアテロコラーゲンという真ん中の部分だけを取り出すと、ほかの動物ともヒトとも非常に似たアミノ酸配列のため、タンパク質をつくれます。抗原性が低いタンパク質です。つまりウシ、ブタ、ヒトなどのコラーゲンは、このアテロコラーゲンではお互いに自分の体のなかに使うことができます。

これらをもとに細胞とコラーゲンをあわせて三次元の組織につくり、細胞も入れて人工の軟骨、人工の半月板をつくることができます。

フィジビリティスタディ（feasibility study）といって、ブタの膝のなかにこのコラーゲンを入れて、安全性を確かめる治験をしました。関節のなかに新しい治療材料のコラーゲンを入れることで、治るかどうかのテストをするわけです。コラーゲン半月板の再生で、よく治るということが分かり、未来に実現可能な治療と考えています。

動物実験結果をもとに、FIH（First-in-Human）という、世界で初めてヒトの体のなかでこのコラーゲンを使う研究をスタートするために、大阪大学は今準備をしています。2014年、臨床研究倫理委員会にて承認されました。こういう治療が必要な人は日本人だけではなく、世界の多くの人が必要なのです。企業も一緒にグローバル、つまり、日本で成功すれば世界でも使い始めて、臨床の実用化のため、新しい治療を今スタートしています。

2016年には治験を開発して、2019年くらいにはさまざまな病院で実施可能な実用化に向けて今研究を進めています。

厚生労働省と先進医療

　厚生労働省で、医療のなかに先進医療を定義しています。厚生労働大臣が定める高度な医療技術ということで、この治療が適正な効率的な治療かどうかの評価を行います。これから確かめるものが 2015 年 12 月現在で 108 種類あります。ホームページにて公表されるリスト（45 番）に書いてある「コラーゲン半月板補塡材を用いた半月板修復療法」は大阪大学で先進的に行っている日本で唯一できる治療として認められてスタートしています。

　山登りで高い山を登るときは、1 人登頂するのは難しいです。手を取り合って助け合います。こういう新しい治療というのは、挑戦になります。でも登れない山を無理して登ろうとすると、落ちて事故を起こすかもしれない。本当に大丈夫かどうか、真摯に確かめるというのが必要になります。無理をして治療すると、かえって悪い結果を及ぼすことがあります。

　新規治療開発、新しい治療に挑戦することには必ずリスクがあります。患者さんが元気になるという利益、ベネフィットとリスク（Risk & Benefit）をよく検討して進める必要があります。

　regulatory science とは、科学技術の成果を人と社会に役立てることを目的に、予測・評価・判断を行って調整するということです。こういう新しいイノベーションにチャレンジするということは、本当に正しいかどうか評価するという regulatory science が重要になります。

これから大阪大学、日本が目指すもの

　日本が、大阪大学が何を目指しているのか、少しお話したいと思います。
　東京オリンピック、パラリンピックを 2020 年にむかえます。五つの都市、アテネ、パリ、ロンドン、ロサンゼルス、東京、世界でたった五つの都市だけが夏のオリンピックを 2 回開催することになります。
　世界地図で、今までオリンピックを開催した都市、オリンピックシティをみると、夏のオリンピックはヨーロッパ、アメリカが多いです。ほかに、日

本、韓国、中国、オーストラリア、このようにオリンピックは世界で行われて、2016年ブラジル、南アメリカの大陸で初めて行われました。

2020年に向けてスポーツ研究イノベーションとして、スポーツの研究も革新的に進めるため、文部科学省からスポーツ庁が、さらに、医学、工学、科学、栄養学、情報学の多分野が結集し、大阪大学で、新しいプロジェクトがスタートしています。

今皆さんには、心拍や呼吸、体温など、身体情報を得るバイタルセンサがあります。気温や環境センサーで気温や湿度を測ったり、位置センサーやGPSとか、モーションセンサーや加速度とか、パフォーマンスセンサーは球のスピード、ラケットのスピード、多くの情報が得られます。大阪大学が提案しているジャパン・スポーツ・サイバー・フィジカル・システム（JS-CPS：Japan Sports Cyber Physical System）というもので、インターネットを通じて、S-CPS（Sports Cyber Physical System）として、データを結集して、クラウド空間、サイバー空間で計算して現場でリアルタイムで解析することができます。

医学だけではなく、工学、基礎工学、情報科学という大阪大学がもっている多くの力をあわせて、オリンピックにむけた研究を、国立スポーツ科学センター JISS（Japan Institute of Sports Sciences）、スポーツ庁、大阪大学がタッグを組んで多くの大学とともにやっていくという研究が今スタートしました。新聞にも大きく取り上げられました。

　　　時事ドットコム「阪大、東京五輪へ研究拠点」
　　　産経新聞「最先端科学で"メダリスト育成"阪大プロジェクトが始動」
　　　朝日新聞「阪大、アスリートの能力向上へ研究拠点　東京五輪を視野」
　　　日本経済新聞「科学の力で五輪メダリスト育成　阪大など、選手のデータ解析」

大阪大学は豊中キャンパス、吹田キャンパス、箕面キャンパスの3大キャンパスあり、箕面キャンパスは千里中央駅の北側に延伸して新しくできる北大阪急行電鉄の駅に直結した場所に、2021年に移転することを計画しています。そ

こには関西スポーツ科学・ヘルスケア総合センターという新しいスポーツ科学、健康科学の研究拠点ができる予定です。箕面の山をバックに、新御堂筋の道路の下に鉄道が走ります。そこにスポーツ、キャンパス、ホールという新しい町ができて、スポーツ、健康の研究がそこで行われる予定です。

グローバル医療イノベーターの人になる！

　今日、お話したのは、「グローバル医療イノベーターになる！」というテーマですが、皆さんは今後卒業していろいろな道に進むと思います。いろいろな道のなかで国際的な機関や国際チームのリーダー、または健康医療ビジネスに進んだり、なかには大阪大学の未来医療開発や新しい治療開発をしたり、国際医療センターでさまざまな国に新しい治療を展開する仕事をする人もいるかもしれません。グローバル医療の人になるというのをこの講座はめざしています。

　世界人口 71 億人で、中国、インドを含めてインドネシアまで日本も含めてアジアの人口は多いです。日本の人口は、室町時代、江戸時代、明治時代までは人口が 3,000 万人くらいだったと言われています。そこから戦後、終戦をむかえた後、現在は 1 億 2,000 万人です。ところが 2004 年にピークをむかえて以降、人口が減少しています。皆さんがおそらく 30 〜 50 年後に生きている世界のときには 5,000 万人です。4,000 万人かもしれません。

　グローバルヘルスのパラダイム変化があります。以前はグローバルヘルス、国際医療と言うと、野口英世のように途上国の人道支援が中心でした。少し前は国際協力でした。これからのグローバル・ヘルスでは、いろいろなメンバーが一緒になって、地球的な規模で問題解決が必要だといわれています。COP21 がその一つです。

　日本のグローバル社会での立場は、アジアにあり、人口が 10 位で、平均寿命が世界一です。日本の医療・健康は優れたものです。日本は医療、健康、文化、スポーツでもっと国際貢献すべき現状です。

　スポーツもパフォーミングアートも健康・医療もすべてがグローバルであっ

て、日本が果すミッションが高まっています。皆がそれぞれの立場でどのようなミッションを5年後10年後に果たすか、そのミッションをどのように解決できるかを考えるため、少し時間をもらえたらと思います。

　最近の医療の進歩で、今まで治りにくかった病気も治るようになり、同時に日本の高額医療も問題になっています。国が医療費の補助であったり国民に対して補助をする制度もこれから変わっていかないといけません。

　この講義は健康医療イノベーション学として、医学部だけではなくて、法学部、経済学部、文学部、人間科学部など、大阪大学のたくさんの文系のメンバーも受講してもらっています。つまり世の中がよくなるためには法律も必要だし、経済も必要です。

　これに対して、国がどんなことができるのか、どういう体制がつくれるのかということについては、今大阪大学は日本の臨床研究中核拠点病院に指定されています。大阪大学は未来医療開発部という新しい部署をもって、国際医療センターももって、新しい医療を発達させて海外にも展開していく、それだけの力をもっているということで、今年国から指定されました。そこではチャレンジもできます。チャレンジもできるけれども、先に言ったように真摯に本当に正しく治せるのかどうかを評価する、予測もする、そういう人たちが必要なのです。大阪大学は、臨床研究中核拠点病院の一つとして人を集めて新しい治療を開発していきます。

　スポーツ研究も大阪大学は日本のなかで2ヵ所のうちの一つとして、スポーツ研究イノベーション拠点として選ばれています。

　それは我々だけではなく我々の先輩もたくさん努力して成果をあげて、いってみれば新しいグラウンドができてきたわけです。それはつくった人だけではなくて、それを計画した人もいます。今皆はその上に立って、思う存分プレイヤーとして走っていけるのです。国と一緒に法律をつくったり、国の支援を受けて、システムや制度をつくっていきます。新しい病気が治るようになったり、新しい治療が開発されるようになったり、新しいスポーツ研究が整うという体制ができつつあります。

8-4 国際緊急医療支援と人道支援の現状と課題

塚本俊也

大阪大学未来戦略機構　未来共生イノベーター博士課程プログラム　特任教授

途上国の貧困と疾病そして戦争

　私は今大阪大学にいますが以前はネパール、ベトナムなどで保健関係、母子保健や麻薬中毒対策などをしてきて、阪神大震災の際は2日後に東京から阪神に入ってアセスメントをし、災害支援を経験しました。それからサハリン、台湾、トルコ、インド西部でさまざまな災害、そしてルワンダ、コソボ、東ティモール、アフガニスタンといった紛争地域の緊急支援、そして復興支援に携わってきました。

　こうして過去働いていたときは18年くらい現場にいましたが、現場でどういうものを見てきたか時間が許す限りご説明します。

　世界には先進国と途上国の違いがあります。モンゴルのウランバートルでは、ゴミの入ったマンホールにストリートチルドレンと言われる子どもが4,000人住んでいました。

　モンゴルで一番過ごしやすい季節は7月、8月ですが、モンゴルでの本当の厳しい季節は1月です。私があるとき滞在したカンボジアでは1月で40℃の暑さでした。日本に帰ったら雪が降っていて0℃でした。そのまた3日後にモンゴルに行きましたら-45℃でした。つまり85℃差を約2週間で経験しました。こういう状況のなか、ウランバートルのマンホールのなかに子どもがいまして、マンホールを開けて彼らを救出するという国際NGOのプロジェクトに参加しました。

　ペレストロイカという東ヨーロッパの民主化運動というあおりを受けて、モンゴルの国家予算の半分はソビエトからきていましたが、ソビエトが軍体を撤退することでモンゴルの国家予算が半減して多くの人が失業しました。そのた

めに子どもたちも影響を受け、マンホールに住んでいるのです。ここにいる子どもたちは親がいない子ではないのです。親はいます。自分たちがいなくなることで、多くいる兄弟たちに食料を分け与えられるのではないかということで、自ら親元から出ていくのです。

20世紀、人類は保健衛生で目覚ましい進歩を遂げました。食料や教育、衛生的な水供給などの物資的進歩や化学知識による医学の発達。こうした知識を人類のために活用する社会的歩みがなければ進歩は不可能です。

世界ではさまざまな疾病が次から次へとでてきます。既存の知識や技術を有効に使えば世界における年間の死亡率を減らせると言いますが、現在でも世界各地で多くの人が死んでいます。ではどのような問題がそこにあるかということです。

紛争地域のアフガニスタンの子どもたちも健康のためによりよい行動を取れば不必要な死を防ぐことができるのです。避けられる死というものがあると思います。

初めて行った途上国はネパールでした。20代後半から30代前半のときです。保健関係の勉強を全くしておらず、コーディネーターとして入りました。そうして途上国でいろいろ見ていると、本当に多くの子どもたちが犠牲になって死んでいきました。その原因は何かといえば、交通事故等ではなく、衛生的な水や食糧がある生活が得られないために起こる下痢などです。

ネパールにも問題がさまざまにあります。まず母子保健でUSAIDのプロジェクトに参加しました。アメリカのJICAのようなプロジェクトです。そこで1ヵ月集中的に学びました。

ネパールでは乳児死亡率が1,000人当たり約190人、つまり5人に1人が5歳になる前に亡くなっていました。しかも下痢などによってです。私もカトマンズから10時間ほどかかる距離の、680世帯の村へ入りました。そこでも私の手のなかで多くの子どもが亡くなっていきました。ネパールは世界で唯一、女性より男性の方の平均寿命が高い国なのです。

さて、問題です。1mくらいのビニールシートと皆さんが実習などで使用するビニールの手袋、小さな石鹸、剃刀と小さなまな板とタコ糸が小さな袋に入っています。また、絵で描いた説明書が入っています。この説明書を見ながら

これらを使いなさい、ということですが、これらは一体何でしょうか。

これは1990年代に私たちNGOが連携してアイデアを出してつくったものです。女性が妊娠したらまずこれらが入った箱を配ります。答えは出産キットです。妊産婦検診は生まれるまでに一度行けばよいほうで、ほとんど行きません。出産時にまずは手を洗ってビニールを敷いて生まれたらこの剃刀でへその緒を切ってタコ糸で縛るという順序で使用します。産婦のお母さんがお手伝いをしますが、自分1人で産むこともあります。

女性は字が読めませんので絵で教えなくてはなりません。私たちが母子保健を教育するときにまず何をしたかというと、識字教育をしました。母親学級です。テキストをつくって母乳のあげ方や子どもと接するときの衛生的な手の洗い方などを通して識字教育を行いました。

MDGs（ミレニアム開発目標）

ミレニアム開発目標というものがありましてMDGs（Millennium Development Goals）と言います。知らない人は調べてみてください。八つの目標が掲げられています。

1）極度の貧困と飢餓の撲滅、2）普遍的初等教育の達成、3）ジェンダーの平等の推進と女性の地位向上、4）乳児死亡率の削減、5）妊産婦の健康の改善、6）HIV/AIDS、マラリア、そのほかの疾病の蔓延防止、7）持続可能な環境の確保、8）開発のためのグローバル・パートナーシップの推進、です。この八つのうちの4）、5）、6）の三つが健康に関わることなのです。健康の問題は世界的にも問題になっているということです。ミレニアム開発目標は2015年に終わって2016年からは「持続可能な開発のための2030アジェンダ（2030アジェンダ）」へ引き継がれ、新たに何十項目も付け加えられています。今後はどうなるか予測もつかないほど、世界が複雑になっているのです。

災害発生時の活動

　次にパキスタン国境近くの砂漠地帯に行きました。私の仕事は地震や災害が起こったときに1週間以内に現地に入り、緊急アセスメントを行うことです。状況分析し、どのようなニーズがあるのか、どのような団体が来ているかを把握します。複数の団体が同じことをしても意味がありませんので、自分たちの団体は何ができるのか、5〜10ページのコンセプトペーパーを作成します。コンセプトペーパーを提出して、ドナーへの資金交渉を行います。賛同が得られれば、50ページほどのプロポーザルを書いて資金を供給をされるのでお金をもって現場に行き、事務所を開きます。現地で地元の人材を雇いトレーニングをして3ヵ月ほど様子をみて次の任地に行きます。このような仕事を十数年やっていました。

　インドの西部でパキスタンとの国境近くに行っていたとき、直射日光で56℃を経験しました。車のボンネットの上で目玉焼きができるかどうかやってみましたら20分で、かた焼きができました。油を引けばよかったのですが、ひかなかったので焦げ付いて後で大変でした。

　この国境付近で何をやったかというとモバイルクリニックです。砂漠の上に2,000万円かけて30床のベッドと分娩室、簡単な外科手術ができる施設をつくりました。ユニセフなどが使うものと同じです。現地のお医者さんたちと一緒に移動クリニックで車を運転しながら井戸を掘ったりしました。私がいた3ヵ月の間に13人の子どもが産まれました。このようなこともやっていました。

　日本もゲリラ豪雨などもあり大変ですが、世界でもさまざまな災害が増えています。ネパールに行ったことがある方もいるかもしれませんが、ネパールの山を見るとかつてはもっと白かったのに雪が減った気がします。

　1999年にはコソボ紛争が起こりました。紛争は未だ無くなりません。まだまだつづいている状況です。ユーゴスラビアという国がばらばらになりました。紛争にはプロの紛争とそうでない紛争があります。ポル・ポトというゲリラがいます。あれはプロではありません。地雷もあちこちにまきちらします。プロのセルビア軍の紛争は地雷をどこに仕掛けたかを地図上に記録しています。紛争が終わり合意をしてその地域の開発をする際に地雷マップというものをゲ

リラ軍から国連はもらいます。その地雷マップに従って地雷除去を行うのです。カンボジアが何故問題になっているかというと地雷マップなど何も無いので未だに1日に2〜3人の犠牲者が出ていると言われています。戦争にもルールがあるのです。ユーゴスラビアの市役所も全壊しました。

地雷原地域における地雷予防教育

　コソボのプリスティナという首都に入ったときは6月で、一面ヒマワリ畑の黄色い花で真黄色でした。だいたい私は国境を越えるときに軍体と交渉してNGOの車が戦車のコンボイの後ろからついてきます。そのときは前にいるポーランド軍と交渉してついていきました。するとポーランド軍が止まったので外に出て写真を3枚ほど撮っていたらポーランド軍の兵士が「freeze！」と言ってきました。何故かというと地雷があるので戻れということでした。前を見るとウシの体がバラバラになっているのが見えました。これが地雷かと思わされることを、そこで初めて経験しました。

　私たちは周辺の学校のクラスから男女の代表者を集めて地雷予防教育も行っています。そのクラスの代表者は、学校に戻って自分のクラスの子どもたちに伝えるのです。"child to child method"と言って子どもたちから子どもたちへという手法でユニセフでもよく行われ、HIV/AIDSの教育でもよく使われます。私たちみたいなおじさんが話をして伝えるよりは、同じ年頃の人たちの話のほうが皆さんの飲み込みが早いのです。実際の地雷予防教育では少し年齢が上ですが20代半ばの先生が子どもたちに教えて、どういうところに地雷が仕掛けられているのかなど3日間ほどトレーニングをします。

コソボでのさまざまなプロジェクト

Winterization Project　ユーゴスラビアのコソボに行った際はとにかく家が焼き払われていました。国連ボランティア等を募って屋根をつけるプロジェ

クトに参加し、軒数が多く予算も十分でないなか、数億円で屋根だけつけるプロジェクトを約4ヵ月行いました。しかし村に50軒の家がある場合にすべての家を直せません。新しく建てた学校に村長さんたちを全員集めてお願いをしました。15軒を直すので1軒に3家族が入って生活をしてこの冬を乗り越えてほしいというプロジェクトです。ドイツ軍のエンジニア部隊と連携して彼らがテクニカルな部分、私たちがマネージメントを行いました。

School Rehabilitation　ユニセフと一緒に経験しました。学校が無いのでテント学校をしばらく行っていましたが、約3年かけて6校の学校を建設しました。

Medical Project　移動クリニックのプロジェクトもありました。日本からもらった救急車を使い、右ハンドルで右側を走るので大変走りにくいのですが、医者が少ないので医者を乗せて診療して回るプロジェクトでした。

　日本とドイツは第二次世界大戦の敗戦国でしたので一緒にプロジェクトを行うことは非常に抵抗がありました。NGOは軍と連携することはあまりありませんでした。しかしドイツ軍の姿勢が違いました。私たちは人道支援のためにコソボに来た、ということで話し合いをして契約をしました。

Youth Volunteer Program　学校もつくりました。日本の大学生を30人ほどボランティアで連れて行きました。大学生でも何かできるだろうということで、皆で考え計画し、学校の交流をすることができました。

Public Awareness and Clean-up Campaign　街が非常に汚いのです。コソボのメインストリートはゴミだらけでClean-up Campaignを行おうということで日本の大学生が動きました。花壇をつくり、街をきれいにしようというプロジェクトです。

　初日にラジオ局が「あなたたちは何をしているのですか？」と取材に来ました。「私たちは日本から来てコソボのClean-upをしようと思っています。明日も行いますので皆さんも協力、手伝いに来てください」とラジオで呼びかけました。次の日数え切れない程の人、1,000人以上がほうきをもって手伝いにきました。そこでまた取材に来たラジオ局の人が手伝いに来たおばさんに「あなたはどうして来たのですか？」とインタビューすると「昨日ラジオを聞いていたら、日本の学生が自分でお金を出してコソボに来て、私たちの国のた

めに掃除に来てくれたというのを聞いて恥ずかしくて私は行かざるを得ないと思いました。自分の国なのですから」ということでした。

　こういう気持ちの人は多くいたのだと思います。なかなか1人では行動できなかったことに対して私たちの行動が呼び水のようになって、多くの人が従ってきました。私たちのプロジェクトは約2週間で、継続してフォローはできません。すると地域のコミュニティの方々がずっときれいにするという誓約をしてくれました。

犠牲になる子どもたち

　UNHCR（国連難民高等弁務官事務所）と提携してコミュニティサービスというものを行いました。アルメニア共和国から国境を越えてコソボへ帰ってきても、家も壊れて台所用品も何もありません。彼らに3ヵ月分の食料と台所用品を提供するプロジェクトでした。

　しかし子どもも一緒に帰ってきています。幼稚園も何も無いのです。戦争の状況を見た子どもたちに話を聞きました。トラウマを抱えている子どもたちには、心に抱えたままにさせずオープンにさせるために、絵を描かせるのです。あなたたちは何を見たのかを描いてもらいます。そのうちの1人、8歳の女の子が描いた絵の話です。黒い服を着たおじさん、セルビア軍です。セルビア軍に、お母さんが襲われ殺され、兄弟は皆殺しにされている絵です。彼女も肩から腰にかけて刀傷があります。その少女は、いつもニコニコしており、この子の背景にこのような経験があったとは到底思えませんでした。しかし、世界各地の多くの場所で戦争のさなかにこのような経験をした子どもたちが多くいることを覚えておいて頂きたいと思います。

　コソボの市長さんがある女の子を、どうにかなりませんかと連れてきました。コソボ紛争が始まった1998年に、この子が生まれた村がセルビア軍の砲撃を受けました。彼女の家が大砲の直撃を受けて燃え始めました。この子は2階の部屋のベッドでうつぶせになって寝ていました。家が燃えたのでお父さんは家のなかに飛び込んで彼女を外に連れ出しましたが、お父さんもひどい

やけどを負いました。彼女も顔の半分はきれいなのですが半分はケロイドになっていました。泣いているのでしょうがまぶたも動きません。

そこでこの子の治療がどうにかならないかという相談でした。私たちはネパールに口唇口蓋裂医療チームを派遣して千葉大学と昭和大学の形成外科の先生たちと親しくしていましたので彼女の顔の写真を彼らに送りました。そうすると日本に連れてこられるのであれば私たちは医療を無料で提供しますということで、2〜3ヵ月ほどかかりましたが大使館やいろいろな国々に許可を取って彼女を日本に連れて来ました。

手術はきれいな皮膚があるところの下にバルーンを入れましてよい皮膚の部分を伸ばします。そしてケロイドになったところを切ってきれいな皮膚を伸ばして引っ張り、皮膚を再生させました。一時期は火星人のような格好になっていました。1回、2回の手術では済まず、2、3年おきくらいに手術のために日本に来て半年ほど滞在しておりますので日本語はペラペラになって、私のFacebookにも時々出てきます。今は17歳くらいできれいなお化粧をした顔で出てきます。彼女は髪の毛をきれいにセットするのが夢でしたが、それが日本に行って手術をしたことで叶えられました。彼女の名前はBesianaと言います。

東ティモールのEx combatantという元兵士、アフガニスタンの子どもたち、フィリピンの子どもたちの写真は、皆よい笑顔です。こんな子どもたちから笑顔を奪ってはいけません。

災害復興支援の提案

次に、災害の話をします。アジア太平洋の地震リスクの一覧を見ると、日本は危険度が非常に高く示されています。ちょっと住めませんね。後はネパールも危険度が高いと表示されています。この間も地震がありました。インドネシアやパプアニューギニア、フィリピンも地震が多いです。私はピナツボ火山にも行きました。

東日本大震災は、皆さんも記憶に新しいと思います。当時私は青山学院大

学にいました。このときも大学生と一緒にやれることをやろうということで私が石巻にアセスメントに入りました。液状化現象が見られ、地震の影響でブロックが積み重ねられていました。本当に皆どうしたらよいのだと頭をかかえている状態でした。津波の脅威はすごいものです。

　青山学院大学のボランティアと一緒に石巻の商店街に行きました。そこでは、組合の方々が集まって話し合いをしていました。そこで、私たちは何をすればよいのか相談しました。

　実は50年前にも津波が来ていました。彼らのお父さんの時代です。そのときも商店街は被害を受けています。そのときに行ったことが、まずは、商店街を綺麗にすることから始めたそうです。そこで私は外に出てブロックを確認したところ、見た目には、そこまで崩れてはいませんでしたが、歩道のブロックをもとにもどすには、1億円かかるということでした。8年前に改修したときには8,000万円かかったということです。今は機材も無いしどうしようかと言っていたので、洗って使ったらどうか、と提案しました。そして、60日間のべ250名の学生を送り込み、ブロックを洗い、修復作業を行いました。6週間後にはほぼ元通りになりました。商店街の彼らはびっくりです。私たちは洗って道にはめただけですが、8月の終わりには商店街が復興しました。石巻は復興が遅れていましたが、この商店街から多くの人たちがやる気を起こしてくれました。

　商店街のオープニングセレモニーも行い、石巻商店街には復興に携わった人の名前が書かれたプレートがかかっています。私の名前もあります。私はやはりプロポーザルを書いてこのために1,000万円調達しました。こうして地元の人たちと話し合いをして、私たち外部の者が何をやるかではなく、現地の人、これはネパール、フィリピン、ベトナムだろうがモンゴルだろうがどこも同じで、彼らが何をしたいのかを真剣に考えなければなりません。外から来てこれは日本ではよいことだからと押しつけたりすると、受け入れられない場合もあります。

　東日本大震災で私が驚かされたのは、日本列島が最大5.3m東側に引っ張られ動いたことです。今まで地震で2〜3cm動いたというのは聞いたことがありますが、5mだったそうです。垂直方向にも動いています。本当に自然

の力はすごいと思いました。

災害への備え—戸倉小学校のケース—

　これは日本の話です。岩手県の三陸海岸沿いに戸倉という小学校があります。自然のなかで学べる非常によい学校です。この小学校の校長先生の講演に聴きました。津波に飲み込まれた学校なのです。これは一つの教訓として考えてほしいのです。

　小学校からみた風景は海を一望でき非常にきれいです。地震が起きたときは、グラウンドの中央に集まりなさいというルールがありました。どこの学校でもそうです。徹底しているのでまずはグラウンドに集まって点呼をします。しかし、ここは避難場所としては安全度が低かったのです。

　彼らは、年4回、地震・津波の訓練をし、ディスカッションしています。年4回です。私たちは1年に1回くらいです。そこで、第一避難場所から5分以内の第二避難場所を探す必要がありました。

　北海道の奥尻の津波のケースから3〜5分以内で避難できるよう行政は指導しています。非常に難しいところですが長年学校の先生たちでディスカッションをしていました。

　一つの候補は、校舎の屋上でした。これはよいアイデアです。子どもたちはそのまま上に上がればよいわけです。避難が早いです。しかし孤立する可能性があります。逃げる場所がありません。消防署の津波予想には根拠がありませんでした。そこで次の候補として、山に逃げたらどうかという意見が出ました。学校の裏に山があります。しかし10分はかかるのです。5分では無理です。100％安全というのはあり得ないのです。長年先生たちの間でディスカッションを行って来たけども結論はでませんでした。

　2年間の協議の結果、児童名簿、救急用具、ラジオ、携帯電話をもって状況に合わせて校長が判断するというものになりました。校長先生の責任は重いです。避難訓練を増やし、想定可能な避難の訓練も取り入れる。そして専門家に意見も聞きました。情報収集をして、状況を判断し、臨機応変な対応

をとるということです。これが私たちに必要であり、そういう訓練をしていくということです。

　そして、3月11日午後2時46分、歩けないくらい5分ほどの継続的な揺れがありました。宮城県沖地震を確信。津波を確信しました。津波が小学校から見えたそうです。そしてどうしたかというと屋上には行きませんでした。二次避難場所の宇津野高台に避難を決定しました。これは運命の別れ道です。結果、学校の教室は跡かたもなく、廊下には大きな木が流れつき、戸倉保育所のホールは壊滅、屋根には船が乗っていました。校舎・体育館・プールは全壊。なんとこの体育館は3月1日にオープニングセレモニーを行ったばかりの建物です。校庭にあった遊具、植栽、建物はすべて消失、80％の生徒の家が倒壊。保護者1名死亡、生徒1名死亡、50％の教職員の家が倒壊、教員1名死亡、これが被害状況でした。

　学校の周りは海で囲まれました。もし、屋上に上がっていたらほとんど死んでいたかもしれません。ここの決断です。難しい判断です。校長先生のよい判断でした。たまたま高台へ行こうという判断をしたのが良かったのです。訓練のたまものかもしれません。屋上はやはり逃げ道が無いというのが問題でした。津波は1回ではありません。1回起こって引いて2回押し寄せて引いて2回目3回目のほうが大きいと言われています。

　第二避難所まで避難しましたが、そこにも水が押し寄せてきました。第二避難所の横に神社につづく小さな道があり、そこに避難しました。津波は階段の途中まで来ていたそうです。神社まで低学年の子どもたちの手を引いて階段を上がってやっと救われました。

　災害への備えについて3つ挙げます。1）地域の状況、災害の特色など考えられることへの備え、2）すべての可能性を検討しマニュアル化する、3）マニュアルをどう判断し、臨機応変な対応ができるかどうか、想定外のことにも対応する。「想定外でしたね」では済まされません。想定外を想定するということも必要だと思います。

　自然災害には「絶対の安全は無い」のです。あらゆる可能性を検討しマニュアル化し、判断場面の想定、選択の余地を残し、想定外の自体も想定する、臨機応変な対応が必要です。日頃から、臨機応変の対応ができるよう、学習

しておいて欲しいと思います。特に自然災害の多い日本はいつどこでどういう状況になるか分かりません。その対応をして欲しいと思います。

校長先生は、知識としてマニュアルを覚えるのではなく、自立した判断ができる児童・生徒を育てることが大切だと言っていました。

ここまで津波が来たというモニュメントが昔からありました。実際にここの近くまで津波が来ていたのです。

こういった対応の結果、多くの子ども・教職員が助けられました。1人の生徒が亡くなったのは第二避難所まで車で逃げてきた人が、その子どもを知っていたらしく、車に乗せたら流されてしまいました。車は水に入るとドアが開かなくなります。ドアを割るとしてもハンマーか何かが必要であり、それほど簡単には割れません。昔は手動でしたが今は電動で開きません。車ごと流されてしまったそうです。

災害復興での人の感情

災害で人の生活が壊滅した場合には、復興が必要です。復興は、家を再建するだけでなく、所得、健康、安全なども含めて考える必要があります。

その前に、安全ゾーン指数（Zone of Peace Index：ZPI）の説明をしておきます。「あなたは幸せですか」という質問の答えはYes、Noだけではないということです。Yesのなかにも段階があるということです。そこで、1(Negative)から10(Positive)の10段階で質問する方法を考案しました。

スリランカで2009年に紛争が終わりました。紛争が終わる3日前に政府がゲリラに投降しろと命じますがゲリラは拒否します。追い詰められてゲリラは白旗を挙げました。しかしスリランカ政府は許さず、全員皆殺しにしたのです。これは人権問題になりました。現在、紛争は無くなりました。しかし30万人も人がスリランカ北部の都市バブニアに集まりました。柵には鉄状網も刺して軍隊に管理されていました。何故かというとなかにゲリラが2万人ほど逃げ込んでいるということで、私もなかに入れませんでした。人びとは難民キャンプのようにテントを張り何ヵ月も飲み水も無く生活をしていました。雨季で

見るからに大変な状況でした。

　全世界からいろいろな支援が集まりました。私たちは同じことをしたくないので、いろいろと調査をすると妊産婦への支援がなかったことが分かったのです。そこで、5,000人の妊産婦へ栄養物資を提供しました。妊産婦支援を始めて3ヵ月間は現地の保健省、メディカルスクールの人たちと連携しながら支援を行いました。そのときにランダムに68人の妊産婦へZPIで質問をしました。質問は「あなたは出産を心配していますか？」というものです。1 negativeの人も10 positiveの人もいました。全体ではNegative MountainとPositive Mountainの二つの山ができました。

　私の想像では、3ヵ月前ではNegative Mountainが大きかったのだと思います。しかし3ヵ月間NGOの支援によって、安全に出産ができますよという情報が伝わり、彼女らの気持ちがPositiveのほうへ傾いたのだと思います。さらに、3ヵ月後にはNegativeの山はもっと小さくなりPositiveの山が大きくなるのではないかと思います。

　人の安全や幸せ、嬉しさという感情はwaveのようなものであると仮説を立てました。そのほかに「保健省はあなたをサポートしてきました。満足しましたか？」という質問したところ、ZPI平均は5ということです。この質問では小さなNegative Mountainと大きなPositive Mountainがありました。たぶん最初は、あのような環境のなかでしたので満足していなかったと思います。しかし、3ヵ月間保健省が一生懸命働いたことで満足していなかった感情がPositiveへ傾いたのでしょう。もしこの間にテロが起きればまたNegativeのほうへ気持ちは動くと思います。このように人の感情・気持ちはwaveのようなものだと思います。

　この質問調査を東日本大震災でも行いました。宮城県仙台市の隣に多賀城市というところがあります。人口約6万人の街です。そこの住民約3,000人に、「多賀城市の1週間後の対応、1ヵ月後の対応、ボランティアの対応はどうだったか」というような質問を行いました。平均は3〜4点で軒並み低い得点でした。つまり行政がほとんど動いていなかったのです。点数を折れ線グラフにするとベクトルは左から右に下がっています。Negativeになっています。

ボランティアに対する満足度はポイント 7.3 と高く、ベクトルは右上がりです。よい印象をもっているようです。同時にボランティアに対する不安もあったようです。知らない人が家に入って来るので、不安でしたが、ボランティアへの満足度はあったということがこの結果から分かりました。

　自衛隊、警察、消防の支援活動に対する満足度は 8.4〜7.5 と高いです。阪神淡路大震災のときは、兵庫県の自衛隊への要請が遅かったことで問題になりましたが、宮城県知事が自衛隊出身でしたので即自衛隊に連絡を入れ、すぐに対応してくれたということでベクトルも右上向きとなりました。

　私の所属する大阪大学の未来戦略機構はインドネシアのガジャマダ大学の国際関係学科のなかにサテライト事務所を設立しました。留学した際には寄って頂ければ支援します。私は 9 月と 2 月に集中講座 "Disaster management & Humanitarian Action" という講義を行っています。

　"Building Disaster Resilient Community though Youth Empowerment in Indonesia"（インドネシアの若者を通して災害に強いコミュニティを実現する）ということで今 7、8 月にガジャマダ大学から約 6,000 人の学生がコミュニティに入っていろいろな支援を行っています。

　火山噴火の影響があった村でも調査を行いました。「次の噴火に対して心配をしているか？」という質問をしたところ「心配している」と「心配していない」の真二つに分かれました。worried は本当に心配している人です。not worried は神様にお祈りしているという人たちでした。「シェルターから避難するとき支援には満足したか？」という質問をしました。red zone、火山の火口に近いところでの ZPI のポイントを折れ線グラフにするとギザギザになりました。これは混乱を意味しています。右ベクトルではありますが、おもわしくはありません。yellow zone の ZPI は 7.0 と red zone よりは評価されました。

災害時の情報収集—アプリ開発—

　阪神大震災や東日本大震災で情報の収集は非常に重要です。今、日本にいるのは日本人だけではありません。観光客も多く、住んでいる外国人も増

えています。日本の行政も中国語や韓国語に訳された支援マニュアルは発行されていますが、ほとんど読まれていないのが現状のようです。もっと情報を提供し外国人への支援を強化する必要があると思っています。

そこで多言語対応・広域災害情報予測システムというスマートフォンのアプリを 2 年かけて開発しました。iPhone でも Android でもダウンロードできます。「CARED」と入れて検索すれば出てくると思います。それをダウンロードして頂くと災害情報を累積することができます。皆さんが留学するにしても、海外から日本に来る人に対しても有用だと思います。2014 年はインドネシア語、ジャワ語、英語 2015 年から日本語、韓国語、中国語、スペイン語、ポルトガル語の 8 ヵ国語で対応しています。

これは企業も外務省も経済産業省も承認してくれました。外務省は 2015 年 9 月に在外公館いわゆる大使館領事館に対する日本の ICT 防災対策の一つとして紹介してくれます。そういうアプリケーションを大阪大学を著作権者としてつくりました。

メインページで安否確認、災害情報を入れてもらうと情報を分析して提供します。パソコンでは Reporting Interface レポートといってパソコンの画面に地図が表示され、右側に赤（全壊の家）、黄色（半壊の家）という質問とボタンが表示されます。自分にあてはまるものをクリックするだけになっています。そうすると大阪大学の生徒のなかで何％の学生の家が全壊したか、また学部ごとにも分析できるようになります。学部の管理者たちは、誰の家が全壊になっているのかが分かりますので、支援でき、コンタクトも取れるようになります。

新型のインフルエンザはどのように情報を収集しているかご存知ですか。全国に 5,000 ヵ所の厚生省が定めた医療拠点があります。その施設は、1 日に新型インフルエンザで来院した患者さんの数を通知します。そうするとその地域で新型インフルエンザが増えているかを毎週確認できるわけです。そこで感染源を分析して情報として提供します。1、2 週間の時間差はでますが分析はできます。

しかし、強毒性の新型インフルエンザは長くて 2 ヵ月くらい学校に来られないかもしれません。多く人が集まるようなマーケットや図書館、映画館はすべ

て閉鎖します。備蓄も2ヵ月ほどは必要になるかもしれません。インフルエンザの状況をどうやって調べるのかというと、このアプリは次のような質問をします。「あなたは熱がありますか？」というような質問の答えを入れることによって、その地域では38℃以上の熱がある人がどれくらいいるのかということを分析します。

ほかにも、山へ行ったときなど地滑りや危険な場所を調べることができます。地滑りする危険性がある場所は日本には52万ヵ所あるそうです。そういうものを調べることができます。

また、safety gaidance を11ヵ国語入れています。ニュースのページも各言語で見られます。また safety confirmation では「私は、安全、安全でない」どちらかを選択し、さまざまな情報と一緒にメールを送ることができます。リスト email というところに幾つものアドレスを保存できます。コメント欄もあるのでコメントを入れて、写真も入れられます。そしてメールを送信すると安否確認情報のメールが届きます。海外に行って無事に着いたということでもよいですし、コメントはいくらでも入れられます。そしてどこから送ったかという地図が送られます。それをクリックすると Google map が開き、送信者がどこからメールを送信したのかが分かります。もし海外に行って事件に巻き込まれた、事故が起きて入院をしたというときに、家族や先生たちはあなたがどこにいるかが確認できます。このメールは保存できますので何週間も行方不明であっても、このメールから位置情報も確認できます。これは無料で使えます。

大使館などで使うようになると国籍ごとの安否確認ができます。このアプリのページのなかに nationality というのがあります。インドネシア人、Japan と選択すると、このアプリをもっている日本にいるインドネシア人の現在の状況が出てきます。その人たち全員にメールを送ることができます。Japan を USA にすればアメリカにいるインドネシア人の状況が分かるのです。この機能をセットアップすれば全世界のインドネシア大使館で状況確認ができるのです。細かく地域ごとでも検索ができます。また、安否確認 Map というものがあり、被害状況を地図に示すことで「見える化」することができるのです。関心があればダウンロードしてください。

今インドネシアの災害対策局と Memorandum of Understanding (MOU)

を結びました。ガジャマダ大学は 5 万人の生徒がいるインドネシア最古の大学ですが、ここも MOU を結んでこのアプリを取り入れて災害に備えようとしています。私はインドネシアのアチェ州などいろいろなところから呼ばれてアプリの説明を求められています。

　今の時代、災害や紛争が起こったときに複雑ではなくできるだけシンプルなツールが必要なのではないでしょうか。そして、一番必要なのは情報です。私たちは one nationality でなく多文化社会であるということです。将来社会に出たときに日本人だけでなく、さまざまな国の人たちと交流ができるような学びをして頂きたいと思います。それが人道支援の始まりであり皆さんが将来、社会に貢献する一つのあらわれになると思います。

総括
—「グローバル医療イノベーター」になる!—

中田 研

大阪大学大学院医学系研究科特定講座　国際・未来医療学／健康スポーツ科学講座
スポーツ医学／器官制御外科学講座　整形外科学　教授

はじめに —「グローバル医療イノベーター」になる!—

　健康と医療、これは医学部とか歯学部だけのものではないですよね。自分が一生、健康で生きられると思っていませんか。一生といえばどれくらいを想像しますか。日本人男性の平均寿命は何歳くらいだと思いますか。80歳です。女性はどうですか。何歳くらいですか。今日本の統計では86歳が平均寿命です。もし、今年生まれた人は男性80歳、女性86歳が平均的な一生になるわけですが、健康とか医療は病気になって初めて分かるという人が多い。空気と同じです。私はダイビングをしていたのですが、空気というのは皆さん一息一息ありがたいと思うことは無いでしょう。でももしなかったらどうしますか。生きていけない。健康は空気のように、あって当たり前かもしれないけれども、それをわざわざ医療イノベーションと言っているのはどういうことでしょう？　イノベーションはどういう意味でしょう。

　今までなかったものを生み出す革新がイノベーションです。健康とか医療で今まで無かったもので何があるのかというと、今までなかった治療法ということです。

　この授業で皆さんに期待しているのは、皆さんがグローバル医療イノベーターになる、ということです。グローバルというのは日本だけではなく全地球規模でという意味です。皆さんが卒業して働く頃には、地球だけではなく、火星とか、違う天体にも人が住んでいるかもしれませんが、今のところグローバルというのは丸い地球です。そのなかで医療イノベーターというのは、今できないことをできるようにする人という意味です。

　この授業（この本）で何か変わりましたか。授業だけでは特別変わらな

いと思います。皆さんが卒業して 5 年後や 6 年後に日本がどうなっているか。皆さんがこういう授業からどんな考え方をもって、どんな日本をつくって、どんな世界をつくっていくのかを期待して、この新しい授業をスタートしました。答えが分かるのは 5〜10 年後なのです。医療イノベーションは大阪大学だけでなく、日本や世界が目指しているものです。

「健康」とは？

　健康の定義は何でしたか？　今あなたは健康ですか。入院しているわけではない。では病気でなかったら健康でしょうか。健康というのはもっと広い意味かもしれません。
　WHO（World Health Organization）のマークは蛇と杖で表されています。蛇と杖のマークはギリシャ神話の医学の神を表すといわれています。WHO では健康とはこのように定義されています。

> "Health is a state of complete physical, mental and social wellbeing and not merely the absence of disease or infirmity."

　"wellbeing" というのは日本語でよく「福祉」と訳されます。 well はよい、being は状態、つまりよい状態であるということです。日本語に訳したら「健康というのは、身体的・精神的・社会的に満たされた、よい状態です。単に怪我をしていない、病気ではないというだけではありません」となるかと思います。
　これが健康の定義です。単に自分が身体的に健康だからそれで健康というわけではありません。メンタル、精神的にもちょっとまいっている状態は健康ではないです。それからソーシャルというのは、人間は 1 人では生きていけないということで、これから家族をもつという人もいるだろうし、家族だったり友達だったり、皆と一緒に周りもよい状態でないといけない。
　また、健康について最近いわれているのが「dynamic state」です。ずっ

と一生健康であり続けられるかといえばそうではない。

"Sports" の語源、歴史

　私はスポーツ医学を担当しています。少しスポーツのことをお話します。スポーツの元々の語源はラテン語の "deportare" といわれ、"portare" は「荷を担う」という意味で、"de" がその否定形になりますので、その意味は「働かない」、つまり、遊びだということです。これがフランス語の "desport" になり、その意味は「気晴らしをする、遊ぶ、楽しむ」です。ですので、元々は堅苦しいものではなく、お遊びです。それが17〜18世紀の中世では貴族など特権階級の人の狩りを意味するようになりました。古い英語では、スポーツを狩りと訳さないと意味が通じないこともあります。
　その後、今イメージされているような、競技の意味になりました。オリンピックは第2回の大会がちょうど1900年で、今年が2016年ですから120年開催していることになります。その4年前の1800年の後半くらいにはルールに則った、サッカーやアメリカンフットボールやテニスなどのいろいろなスポーツができてきました。
　Pax Britannica という、イギリスが各地に植民地をもち、世界を制覇した時代があります。その当時イギリスは世界各地に植民地があったので、よい社会人送るために、パブリックスクール、公的学校で公正と規律を守る人を教育するなかで、スポーツが生まれたと言われています。

大英帝国（1921年）で発祥した「スポーツ」

　1921年の大英帝国は「陽の沈まぬ国」と言われていたのを聞いたことがあると思います。地球は丸くて太陽光は地球には半分が当たっていて、半分は夜です。ところがイギリスの「陽の沈まぬ国」というのは、地球がどの方向を向いていても自分の領地のどこかには光が当たっているくらい、植民地

支配を広げていたのです。北米カナダも大英帝国だったから、ここが夜のときにはオーストラリアは昼です。地球がどんなに回っても、自分の領地にはずっと光が当たっているという意味でいわれたのが「陽の沈まぬ国」です。

スポーツというのは元々イギリスで発祥して、元々は遊びです。そこからゲーム性をもつようになり、ルールが必要になりました。イギリスはたくさんのスポーツのルールをつくりました。競う相手と、審判という勝ち負けを決めました。こういうものがスポーツです。

そこには勝ち負けがあるから負ける人がいます。負けても戦争に負けるわけではないので、敗者尊重（respect）があります。公正（justice）に闘い、原理・原則（principle, discipline）、スポーツは暴力を振るわないのが原理・原則です。また、自主性（voluntary）をもって、勇敢（brave）に闘う。負けるかもしれない、格好悪いかもしれない、怪我するかもしれない、そういうのも"brave"です。

"preparedness"とは準備をするという意味ですが、何事も覚悟をきめて準備をするということで、覚悟を決めるという意味です。そして挑戦する（challenge）とは、勝つか負けるか分からないし、リスクがあって、怪我をするかもしれない。リスクもあるのだけれども、覚悟を決めて挑戦するのがスポーツマンシップです。

古代オリンピックと休戦協定

オリンピックは1896年から始まったのですが、それ以前には、古代オリンピックというのがありました。古代ギリシャの時代、紀元前9世紀～紀元後4世紀まで、4年に1回ゼウス神殿に集まって開催され1,200年続いたとされています。

古代オリンピックの当時はギリシャの都市国家で多くの国家があり、誰が一番槍を遠くまで投げられるのか、誰が円盤を投げられるのか、レスリング、取っ組み合いで誰が一番強い選手か、というのを競い合ったのが古代ギリシャのオリンピックです。

円盤投げ、槍投げとか、砲丸投げとか、その当時の戦争の武器を使った競技です。オリンピックの間は使者がギリシャ全体を回って休戦ということにしました。というのはアテネのゼウス神殿にそれぞれの国の一番強い戦士が集まってきています。その間その国には強い人がいない。そこを攻めたら勝てます。それはずるいというので、その間は相手の国を攻めないで休戦しましょうというのが、古代オリンピックの「エケケイリア」でした。

今でも近代オリンピックはその間は休戦協定を結ぶことになっています。例えば世界中で大きな戦争がありました。世界にはアフリカの南スーダン、北朝鮮、シリアのIS（イスラミック・ステイツ）が紛争などで揺れる非常に不安定な地域があります。

シリアの国は政府軍と反政府軍とイスラム原理主義とで三つ巴、四つ巴というような紛争があり、住んでいる人たちが避難して、ヨーロッパに、世界中に動いています。日本は地理的に遠いからあまり数は多くないですが、そういう紛争はオリンピック期間中は戦争しないようにしようとなったということです。

また、オリンピックの聖火はギリシャ神話で、プロメテウスが全能の神のゼウスから火を盗んで人類に与えたというエピソードにちなんでいます。今は火は当たり前に使われています。火が無かったらどうでしょうか？　ゼウスから火を盗んで人類に伝えたということで、この採火式というのがあります。太陽の光を凹面鏡を使って集めて火をつけて、アテネから開催地まで順々に皆でつないで運んでいきます。

オリンピックの精神とスポーツ

オリンピズムというのは「スポーツを通して心身を向上させ、さらには文化・国籍などさまざまな差異を超え、友情、連帯感、フェアプレーの精神をもって理解し合うことで、平和でよりよい世界の実現に貢献する」というものです。

オリンピック・マークはご存知のように五輪と言います。何故この五つか知っていますか。世界には太平洋、大西洋、インド洋と大きな海があり、そして

大きな大陸があります。ユーラシア大陸、アフリカ大陸、北アメリカ、南アメリカ、南極が五大陸と言われています。五つの輪は五つの大陸を示していて、この5色は世界の国旗がこの五つの色でほとんど描かれているので世界を表すということで選ばれたそうです。こういう意味があって、オリンピズムというのは世界を平和でよりよい社会にしようというスポーツの祭典です。

UNESCO（United Nations Educational, Scientific, and Cultural Organization：国際連合教育科学文化機関）というのは、教育、科学、文化についての国際機構です。2015年にUNESCOがQPE（Quality Physical Education）というガイドブックを出しました。"Quality Physical Education"を日本語でいえば「質の高い身体教育」です。

このなかにスポーツの新しい定義が示されています。

> Sport is understood as all forms of physical activity that contribute to physical fitness, mental wellbeing and social interaction.

"physical activity"とは身体活動、身体を動かすこと、どんなかたちでもよいから身体を動かすことと考えられています。つまり"physical fitness, mental wellbeing and social interaction"に貢献できるような身体活動ということです。この三つは「健康」を示しています。UNESCOのQPEの定義では、皆で踊るダンスもスポーツです。"physical fitness"と"mental wellbeing"と"social interaction"に貢献できるような身体活動です。

お祭りでもよい、そういうものも全部スポーツという、と定義がしめされています。つまり健康に貢献できる身体活動は、すべてスポーツなのです。

医学とスポーツの接点

では私のやっているスポーツ医学というのは、医学でありスポーツであり、ヘルスとウェルネスというのは両方に関係しています。医学は皆同じように治ることをゴールとして治療します。ところがオリンピックなどの競技スポーツ

となると、その目的は、ほかより優れていることを競う、勝つためにやる、他人以上になる、というふうに、実はゴールが違うことがあります。

医学は健康とか診断、治療、リハビリテーション、訓練というのが目標にあります。けれども競技スポーツは競い合い、ほかよりも優れていること、勝つこと、演技、娯楽、お金などが理由や目的に含まれます。

ではスポーツ医学というのはこれらのなかで何を目指すのかというと、このなかで"Play the game（ゲームができる）"というのがスポーツで大切です。スポーツをやっている人は、怪我でできなくなったらできるだけ早くまた戻りたいと言います。"Return to Play（RTP）"というのですが、これが一つの診療目標になっています。

イノベーションは今できないことをできるようにする変革するということですが、健康と医療に関してイノベーションは大きく三つあります。一つは薬です。治らなかった疾患が薬で治るようになるのが医療イノベーションです。

医療機器には、ペースメーカー（心臓の乱れを整える機器）、CT、MRI、注射器とか血圧計など、治療や診断のためのいろいろな機械があります。

新しい再生医療は薬でもないし、医療機器でもありません。二度と取り戻せないものを、細胞と細胞外マトリックスを組み合わせて人間の身体を再生させる、それが再生医療です。最近注目されているiPS細胞も使われる研究が進んでいます。

医療イノベーションを支える診断技術があります。お医者さんだけでは無理で看護師さんだけでも無理で、メディカルエンジニア（ME）、検査技師などたくさんの人が関わって医療イノベーションに取り組んでいます。

TRと臨床実用化の課題

TRというのはトランスレーショナル・リサーチと言いますが、ここにこれから関わっていく人も多いと思います。初めて聞く人もいるかもしれません。この細胞がどうやったら長生きできるか、そこにある細胞がどうやったら脳の神経細胞になるのか、というような研究が医学のベーシック・リサーチ（基礎

研究）です。そのような基礎研究と、臨床で役立つ医療との間は、実は少し離れているのです。この離れているところをくっつけて橋渡しするのがトランスレーショナル・リサーチ、橋渡し研究です。これがうまくいかないと、いくら基礎研究が進んでも、できなかったことができるイノベーションにはなりません。この谷間は、「死の谷（death valley）」と呼ばれていて、ここにうまく橋をかければ人に役立つものになります。

　日本にはたくさんの基礎研究、臨床があります。治らないものを治すとか、分からない病気を分かるようにするという、基礎研究を役立てて治すための研究にするのが TR です。大阪大学医学部附属病院は橋渡し研究を日本のなかでも特に多く実施している病院といわれています。

　死の谷を越えてここに新しい薬が一つできたとしても、非常に高価で誰も買わなかったらその薬は世の中に広まりません。

　今、半月板を治すための研究と、臨床に使えるようにしている橋渡し研究を行っています。今月初めて、患者さんを手術しました。初めてというのは、ヒトで初めてコラーゲンを含んだものを膝に入れる手術です。橋渡し研究を、私は 10 〜 20 年近くやっているのですが、やっと人に使えるようになってきました。そのためには動物実験をします。ブタの膝の手術をしてきました。安全性、有効性を確かめて死の谷を越えます。

　「ダーウィンの海」とよばれるのはよい治療が広がって、収益事業として成り立つための関門です。ものはよいのだけれども全く売れないとなったらその会社は経営が継続できません。死の谷というのはトランスレーショナル・リサーチの問題ですが、本当に世の中に役立つものがちゃんと売れて、皆が使って安全で、そういうものが広がっていって会社が継続して経営できることが必要と言われています。これが「ダーウィンの海」という関門です。

　最初に「グローバル医療イノベーターになる」と書きましたが、マーケティングにはイノベーター理論というのがあります。例えばある商品の最新版が出たとします。そのときにいきなり初日に飛びつく人がいます。絶対最初に買うという人がいます。それは全体の 2.5％くらい、100 人中 2 人くらいです。この人たちがイノベーターと呼ばれます。様子を見ていて「いいらしいから私も買ってみようかな」という人が 13％です。オピニオンリーダーといわれるよう

な人です。それから「だいたい皆いいと分かったから私も買おう」という人は半分くらいです。「私は絶対に新し物好きじゃないし買わない」という人もいます。

新しいものというのは、最初から売れるわけではありません。新しいものをつくりましたが、それが売れていくまでに何年間かかるか分からない。その間も会社が継続していくことも考えないといけない。よいものが市場で生き残っていく難しさを表現した言葉が、「ダーウィンの海」というわけです。

SWOTというのを聞いたことがありますか。S（Strengths）は強さ、W（Weaknesses）は弱さ、O（Opportunities）は機会、T（Strengths）は脅威。SWOTというのは何か自分でやろうとしたときに、何が自分の強みか、何が自分の弱みか、外部の要因でチャンスなのか、危機なのかを分析して、紙面を四つに区切っていろいろ書き並べるというのがSWOT分析と言います。

皆さんに考えてみてほしいのは、一番のSです。自分が強いと思うこと、ここに「自分は我慢強い」とか、「私は感性が豊か」だとか、人によりさまざまです。SWOTのSを書いてください。幾つでもよいです。今皆さんは健康だと思いますけれども、それが自分の将来や健康、または家族の健康に役立つ強み、もしくは自分にこういう強みがあるから日本がこれで強くなるとか、世界に役立つような強みをSに書いてください。

Wのところに"Weaknesses"、自分や日本の弱点だと思うこと、もっと健康が増進するはずなのに、発達していないよなというところを、思いつくだけ書いてください。それからOの"Opportunities"は外的な要因です。

日本の産業の特色

日本の産業でSWOT分析をした表があります。日本の産業というのは強みに「ものづくり」があります。日本の自動車はよくできた車だと世界中からいわれます。ICT（情報通信技術）は弱みのほうかもしれません。日本の携帯電話はガラパゴス化といわれます。ガラケーというでしょう。ほかの国では使えないといわれます。強みでもあるけれども、弱みかもしれない。

自分の努力で変えられない要因を外的要因としていますが、HELPFUL というのは "for your objective" 自分の目的にとって役立つというものです。例えば東京オリンピックは 2020 年に開かれます。私はスポーツ医学を担当していますので、スポーツ医学がもっと発展するのかもしれません。そういう意味では東京オリンピックというのは日本にとってはいろいろなチャンスになります。

　皆が、日本の世界に対するチャンスや弱みを知ってお互いがカバーしあって医療や健康でグローバルに貢献できる人になり、社会をよい方向に変えていくことをめざす「グローバル医療イノベーター」を目指して頂きたいと思います。

執筆者一覧

■編者

中田 研（なかた・けん） （はじめに、第 8 部 3、総括）
大阪大学大学院医学系研究科特定講座　国際・未来医療学／健康スポーツ科学講座　スポーツ医学／器官制御外科学講座　整形外科学　教授

山崎 慶太（やまさき・けいた）
大阪大学大学院医学系研究科特定講座　国際・未来医療学／内科学講座　循環器内科学

■著者 (五十音順) 括弧内は執筆担当章

Virgil HAWKINS（ゔぁーじる・ほーきんす） （第 5 部 1）
大阪大学大学院国際公共政策研究科　准教授

金田 安史（かねだ・やすふみ） （第 2 部 1）
大阪大学大学院医学系研究科ゲノム生物学講座　遺伝子治療学　教授

木下 彩栄（きのした・あやえ） （第 3 部 2）
京都大学大学院医学研究科人間健康科学系専攻　在宅医療看護学分野　教授

小泉 雅彦（こいずみ・まさひこ） （第 2 部 2）
大阪大学大学院医学系研究科保健学専攻　放射線腫瘍学　教授

坂田 泰史（さかた・やすし） （第 1 部 2）
大阪大学大学院医学系研究科内科学講座　循環器内科学　教授

澤 芳樹（さわ・よしき） （第 1 部 1）
大阪大学大学院医学系研究科外科学講座　心臓血管外科学　教授

嶋津 岳士（しまず・たけし） （第 1 部 3）
大阪大学大学院医学系研究科救急医学講座　救急医学／高度救命救急センター　教授

鈴木 憲（すずき・けん） （第 1 部 4）
Queen Mary University of London William Harvey Research Institute Translational Cardiovascular Therapeutics 教授

角辻 暁（すみつじ・さとる） （第 5 部 4）
大阪大学大学院医学系研究科内科学講座　循環器内科学　教授

瀬尾 亨（せお・とおる） （第 7 部 3）
Pfizer Inc. ワールドワイド R&D　External Science & Innovation (ES&I) ジャパン 統括部長

田倉 智之（たくら・ともゆき） （第 7 部 4）
東京大学大学院医学系研究科　医療経済政策学　特任教授

塚本 俊也（つかもと・としや） (第8部4)
大阪大学未来戦略機構　未来共生イノベーター博士課程プログラム　特任教授

中谷 比呂樹（なかたに・ひろき） (第5部2)
大阪大学大学院医学系研究科特定講座国際・未来医療学　特任教授／
慶應義塾大学グローバルリサーチインスティテュート（KGRI）　特任教授／WHO執行理事／
国立国際医療研究センター　理事

中村 安秀（なかむら・やすひで） (第6部2)
大阪大学大学院人間科学研究科　グローバル人間学　教授

野々村 祝夫（ののむら・のりお） (第2部3)
大阪大学大学院医学系研究科器官制御外科学講座　泌尿器科学　教授

馬場 幸子（ばば・さちこ） (第8部1)
大阪大学大学院医学系研究科　医学科国際交流センター　特任助教

林田 雅至（はやしだ・まさし） (第6部3)
大阪大学COデザインセンター　教授

不二門 尚（ふじかど・たかし） (第4部2)
大阪大学大学院医学系研究科医用工学講座　感覚機能形成学　教授

藤澤 幸夫（ふじさわ・ゆきお） (第7部2)
大阪大学産学共創本部テクノロジー・トランスファー部門　知財戦略企画室　産学連携教授

堀 信一（ほり・のぶかず） (第6部1)
医療法人龍志会IGTクリニック　院長

牧本 清子（まきもと・きよこ） (第8部2)
甲南女子大学看護リハビリテーション学部　看護学科　教授／大阪大学名誉教授

三島 伸介（みしま・のぶゆき） (第5部3)
関西医科大学公衆衛生学講座　助教／関西医科大学総合医療センター海外渡航者医療センター
副センター長

南谷 かおり（みなみたに・かおり） (第6部4)
大阪大学大学院医学系研究科特定講座　国際・未来医療学　特任准教授

名井 陽（みょうい・あきら） (第7部1)
大阪大学医学部附属病院未来医療開発部／大阪大学大学院医学系研究科器官制御外科学講座
整形外科学　准教授

森原 剛史（もりはら・たかし） (第3部1)
大阪大学大学院医学系研究科情報統合医学講座　精神医学　講師

吉峰 俊樹（よしみね・としき） (第4部1)
大阪大学大学院医学系研究科脳神経感覚器外科学講座　脳神経外科学　教授

渡瀬 淳一郎（わたせ・じゅんいちろう） (第5部5)
大阪赤十字病院　救急科部副部長・国際医療救援部副部長

国際・未来医療学 ── 健康・医療イノベーション

2017 年 9 月 12 日　初版第 1 刷発行 [検印廃止]

編　　者　中田 研、山崎慶太
発 行 所　大阪大学出版会
　　　　　代表　三成賢次
　　　　　〒565-0871　大阪府吹田市山田丘2-7
　　　　　大阪大学ウエストフロント
　　　　　TEL 06-6877-1614
　　　　　FAX 06-6877-1617
　　　　　URL : http://www.osaka-up.or.jp

印刷・製本　株式会社シナノ
装　　幀　佐藤大介(sato design.)
本文組版　小山茂樹(有限会社ブックポケット)

ⓒ Ken NAKATA & Keita YAMASAKI 2017
Printed in Japan
ISBN 978-4-87259-591-8 C3047

JCOPY 〈出版者著作権管理機構 委託出版物〉
本書の無断複製は著作権法上での例外を除き禁じられています。
複製される場合は、その都度事前に、出版者著作権管理機構（電話 03-3513-6969、FAX 03-3513-6979、e-mail: info@jcopy.or.jp）の許諾を得てください。